Kohlhammer

Autorenschaft

Diese Auflage des Weißbuchs Geriatrie wurde unter Leitung des Vorstandes und Mitarbeit des Teams der Geschäftsstelle erarbeitet von

Dirk van den Heuvel, Geschäftsführer Bundesverband Geriatrie e. V.
Sebastian Holtmann, Bereichsleiter Grundsatzfragen
Bundesverband Geriatrie e. V.
Jessica Kappes, Bereichsleiterin Finanzierung
Bundesverband Geriatrie e. V.

Der Vorstand des Bundesverbandes Geriatrie e. V. (Stand 1. Februar 2023):

Dr. med. Michael Musolf, MBA – Vorstandsvorsitzender
Dr. rer. medic. Mark Lönnies, MBA – Stellvertretender Vorstandsvorsitzender
Dr. med. Michael Jamour – Beisitzer
Dr. med. Antje Kloth – Beisitzerin
Dipl.-Pflegewirtin (FH) Andrea Kuphal LL.M. – Beisitzerin
Dr. med. Ariane Zinke – Beisitzerin

Das Team der Geschäftsstelle des Bundesverbandes Geriatrie e. V.:

Hanna Balzhyk – Referentin Qualitätssicherung
Christiane Becker – Referentin Recht
Michaela Brooksiek – Referentin ZERCUR Geriatrie/Datenmanagement
Heike Lischewski – Referentin Presse- und Öffentlichkeitsarbeit
Ulrike Affeldt – Sachbearbeiterin ZERCUR Geriatrie
Daniela Kopetzki – Sekretariat/Assistenz der Geschäftsführung
Antje Bach – Sekretariat
Antje Quicker – Sekretariat/Rechnungswesen

Die Entwicklung des bundesweiten Geriatriekonzeptes erfolgte mit den Landesverbänden Geriatrie. Die Datenerhebungen und -analysen wurden in Zusammenarbeit mit der aktiva – Beratung im Gesundheitswesen GmbH (Agnes Zimolong, Leonie Offergeld) erstellt.

Bundesverband Geriatrie e. V.

Weißbuch Geriatrie

Zukunftssicherheit der Geriatrie –
Konzept und Bedarfszahlen

4., überarbeitete Auflage

Verlag W. Kohlhammer

Dieses Werk einschließlich aller seiner Teile ist urheberrechtlich geschützt. Jede Verwendung außerhalb der engen Grenzen des Urheberrechts ist ohne Zustimmung des Verlags unzulässig und strafbar. Das gilt insbesondere für Vervielfältigungen, Übersetzungen, Mikroverfilmungen und für die Einspeicherung und Verarbeitung in elektronischen Systemen.

Pharmakologische Daten, d. h. u. a. Angaben von Medikamenten, ihren Dosierungen und Applikationen, verändern sich fortlaufend durch klinische Erfahrung, pharmakologische Forschung und Änderung von Produktionsverfahren. Verlag und Autoren haben große Sorgfalt darauf gelegt, dass alle in diesem Buch gemachten Angaben dem derzeitigen Wissensstand entsprechen. Da jedoch die Medizin als Wissenschaft ständig im Fluss ist, da menschliche Irrtümer und Druckfehler nie völlig auszuschließen sind, können Verlag und Autoren hierfür jedoch keine Gewähr und Haftung übernehmen. Jeder Benutzer ist daher dringend angehalten, die gemachten Angaben, insbesondere in Hinsicht auf Arzneimittelnamen, enthaltene Wirkstoffe, spezifische Anwendungsbereiche und Dosierungen anhand des Medikamentenbeipackzettels und der entsprechenden Fachinformationen zu überprüfen und in eigener Verantwortung im Bereich der Patientenversorgung zu handeln. Aufgrund der Auswahl häufig angewendeter Arzneimittel besteht kein Anspruch auf Vollständigkeit.

Die Wiedergabe von Warenbezeichnungen, Handelsnamen und sonstigen Kennzeichen in diesem Buch berechtigt nicht zu der Annahme, dass diese von jedermann frei benutzt werden dürfen. Vielmehr kann es sich auch dann um eingetragene Warenzeichen oder sonstige geschützte Kennzeichen handeln, wenn sie nicht eigens als solche gekennzeichnet sind.

Es konnten nicht alle Rechtsinhaber von Abbildungen ermittelt werden. Sollte dem Verlag gegenüber der Nachweis der Rechtsinhaberschaft geführt werden, wird das branchenübliche Honorar nachträglich gezahlt.

Dieses Werk enthält Hinweise/Links zu externen Websites Dritter, auf deren Inhalt der Verlag keinen Einfluss hat und die der Haftung der jeweiligen Seitenanbieter oder -betreiber unterliegen. Zum Zeitpunkt der Verlinkung wurden die externen Websites auf mögliche Rechtsverstöße überprüft und dabei keine Rechtsverletzung festgestellt. Ohne konkrete Hinweise auf eine solche Rechtsverletzung ist eine permanente inhaltliche Kontrolle der verlinkten Seiten nicht zumutbar. Sollten jedoch Rechtsverletzungen bekannt werden, werden die betroffenen externen Links soweit möglich unverzüglich entfernt.

4., überarbeitete Auflage 2023

Alle Rechte vorbehalten
© W. Kohlhammer GmbH, Stuttgart
Gesamtherstellung: W. Kohlhammer GmbH, Stuttgart

Print:
ISBN 978-3-17-043057-0

E-Book-Formate:
pdf: ISBN 978-3-17-043058-7
epub: ISBN 978-3-17-043059-4

Inhalt

Vorwort		9
1	**Einleitung**	13
1.1	Betagte sowie hochbetagte Patientinnen und Patienten	14
1.2	Geriatrische Patientinnen und Patienten und ihre spezifischen Behandlungsbedarfe	16
1.3	Die Entwicklung der Geriatrie in Deutschland	22
2	**Konzeptionelle Entwicklungen**	26
2.1	Ausgangssituation und Historie	27
2.2	Diskussion »Notwendigkeit« konzeptioneller Weiterentwicklungen	28
3	**Bundesweites Geriatriekonzept und Versorgungssituation in den Bundesländern**	30
3.1	Kurzübersicht der konzeptionellen Eckpunkte	31
3.2	Konzeptansatz stationäre Versorgung	34
3.3	Kliniken für Geriatrie (gemäß §§ 39 und 109 SGB V)	35
3.4	Geriatrische Rehabilitationskliniken (§§ 40 und 111 SGB V)	38
3.5	Optionales Versorgungsangebot: Spezialisierte Geriatrische Versorgungseinheiten (SGV)	41
3.6	Konzeptansatz nicht-stationäre Versorgung	44
3.7	Ambulante Geriatrische Zentren (AGZ)	46
4	**Aktuelle geriatrische Versorgungsstrukturen in Deutschland**	54
4.1	Vorbemerkung zur Datengrundlage	54
4.2	Geriatrie im Krankenhaus – Versorgungsstrukturen und deren Inanspruchnahme	57
4.3	Geriatrie in Rehabilitationseinrichtungen – Versorgungsstrukturen und deren Inanspruchnahme	64
4.4	Demografie und Erreichbarkeit geriatrischer Versorgungsstrukturen – bundesweit	67
4.5	Geriatrische Patientinnen und Patienten in anderen Fachdisziplinen	80
4.6	Nicht-vollstationäre Versorgung	84

5	**Gesundheits- und versorgungspolitische Rahmenbedingungen**	90
	5.1 Krankenhäuser	93
	5.2 Aktuelle gesundheits- und versorgungspolitische Entwicklungen in der Rehabilitation	104
	5.3 Nicht-vollstationäre Versorgungsformen	111
	5.4 Weitere Versorgungskontexte und versorgungspolitische Herausforderungen	115
6	**Wirtschaftliche Situation der Geriatrie**	127
	6.1 Vergütungsrelevante Anforderungen an die geriatrischen Leistungserbringer	127
	6.2 Vergütungssituation in der Geriatrie im Krankenhaus	129
	6.3 Vergütungssituation der Geriatrie in Rehabilitationseinrichtungen	137
	6.4 Vergütungssituation in der Geriatrie in nicht-vollstationären Versorgungsformen	148
7	**Gesundheitsökonomische Effekte der Geriatrie**	156
	7.1 Zukünftige Entwicklung von demografischem Wandel und Pflegebedürftigkeit	156
	7.2 Vermeidung und Minderung von Pflegebedürftigkeit	163
8	**Versorgungsbedarf in der Geriatrie**	166
	8.1 Demografische Entwicklung	166
	8.2 Definition und Prognose des geriatrischen Versorgungsbedarfs	168
	8.3 Ermittlung des zukünftigen Versorgungsbedarfs	171
	8.4 Überprüfung der Prognose des geriatrischen Versorgungsbedarfs laut Weißbuch 2016	176
9	**Qualitätssicherung in der Geriatrie**	179
	9.1 Gesetzliche Qualitätssicherungsvorgaben	180
	9.2 Fachspezifische Qualitätssicherungsmaßnahmen	184
	9.3 Verbandsinterne Qualitätssicherungsmaßnahmen	189
	9.4 Vergleichende Datenbanksysteme im Bereich der Geriatrie	191
10	**Qualifikation, Aus-/Fort- und Weiterbildung**	197
	10.1 Ärztliches Personal	198
	10.2 Nichtärztliches Personal	205
	10.3 Geriatrie an Universitäten	214
11	**Exkurs: Geriatrie unter Pandemie-Bedingungen**	218
12	**Zusammenfassung der Ergebnisse und Ausblick**	227
	12.1 Bewertung Status quo der geriatrischen Versorgung	228

	12.2	Handlungsempfehlungen	230
	12.3	Ausblick	234

Anhang

A.	Der Bundesverband Geriatrie e. V.	239
B.	Verzeichnis der Mitgliedseinrichtungen des Bundesverbandes Geriatrie e. V.	241
C.	Abkürzungsverzeichnis	255
D.	Sachverzeichnis	257

Vorwort

Sehr geehrte Damen und Herren,

rund fünf Jahre liegen zwischen dieser Ausgabe des Weißbuchs Geriatrie und der Vorauflage. Jahre, in denen sich vieles verändert hat. Das Gesundheitssystem – und damit die Geriatrie in Deutschland – erlebten viele lange Monate der Corona-Pandemie, der Ukraine-Russland-Krieg begann und ein Regierungswechsel mit Wechsel des Gesundheitsministers wurde vollzogen, um nur ein paar Ereignisse zu nennen.

Auch die Geriatrie hat sich in dieser Zeit verändert. Die Versorgungsstrukturen haben sich weiterentwickelt, der Personalmangel wird in der personalintensiven Geriatrie besonders dramatisch sichtbar und wirtschaftlich steht auch die Geriatrie stark unter Druck.

Zudem wurde von den Mitgliedern des Bundesverbandes Geriatrie ein bundesweites Geriatriekonzept beschlossen. Es beinhaltet erstmalig detaillierte Planungsparameter und Anhaltszahlen für die bedarfsgerechte Ausgestaltung einer spezifischen Versorgung betagter sowie hochbetagter Patientinnen und Patienten. Die Geriatrie legt damit zum ersten Mal ein in die Versorgungspraxis umsetzbares, einheitliches Konzept für die Versorgung geriatrischer Patientinnen und Patienten in Deutschland vor. Zudem wird das Verhältnis zu anderen medizinischen Fachbereichen aufgegriffen und für die Gestaltung der nicht-vollstationären Versorgung ein innovativer Vorschlag vorgestellt, der weitreichende neue Versorgungsoptionen eröffnet.

Darüber hinaus hat sich auch das Weißbuch Geriatrie verändert. Mit der vorherigen dritten Auflage haben wir das Weißbuch inhaltlich in zwei Bände aufgeteilt, wobei letztlich u. a. aufgrund fehlender Daten nur Band I erschienen ist. Das Buch, das Sie heute in Ihren Händen halten, ist – wie die erste und zweite Auflage – als einheitliches Weißbuch Geriatrie konzipiert und geschrieben worden. Dabei werden viele Themen der vorherigen Auflage im Buch erneut aufgegriffen und der jeweils aktuelle Stand beschrieben. Zudem sind neue Themen und Stichworte enthalten, die in den letzten Jahren an Bedeutung gewonnen haben oder bei der Versorgung betagter und hochbetagter Menschen neu eine Rolle spielen.

Was Sie nicht mehr im Buch finden, ist eine ausführliche Darstellung der geriatrischen Versorgungslandschaft in den Bundesländern. Informationen und Karten zu der geriatriespezifischen Versorgung in den einzelnen Bundesländern finden Sie zukünftig online auf der Homepage des Bundesverbandes.

Die zunehmende Alterung der Gesellschaft hingegen hat sich in den letzten Jahren nicht verändert, vielmehr zeigen sich die Auswirkungen dieses dynamischen Prozesses immer deutlicher: So sind betagte sowie hochbetagte Patientinnen und Patienten bereits heute die dominierende »Nutzergruppe« des deutschen Gesundheitswesens. Und ohne Zweifel gehört die demografische Entwicklung unserer Gesellschaft zu einem ganz entscheidenden Faktor, wenn es um die Versorgung dieser Patientengruppe geht. Eine bedarfsgerechte und damit angemessene Versorgung dieser Gruppe wird mit den heutigen Versorgungsstrukturen zukünftig nicht realisierbar sein.

Die im Geriatriekonzept dargestellten Ansatzpunkte können sicherstellen, dass der im Gesetz garantierte patientenindividuelle Anspruch auf eine dem Stand der Medizin entsprechende Versorgung auch zukünftig umgesetzt werden kann. Die individuellen, gesellschaftspolitischen sowie wirtschaftlichen Folgen wären erheblich, wenn die große Gruppe der Babyboomer-Generation im Alter nicht sachgerecht geriatriespezifisch versorgt werden könnte.

Was sich ebenfalls nicht geändert hat, ist die Zielsetzung des Weißbuchs Geriatrie. Ein Weißbuch soll eine Sammlung von Ratschlägen und Empfehlungen zu einem bestimmten Thema sein, bei dem die Fakten und Zusammenhänge objektiv dargestellt werden. Das Weißbuch soll so mit Lösungen und Erklärungen als Entscheidungshilfe dienen. Diese Zielsetzung und diese Funktion erfüllt auch diese 4. Auflage vollumfänglich.

Auch mit dieser Auflage des Weißbuchs Geriatrie wird wieder eine umfassende Aufbereitung der Thematik zur Verfügung gestellt. Der Bundesverband Geriatrie möchte damit informieren und Zusammenhänge verdeutlichen und so u. a. für mehr Transparenz sorgen. Zudem muss weiterhin ein gesellschaftliches Bewusstsein für die fachspezifische medizinische Versorgung geriatrischer Patientinnen und Patienten geschaffen werden.

Lassen Sie uns gemeinsam daran arbeiten, dass die Versorgungsbedarfe der betagten und hochbetagten Menschen nicht länger konträr zum Aufbau des deutschen Gesundheitssystems und dessen Finanzierung stehen. Diese Versorgungsbedarfe passen weder zu der sektoralen Trennung von Krankenhaus und Rehabilitation noch zu der strikten sozialversicherungsrechtlichen Aufteilung in stationäre und ambulante Versorgung und der strukturellen Trennung der Behandlung durch niedergelassene Ärztinnen und Ärzte. Darüber hinaus steht diese Patientengruppe noch zusätzlich im Spannungsverhältnis zwischen den beiden eigenständigen Sozialversicherungssystemen der gesetzlichen Krankenversicherung und der gesetzlichen Pflegeversicherung. Zu dieser besonderen sozialrechtlichen Konstellation tritt medizinisch-inhaltlich erschwerend hinzu, dass die Geriatrie ein Querschnittsfach mit einer Vielzahl von Berührungspunkten und Überschneidungen mit benachbarten medizinischen Disziplinen ist.

Daraus ergibt sich, dass die Gestaltung der fachspezifischen Versorgung geriatrischer Patientinnen und Patienten in Deutschland eine kaum mit anderen medizinischen Bereichen vergleichbare besondere Herausforderung darstellt.

Mit diesem Buch möchten wir Sie einladen, gemeinsam im Dialog diese Herausforderung anzugehen.

Dr. Michael Musolf
Vorstandsvorsitzender
Bundesverband Geriatrie e. V.

Dirk van den Heuvel
Geschäftsführer
Bundesverband Geriatrie e. V.

1   Einleitung

2023 erscheint das Weißbuch Geriatrie in seiner 4. Auflage. Es handelt sich dabei um eine komplett überarbeitete, in vielen Bereichen neu verfasste und inhaltlich erweiterte Auflage. Diese umfassende Überarbeitung war notwendig, um auch weiterhin das seit der Veröffentlichung der ersten Auflage im Jahre 2010 verfolgte Ziel dieses Kompendiums fortzuführen: die Situation der Geriatrie bzw. insbesondere der geriatriespezifischen Versorgungsstrukturen in Deutschland umfassend darzustellen.

umfassende Abbildung der geriatriespezifischen Versorgungsstrukturen

Ausgehend von dem speziellen medizinischen Versorgungsbedarf betagter sowie hochbetagter Patientinnen und Patienten gibt es einen Überblick über die zum Teil heterogene Versorgungslandschaft. Mit der Darstellung der aktuellen Versorgungsstrukturen in Deutschland, den gesundheits- und versorgungspolitischen Rahmenbedingungen, der wirtschaftlichen Situation der Geriatrie sowie ihrer gesundheitsökonomischen Effekte wird eine umfassende Analyse des Status Quo erstellt, die anschließend die Basis für einen fundierten Ausblick auf zukünftige Erfordernisse darstellt. Dabei werden gesellschaftliche Entwicklungen und Herausforderungen genauso berücksichtigt wie notwendige Qualitätsanforderungen sowie die Aus-, Fort- und Weiterbildung des medizinischen Personals.

Neu ist ein weiterer zentraler Bestandteil dieser Ausgabe: die Vorstellung und Erläuterung des Geriatriekonzeptes des Bundesverbandes Geriatrie, welches die Mitglieder des Verbandes im Rahmen der Mitgliederversammlung 2022 verabschiedet haben. Es beinhaltet erstmalig klare Planungsvorgaben und Bedarfszahlen. Damit liegt eine fundierte Grundlage für die gesundheitspolitische Weiterentwicklung der Versorgungsstrukturen in den nächsten Jahren vor. Das Konzept setzt u. a. die Analysen und Bewertungen aus den bisherigen Weißbüchern Geriatrie in eine konkrete Handlungsempfehlung für die Versorgungspraxis um. Es ist somit die logische Konsequenz aus den Entwicklungen der vergangenen Jahre, die mit der umfassenden Bestandsanalyse des ersten Weißbuchs begonnen hat und über die Entwicklung des Geriatrischen Versorgungsverbundes als Blaupause für die vernetzte Versorgung geriatrischer Patientinnen und Patienten bis hin zum Geriatriekonzept mit detaillierten Planungsparametern führt.

neu: Erläuterung des Geriatriekonzeptes des BV Geriatrie

Neben den konkreten Planungsgrundlagen ist die innovative Neustrukturierung und damit die fachlich-inhaltliche Umgestaltung des nicht-vollstationären Bereichs ein zweiter zentraler Konzeptansatz. Gerade für betagte und hochbetagte Patientinnen und Patienten hat dieser

Versorgungsbereich eine sehr hohe Bedeutung. Die Einbindung in die eigene Häuslichkeit stellt einen wichtigen Bezugspunkt dar. Durch die innovative Zusammenführung der heute strikt getrennten Bereiche von Tageskliniken, ambulanter Rehabilitation, mobiler geriatrischer Rehabilitation und ggf. der Geriatrischen Institutsambulanz können für die individuellen Patientinnen und Patienten neue Versorgungsangebote mit einem erheblichen Mehrwert geschaffen werden. Diese Neustrukturierung stellt eine »Sprungevolution« dar und eröffnet völlig neue Versorgungshorizonte.

1.1 Betagte sowie hochbetagte Patientinnen und Patienten

> Die Geriatrie, auch Altersmedizin genannt, ist die medizinische Spezialdisziplin, die sich mit den körperlichen, geistigen, funktionalen und sozialen Aspekten in der Versorgung von akuten und chronischen Krankheiten, der Rehabilitation sowie Prävention betagter Patientinnen und Patienten sowie deren spezieller Situation am Lebensende befasst. Kurz gesagt ist die Geriatrie die medizinische Lehre von den Krankheiten des alternden Menschen.

keine feste Altersgrenze, biologisches Alter von Bedeutung

Dabei gibt es keine fest definierte Altersgrenze, was auch daran liegt, dass das biologische Altern bei allen Menschen unterschiedlich verläuft. Die untere Grenze einer Behandlung in einer Geriatrie ist zumeist das 65. Lebensalter, das Alter der Mehrzahl der Patientinnen und Patienten liegt zwischen 75 und 90 Jahren.

Die Geriatrie ist eine vergleichsweise junge Disziplin. Als Bezeichnung 1909 im New York Medical Journal eingeführt, stellt die medizinische Fachrichtung die besondere Lebenssituation älterer Menschen, ihre typischen Risiken und Symptome, in den Mittelpunkt eines speziellen Behandlungsansatzes. In der Bundesrepublik gab es seit Ende der 1960er Jahre erste geriatriespezifische Versorgungsansätze u. a. mit ersten »Spezialkliniken für Altersleiden«. In der DDR wurde 1969 der erste deutsche Lehrstuhl für Gerontologie eingerichtet. Mit dem ersten bundesweiten Konzept für die geriatrische Rehabilitation wurden 1987 zunächst Modelleinrichtungen für die Rehabilitation geschaffen, seit Mitte der 1990er Jahre erfolgte in etwas größerem Umfang ein Aufbau entsprechender Fachabteilungen bzw. Fachkliniken für die Akutversorgung.

Auf gesundheitspolitischer Ebene folgten die ersten Gründungen von entsprechenden Fachverbänden und an Universitäten wurden vereinzelt entsprechende Lehrstühle etabliert. Mit der Einführung der Weiterbildung »Klinische Geriatrie« fand die Altersmedizin auch ihren ersten Niederschlag in der Qualifikation der Ärzteschaft.

Seitdem hat sich die Geriatrie und die Versorgung betagter und hochbetagter Patientinnen und Patienten intensiv und dynamisch (weiter-)entwickelt. Dabei ist die Geriatrie – die ihre stärksten Wurzeln in der Inneren Medizin hat – im besonderen Maße auch durch äußere Faktoren beeinflusst. Als Stichwort sei an dieser Stelle nur der demografische Wandel beispielhaft genannt. Aber auch der Wandel des gesellschaftlichen Blicks auf das Alter oder das Selbstverständnis der Senioren[1] in der Gesellschaft haben großen Einfluss auf die Entwicklung genommen. In jüngster Zeit ist zudem der medizinische Fortschritt von besonderer Relevanz, der zum Beispiel operative Eingriffe bei betagten und hochbetagten Menschen zulässt, die noch vor wenigen Jahren medizinisch undenkbar waren.

Für die Geriatrie selbst definiert der immer komplexer werdende Versorgungsbedarf ihrer Zielgruppe wichtige strukturelle Vorgaben. Dieser kann nur durch eine interdisziplinäre und multiprofessionelle Ausrichtung der Behandlung sachgerecht erfüllt werden. Daher ist ein zentrales Merkmal der geriatriespezifischen Versorgung ein entsprechendes multiprofessionelles Behandlungsteam unter fachlicher Leitung eines Geriaters.

interdisziplinäre und multiprofessionelle Ausrichtung der Behandlung

Die deutsche Bevölkerung wandelt sich und wird immer älter. Bevölkerungsvorausberechnungen prognostizieren eine absolute und bevölkerungsanteilige Zunahme für die Altersklasse der über 70-Jährigen bei gleichzeitigem Rückgang der Gesamtbevölkerung. Demzufolge werden im Jahr 2040 rund 22,6 % der Bevölkerung 70 Jahre oder älter sein (▶ Kap. 8.1).

Gleichzeitig verändert sich das gesellschaftliche Umfeld. Familiäre Bindungen sehen heute anders aus als noch vor 15 Jahren. U.a. durch die veränderte Arbeitswelt ist oft keine räumliche Nähe mehr zu den Eltern oder Großeltern möglich, sodass sich Versorgungsstrukturen im Alter wandeln müssen. Singlehaushalte nehmen stark zu, gleichzeitig verändert sich das Stadt-Land-Verhältnis. Diese Entwicklungen stellen große Herausforderungen für die verschiedenen Sozialsysteme, insbesondere für die Kranken- und Pflegeversicherung, dar.

Zudem haben sich die Ansprüche an die Lebensphase »Alter« verändert: Senioren möchten in der Regel am gesellschaftlichen und kulturellen Leben teilhaben – auch, wenn sie aufgrund körperlicher, seelischer oder kognitiver Einschränkungen dabei Unterstützung benötigen. Mittlerweile hat die Politik erkannt, dass Partizipation die Lebensqualität und Gesundheit älterer Menschen verbessert. Ein selbstbestimmtes Leben im vertrauten eigenen Wohnumfeld und aktive soziale Teilhabe gelten

Ansprüche an die Lebensphase »Alter« verändern sich

---

1 Zugunsten einer lesefreundlichen Darstellung wird in diesem Text bei personenbezogenen Bezeichnungen nicht durchgängig gegendert, sondern in einigen Fällen die männliche Form verwendet. Diese schließt, wo nicht anders angegeben, alle Geschlechtsformen ein (weiblich, männlich, divers).

deshalb heute als wichtige Ziele der gesundheitlichen Förderung. Denn die möglichst weitgehende und langanhaltende Selbstständigkeit hat ökonomische Effekte hinsichtlich der Pflegebedürftigkeit, die später einsetzt, nicht so stark ausgeprägt ist oder sogar ausbleibt.

Die Geriatrie kann und muss hierzu einen erheblichen Teil beitragen, da sie die spezifischen Erkrankungen im Alter fokussiert und deren Besserung – soweit noch möglich – anstrebt oder zumindest einer Verschlechterung der Situation oder einer Chronifizierung entgegenwirkt.

Die gesundheitliche Situation des älteren Menschen ist oftmals geprägt durch eingeschränkte körperliche und/oder kognitive Leistungsfähigkeit sowie latente oder bereits manifeste Funktionseinschränkungen. Diese altersbedingten Veränderungen plus gegebenenfalls bereits erworbene chronische Erkrankungen können durch akute Krankheitsereignisse ergänzt oder entsprechend verstärkt werden. Deshalb weisen Betagte und Hochbetagte mit zunehmendem Alter zumeist mehrere Erkrankungen, eine höhere Gebrechlichkeit sowie darüber hinaus eine verringerte Belastbarkeit auf.

> Ziel der geriatrischen Medizin ist es, diese Besonderheiten ihrer Patientinnen und Patienten gezielt zu berücksichtigen. Ihr Aufgabenspektrum reicht deshalb von der Behandlung akuter und/oder chronischer Erkrankungen über Unfallfolgen (z. B. nach Stürzen) bis zur Rehabilitation. Zunehmend, aber immer noch in sehr geringen Umfang, kommen auch Vorsorgeaspekte hinzu.

Selbstständigkeit und Teilhabe älterer Menschen erhalten, stabilisieren bzw. soweit möglich wiederherstellen

Durch frühzeitige rehabilitative Maßnahmen soll zudem Pflegebedürftigkeit vermieden bzw. soweit wie möglich vermindert werden. Aus diesen Gründen verfolgt die Altersmedizin einen ganzheitlichen Ansatz, bei dem auch immer mitberücksichtigt wird, die Selbstständigkeit und Teilhabe älterer Menschen zu erhalten bzw. zu stabilisieren und soweit wie möglich wiederherzustellen.

1.2 Geriatrische Patientinnen und Patienten und ihre spezifischen Behandlungsbedarfe

Multimorbidität und verringerte Belastbarkeit

Die medizinische Behandlung älterer Menschen fokussiert sich nicht allein auf ein akutes Krankheitsbild, sondern muss zumeist ihre Multimorbidität und verringerte Belastbarkeit berücksichtigen. Dafür wird nicht nur deren Gesundheitszustand betrachtet, sondern auch ihre Fähigkeit, ein möglichst selbstständiges Leben zu führen. Der soziale Kontext spielt hier ebenfalls eine wichtige Rolle. Diese drei Faktoren werden regelhaft durch sog. Assessments individuell erfasst, bewertet und in ein umfassendes Behandlungskonzept umgesetzt.

1.2 Geriatrische Patientinnen und Patienten und ihre Behandlungsbedarfe

Diese spezifische Ausgangssituation ist in die Definition des geriatrischen Patienten eingeflossen, die die Deutsche Gesellschaft für Geriatrie (DGG), die Deutsche Gesellschaft für Gerontologie und Geriatrie (DGGG) sowie der Bundesverband Geriatrie (vormals Bundesarbeitsgemeinschaft der Klinisch-Geriatrischen Einrichtungen) entwickelt und gemeinsam verabschiedet haben. Diesem Konsens hat sich die Sektion Geriatrie des Bund Deutscher Internisten (BDI) angeschlossen.

Definition des geriatrischen Patienten

> **Geriatrische Patientinnen und Patienten sind gekennzeichnet durch**
>
> - eine vorrangige »geriatrietypische Multimorbidität«
> - und ein höheres Lebensalter (überwiegend 70 Jahre oder älter)
>
> oder
>
> - durch ein Alter »80+« (auf Grund der alterstypisch erhöhten Vulnerabilität).
>
> Diese kann sich z. B. zeigen durch
>
> - das Auftreten von Komplikationen und Folgeerkrankungen,
> - die Gefahr der Chronifizierung,
> - das erhöhte Risiko eines Verlustes der Autonomie mit Verschlechterung des Selbsthilfestatus.

Diese Definition war zugleich Diskussionsgrundlage der Europäischen Facharztevereinigung, Sektion Geriatrie (UEMS – Union Européenne des Médecins Spécialistes), bei der Entwicklung einer europäischen Begriffsbestimmung:

> »Ältere Patienten weisen eine hohe Vulnerabilität (»Frailty«) auf und leiden an multiplen aktiven Krankheiten. Die Patientengruppe ist deshalb auf eine umfassende Betreuung angewiesen. Krankheiten im Alter können sich different präsentieren und sind deshalb oft besonders schwierig zu diagnostizieren. Das Ansprechen auf Behandlung ist oft verzögert und häufig besteht ein Bedarf nach (gleichzeitiger) sozialer Unterstützung. Geriatrische Medizin geht daher über einen organzentrierten Zugang hinaus und bietet zusätzliche Behandlung in einem interdisziplinären Team an. Hauptziel dieser Behandlung ist die Optimierung des funktionellen Status des älteren Patienten mit Verbesserung der Lebensqualität und Autonomie.
> Die geriatrische Medizin ist zwar nicht spezifisch altersdefiniert; konzentriert sich jedoch auf typische bei älteren Patienten gefundene Erkrankungen. Die meisten Patienten sind über 65 Jahre alt. Patien-

> ten, die am meisten von der geriatrischen Spezialdisziplin profitieren, sind in der Regel 80 Jahre und älter.«[2]

Die in der Beschreibung des geriatrischen Patienten aufgeführten Kriterien sind bei der definitorischen Abgrenzung des geriatrischen Patienten und seines spezifischen Behandlungsbedarfs zu anderen Fachdisziplinen anzuwenden, in denen ebenfalls ältere Menschen behandelt werden. Wird dieser spezifische Bedarf im Rahmen einer medizinischen Behandlung älterer Menschen nicht angemessen erkannt und in die Therapieplanung einbezogen, besteht die Gefahr, dass sich ein umfassender Behandlungserfolg, der auch vom Patienten bzw. der Patientin hinsichtlich seiner bzw. ihrer Lebensqualität als solcher wahrgenommen werden kann, nicht oder nur in einem verminderten Umfang einstellt.

Daher soll die Definition des geriatrischen Patienten nicht die sich aus der Multimorbidität oder einem akuten Krankheitsereignis ergebende fachmedizinische (Mit-)Behandlung anderer Disziplinen ausschließen, sondern vielmehr verdeutlichen, dass der Geriater die oftmals interdisziplinäre und intersektorale fachmedizinische Therapie im Rahmen des Gesamtbehandlungskonzeptes zu koordinieren hat.

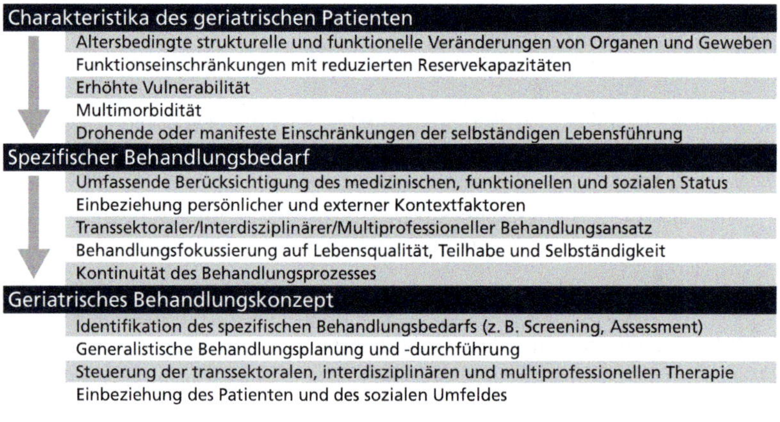

Randnotiz: fachmedizinische (Mit-)Behandlung anderer Disziplinen

Abb. 1: Spezifika des geriatrischen Patienten und das adaptierte geriatrische Behandlungskonzept (eigene Darstellung in Anlehnung an Lübke 2005, S. 136)

Charakteristika des geriatrischen Patienten
- Altersbedingte strukturelle und funktionelle Veränderungen von Organen und Geweben
- Funktionseinschränkungen mit reduzierten Reservekapazitäten
- Erhöhte Vulnerabilität
- Multimorbidität
- Drohende oder manifeste Einschränkungen der selbständigen Lebensführung

Spezifischer Behandlungsbedarf
- Umfassende Berücksichtigung des medizinischen, funktionellen und sozialen Status
- Einbeziehung persönlicher und externer Kontextfaktoren
- Transsektoraler/Interdisziplinärer/Multiprofessioneller Behandlungsansatz
- Behandlungsfokussierung auf Lebensqualität, Teilhabe und Selbständigkeit
- Kontinuität des Behandlungsprozesses

Geriatrisches Behandlungskonzept
- Identifikation des spezifischen Behandlungsbedarfs (z. B. Screening, Assessment)
- Generalistische Behandlungsplanung und -durchführung
- Steuerung der transsektoralen, interdisziplinären und multiprofessionellen Therapie
- Einbeziehung des Patienten und des sozialen Umfeldes

Die Definition des geriatrischen Patienten ist daher im Sinne einer am Bedarf orientierten Versorgung nicht als tatsächliche Abgrenzung zu anderen Fachdisziplinen zu verstehen. Deutlich wird aber, dass auf der Grundlage der Charakteristika geriatrischer Patientinnen und Patienten der spezifische Behandlungsbedarf als solcher zu identifizieren ist und es den Geriater als Spezialisten braucht, um – falls erforderlich – weiteres

---

[2] Definition der Europäischen Union der medizinischen Spezialisten (UEMS) (akzeptiert in Malta am 3.5.2008 und überarbeitet in Kopenhagen am 6.9.2008). Aus historischen und strukturellen Gründen kann die Organisation der geriatrischen Medizin zwischen europäischen Mitgliedstaaten variieren.

1.2 Geriatrische Patientinnen und Patienten und ihre Behandlungsbedarfe

fachmedizinisches Spezialwissen in das geriatrische Behandlungskonzept zu integrieren. Die ▶ Abbildung 1 verdeutlicht den Zusammenhang zwischen den Charakteristika des geriatrischen Patienten, seinem spezifischen Behandlungsbedarf und dem sich daraus entwickelnden geriatrischen Behandlungskonzept.

Diesem Versorgungsanspruch wird die derzeitige Situation in der Akut- und Rehabilitationsmedizin noch nicht vollständig gerecht, auch wenn in den letzten Jahren – wie in ▶ Kapitel 4.2 deutlich wird – Verbesserungen zu registrieren sind. Ein großer Teil der Patientinnen und Patienten mit geriatrischem Behandlungsbedarf wird auch heute noch nicht als solcher regelhaft erkannt und behandelt. Dies kann für diese Patientengruppe gravierende Nachteile hinsichtlich des Behandlungserfolgs und der weiteren Lebensführung verursachen. Zudem ergeben sich für die sozialen Sicherungssysteme zusätzliche Belastungen.

geriatrischer Behandlungsbedarf wird auch heute noch nicht regelhaft erkannt und entsprechend behandelt.

Beispiele hierfür sind:

- Ein unzureichendes initiales Screening führt zu einer unvollständigen Erhebung (Assessment) des individuellen medizinischen, pflegerischen und sozialen Risikopotenzials des älteren Patienten bzw. der älteren Patientin. Hieraus ergibt sich eine unvollständige Therapieplanung, die wesentliche, den Therapieerfolg gefährdende Faktoren unberücksichtigt lässt.
- Eine unzureichende Berücksichtigung des (früh-)rehabilitativen Behandlungsbedarfs während der Akutphase eines Krankheitsgeschehens birgt die Gefahr einer einseitigen Fokussierung oder seriellen Therapieplanung. Rehabilitationspotenziale gehen verloren bzw. werden verspätet oder nicht gefördert.
- Gleiches gilt bei einer nicht auf Multimorbidität abgestellten Therapieplanung. Erfolgt diese nicht patientenindividualisiert und interdisziplinär koordiniert, besteht die Gefahr, dass therapeutische Wechselwirkungen im fachspezifischen Kontext nicht berücksichtigt werden oder dass akutmedizinisch notwendige Interventionen zum falschen Zeitpunkt stattfinden.
- Im Bereich der indikationsspezifischen Rehabilitation werden bei geriatrischen Patientinnen und Patienten zumeist nicht alle individuell vorhandenen Ressourcen und Rehabilitationspotenziale erkannt und bleiben daher ungenutzt. Der Patient erreicht in diesem Fall nicht den Grad an Selbstständigkeit, der bei einer spezifischen, auf den geriatrischen Patienten abgestimmten rehabilitativen Behandlung möglich wäre.

Diese Beispiele zeigen, dass die Definition des geriatrischen Patienten und eine somit mögliche gezieltere Identifikation dieser Patientengruppe keinem Selbstzweck folgt. Sie ist die Grundlage, möglichst vielen älteren Menschen mit einem geriatrischen Versorgungsbedarf den Zugang zu entsprechenden fachspezifischen Versorgungsstrukturen zu ermöglichen und eine fachlich indizierte, bedarfsgerechte und somit bestmögliche Be-

geriatriespezifische Versorgung kein Selbstzweck

1 Einleitung

handlung sicherzustellen. Dieser Grundansatz trifft in Deutschland auf ein streng sektoriertes und in einzelne Budgets eingeteiltes Gesundheitssystem, was systemimmanent zu Konflikten führen muss.

Die Multimorbidität geriatrischer Patientinnen und Patienten ist in der hohen Anzahl an Nebendiagnosen begründet. Funktionseinschränkungen zeigen sich in dem in der Geriatrie bei der Patientenaufnahme erhobenen, in der Regel niedrigen Barthel-Index. Weitere Indikatoren, z. B. zur Mobilität (Timed-Up & Go-Test), zur Pflegebedürftigkeit oder zu kognitiven Leistungen werden im Rahmen des geriatrischen Assessments zur Analyse des Behandlungsbedarfs und als Zielindikatoren zur Sicherung des Behandlungsverlaufs herangezogen.

> Erst der umfassende Einsatz dieser funktionsbezogenen Analyseinstrumente und die Berücksichtigung des individuellen sozialen Kontextes im Zusammenhang mit der medizinischen Anamnese und Diagnostik durch die gemeinsam agierenden Professionen des multiprofessionellen Teams der Geriatrie ergeben ein vollständiges Bild zum patientenindividuellen Versorgungsbedarf und bewirken ein umfassendes Behandlungskonzept. Schließlich ist diese konzeptionelle Basis der geriatrischen Versorgung auch der Schlüssel für die anzustrebende Behandlungsqualität. Darüber hinaus sind diese konzeptionellen Charakteristika der Geriatrie auch Grundlage der folgenden Darstellungen der Versorgungsstrukturen, ihrer Inanspruchnahme sowie der prognostizierten Entwicklungspotenziale und -erfordernisse der geriatrischen Versorgung in Deutschland.

Vor diesem Hintergrund erfahren betagte bzw. hochbetagte Patientinnen und Patienten durch den speziellen Behandlungsansatz einen Mehrwert hinsichtlich des Inhalts und der Qualität ihrer Behandlung.

Das geriatriespezifische, multiprofessionelle Behandlungsteam in Verbindung mit dem geriatrischen Assessment

Dafür ist aber eine fachübergreifende, integrative medizinische Kompetenz vonnöten, die in anderen Fachdisziplinen in dieser Form nicht vorhanden bzw. gar nicht erforderlich ist. Aus der Tatsache, dass sich der geriatrische Behandlungsbedarf von anderen Fachdisziplinen wesentlich unterscheidet, in denen ebenfalls ältere Menschen behandelt werden, stellt u. a. die UEMS wie oben dargestellt das Behandlungsteam in den Fokus der Behandlung. Ein solches multiprofessionelles Team in der Geriatrie besteht mindestens aus Ärztinnen und Ärzten, Pflegekräften, Physio- und Ergotherapeuten, Logopäden, Psychologen sowie Mitarbeitenden des Sozialdienstes. Der Geriater ist hier der Spezialist, der das medizinische Fachwissen in das Behandlungskonzept integriert. Nach ei-

multiprofessionelles Behandlungsteam in der Geriatrie zentrales Element nem strukturierten multidimensionalen Assessment legt das Team mit den Patientinnen und Patienten die Behandlungsziele fest und wählt die hierfür notwendige Diagnostik und Therapie aus. Auf Basis der Befunde, der Behandlungs- und Rehabilitationsziele können sie nun fachgerecht versorgt werden. In wöchentlichen Teambesprechungen werden zudem die bisher erreichten Behandlungsergebnisse besprochen und weitere Behandlungsziele festgelegt.

Das multiprofessionelle Behandlungsteam ist dabei auf allen Ebenen und in allen Phasen der geriatriespezifischen Versorgung das zentrale Element – von der Akutbehandlung bis zur Rehabilitation, von der stationären Versorgung bis hin zu den verschiedenen Arten der nicht-vollstationären Versorgung. Die Planung der Behandlung beruht dabei auf dem umfangreichen, regelmäßigen und strukturierten Einsatz von geriatriespezifischen Assessmentinstrumenten.

Das sog. geriatrische Assessment dient der objektiven Erfassung der einzelnen Probleme, aber auch der näheren Feststellung noch erhaltener Funktionen des geriatrischen Patienten. Es ist ein diagnostischer Prozess zur systematischen Erfassung der medizinischen, funktionellen sowie psychosozialen Ressourcen und Probleme des individuellen Menschen. Das Ergebnis bildet die Grundlage zur weiteren Behandlung.

geriatrisches Assessment, Basis der Versorgung

Zentrale Bereiche des geriatrischen Assessments sind unter anderem:

- körperliches Befinden
- medizinische Daten
- psychisches Befinden
- ADL-Status (activities of daily living)
- sozialer Status
- Wohnverhältnisse
- ökonomischer Status
- Dazu werden unter anderem die folgenden standardisierten Testverfahren eingesetzt:
- Barthel-Index
- Minimental State
- Geriatric Depression Scale
- Timed up and go-Test
- Tinetti-Test
- Sozialassessment

Im Jahre 2019 veröffentlichte die DGG eine S1-Leitlinie zum geriatrischen Assessment (AWMF Leitlinie 084-002 »Geriatrisches Assessment der Stufe 2 – Living Guideline«). Inhalte dieser Leitlinie sind die Beschreibung der einzelnen Assessmentstufen, die Auswahl geeigneter Instrumente für das geriatrische Assessment sowie die Zuordnung dieser Instrumente zu den Assessmentstufen 2a/2b.

1 Einleitung

> **Für die fachgerechte Behandlung hochaltriger Patientinnen und Patienten sind also u. a. die folgenden Merkmale essenziell:**
>
> - Geriatrische Behandlungskonzepte brauchen spezifische Behandlungsstrukturen. Dazu gehören akutmedizinische Behandlungsanteile mit ggf. frührehabilitativen Therapieanteilen sowie die geriatrische Rehabilitation, die jeweils den individuellen Behandlungsbedarf berücksichtigen müssen.
> - Ein multiprofessionelles Behandlungsteam in der Geriatrie, welches sich im Rahmen von regelmäßigen Teambesprechungen über die weiteren Behandlungsschritte austauscht.
> - Das geriatrische Assessment als Basis der Behandlungsplanung.
> - Die hierzu notwendige Fachkompetenz der beteiligten Berufsgruppen muss in geeigneten Ausbildungsstrukturen vermittelt werden.

1.3 Die Entwicklung der Geriatrie in Deutschland

1909 zum ersten Mal der Begriff »Geriatrie« eingeführt

Die Geschichte und damit die Entwicklung der Geriatrie beginnt mit dem österreichischen Mediziner Ignatz Nascher, der in einem Aufsatz des New York Medical Journal von 1909 zum ersten Mal den Begriff »Geriatrie« einführte. Nascher nahm als Arzt ältere Menschen nicht mehr in erster Linie als Patientinnen und Patienten wahr, sondern sah in ihnen eine Gruppe Menschen, deren spezielle Lebenssituation mit besonderen alterstypischen Risiken und Symptomen einhergeht. Daraus leitete er die Notwendigkeit ab, die Komplexität der Behandlungssituation älterer Menschen in den Mittelpunkt des Behandlungsansatzes zu stellen – ähnlich wie ein Pädiater dies bei der speziellen Patientengruppe der Kinder tut – und empfahl, die Behandlung und Pflege ganz auf die Bedürfnisse dieser Altersgruppe abzustellen.

Die von ihm entwickelten Grundprinzipien wurden wegweisend für die Zukunft der Geriatrie; sein grundlegender Ansatz gewinnt durch die sich verändernden gesellschaftlichen Rahmenbedingungen auch heute noch zunehmend an Bedeutung. In den 1930er Jahren behandelte die britische Chirurgin Dr. Marjorie Warren ältere Patientinnen und Patienten in England und stellte 1943 die Forderung, die Geriatrie in die medizinische Ausbildung einzubeziehen und geriatrische Abteilungen in den Krankenhäusern zu gründen.

Die Entwicklung des Fachwissens in der Geriatrie und der daraus folgenden eigenständigen geriatrischen Strukturen zeigt klare Parallelen zu der Etablierung anderer medizinischer Disziplinen bzw. Subdisziplinen, integriert aber im Gegensatz zu diesen weitere Faktoren. Wesentliche Gemeinsamkeit der Entwicklung ist der kontinuierliche Aufbau eines speziellen, ggf. neuen Wissens und die Anwendung dieses Spezialwissens in einer »Mutterdisziplin« bis zu einer Auslastung, die den Aufbau eigenständiger Kapazitäten und Strukturen sowie einer verselbstständigten Weiterentwicklung rechtfertigt. Die Entstehung der Geriatrie als eigene medizinische Spezialdisziplin mit starken Wurzeln in der Inneren Medizin und ihre Weiterentwicklung sind zusätzlich zum medizinischen Wissenszuwachs in besonderem Maße durch Faktoren außerhalb der einzelnen Fachgebiete initiiert und beeinflusst. An erster Stelle sind hier der in seiner Gesamtheit zu sehende, komplexe Versorgungsbedarf des geriatrischen Patienten und die daraus folgende interdisziplinäre und multiprofessionelle Behandlungsnotwendigkeit zu sehen. Dies erfordert eine fachübergreifende und integrative medizinische Kompetenz, die in anderen medizinischen Fachdisziplinen so nicht vorhanden bzw. nicht erforderlich ist.

Erste eigenständige Einrichtungen im Sinne von »Spezialkliniken für Altersleiden« existierten in Hessen, Niedersachsen und Hamburg, die mit Fördermitteln des Bundes eingerichtet werden konnten. Der erste deutsche Lehrstuhl für Gerontologie wurde 1969 in der ehemaligen DDR eingerichtet und in Leipzig 1970 die gerontologische Abteilung der Medizinischen Klinik gegründet. Des Weiteren beförderte das 1987 durch das Bundesministerium für Arbeit und Sozialordnung erarbeitete Konzept zur geriatrischen Rehabilitation die Etablierung von insgesamt 21 Modelleinrichtungen. Im akutstationären Bereich erfolgte die Einrichtung von geriatrischen Fachabteilungen in Krankenhäusern bzw. von geriatrischen Fachkliniken zögerlicher. Erst in den letzten 20 Jahren haben sich hier deutlichere Zuwächse ergeben. Diese sind auf eine Vielzahl von ordnungspolitischen Entscheidungen zurückzuführen, die insbesondere seit dem Jahr 2000 z. B. durch den Rechtsanspruch auf medizinische Leistungen zur Rehabilitation oder die DRG-Einführung (DRG = Diagnosis Related Groups) an Dynamik gewonnen haben.

ab ca. 1970 erste geriatriespezifische Versorgung in Deutschland

Der Aufbau der fachspezifischen Versorgungsstrukturen fand parallel zu der Etablierung eigener Verbandsstrukturen in der Geriatrie statt. Dieser Prozess förderte sowohl die zunehmende Eigenständigkeit als Fachbereich innerhalb des medizinischen Fächerkanons sowie die Entstehung erster geriatrischer Versorgungsschwerpunkte.

In Deutschland wurde 1938 durch den Internisten Max Bürger die »Deutsche Gesellschaft für Altersforschung« gegründet, die im folgenden Jahr in »Deutsche Gesellschaft für Alternsforschung« umbenannt wurde. Diese Fachgesellschaft wurde in der DDR ab 1966 unter dem Namen »Gesellschaft für Alternsforschung der DDR« weitergeführt, die 1977 in »Gesellschaft für Gerontologie der DDR« umbenannt wurde. In der Bundesrepublik übernahm 1966 der Internist René Schubert das Amt des 1. Präsidenten der neu gegründeten »Deutschen Gesellschaft für Gerontologie« (DGG). René Schubert wurde 1970 Inhaber des ersten Lehrstuhls für Geriatrie in der BRD. Innerhalb der DGG wurde der Zusammenarbeit

Entwicklung der Verbandsstrukturen

von Beginn an eine besondere Bedeutung beigemessen, sodass 1967 eine Sektion »Soziologie« sowie »Psychologie« gegründet wurden. Ziel der Arbeit der Fachgesellschaften war es, den Leitgedanken der Geriatrie, das »Altern« nicht nur aus medizinischer Sicht, sondern ganzheitlich aus biologischer, psychologischer und sozialer Sicht zu betrachten, durch Forschung, Veröffentlichungen und Diskussionen öffentlich zu vertreten und die Geriatrie als medizinisches Spezialgebiet weiterzuentwickeln.

Mit DGG-eigenen Fachzeitschriften wie der »Zeitschrift für Gerontologie« (1968) oder der »Zeitschrift für Gerontopsychologie & -psychiatrie« (1988) wurden weitere Plattformen für die Darstellung der Geriatrie geschaffen.

Nach der Wiedervereinigung Deutschlands wurden 1991 durch die Gründung der »Deutschen Gesellschaft für Gerontologie und Geriatrie e.V.« (DGGG) die DGG und die »Gesellschaft für Gerontologie der DDR« in einen Verband zusammengeführt. Die DGGG besteht aus vier Sektionen (Sektion I: Experimentelle Gerontologie; Sektion II: Geriatrische Medizin; Sektion III: Sozial- und verhaltenswissenschaftliche Gerontologie, Sektion IV: Soziale Gerontologie und Altenarbeit) und greift in ihrer Struktur alle Aspekte der Lebenssituation älterer Menschen und des Phänomens des Alterns auf.

Ein weiterer wichtiger Meilenstein für die Etablierung der Geriatrie als medizinische Spezialdisziplin ist 1985 die Gründung der »Deutschen Gesellschaft für Geriatrie e.V.« (DGG). Die DGG als Verband der geriatrisch tätigen Medizinerinnen und Mediziner stellt in ihrer Satzung insbesondere »die Förderung und Koordination von Forschung, Praxis und Lehre in der Geriatrie, die Durchführung von wissenschaftlichen Kongressen« sowie »die Verbreitung von Erkenntnissen auf dem Gebiet der Geriatrie (…)« in den Vordergrund. Hierdurch sollen u. a. die kontinuierliche Weiterentwicklung geriatrischer Behandlungskonzepte sowie die Sensibilisierung der weiteren altersrelevanten Medizinfelder für die Sichtweise und Erfordernisse der Geriatrie gefördert werden.

1993 Gründung des heutigen Bundesverbandes Geriatrie

Auf Initiative des Bundesministeriums für Arbeit und Sozialordnung erfolgte 1993 die Gründung einer Arbeitsgemeinschaft der geriatrisch tätigen Einrichtungen. Diese »Bundesarbeitsgemeinschaft der geriatrischen Rehabilitationseinrichtungen e.V.« wurde 1997 in »Bundesarbeitsgemeinschaft der Klinisch-Geriatrischen Einrichtungen e. V.« umbenannt und entwickelte sich im Jahr 2008 zum »Bundesverband Geriatrie e. V.«. Durch diesen Zusammenschluss der Träger von entsprechenden Versorgungseinrichtungen wurde die zielgerichtete Entwicklung geriatriespezifischer Versorgungsstrukturen bewusst gefördert. Die verschiedenen Umbenennungen machen dabei die Dynamik der Entwicklungen in diesem Bereich deutlich. Insoweit spiegelt die historische Entwicklung der institutionalisierten Geriatrie die fachlich inhaltliche Evolution wider.

Die Entwicklung der geriatrischen Versorgungslandschaft in Deutschland ist auch durch die Qualifikationsmöglichkeiten der Medizinerinnen und Mediziner geprägt. Diese Entwicklung erfuhr 1992 mit dem Beschluss des Deutschen Ärztetages, eine Weiterbildungsqualifikation »Klinische Geriatrie« einzuführen, einen wichtigen Impuls. Allerdings ist festzustellen, dass die Geriatrie in der medizinischen Ausbildung auch heute noch eine eher nachgeordnete Rolle in Deutschland einnimmt, was ein großes Manko hinsichtlich der sachgerechten Weiterentwicklung der medizinischen Fachlichkeit darstellt (▶ Kap. 10).

Mit nur relativ wenigen Lehrstühlen ist die Geriatrie im Vergleich zu anderen Spezialdisziplinen und im europäischen Vergleich an den Universitäten auch heute noch deutlich unterrepräsentiert. In den Niederlanden ist z. B. an jeder medizinischen Fakultät ein eigener Lehrstuhl für Geriatrie etabliert. Auch hinsichtlich der Einbindung der Geriatrie in die (Muster-)Weiterbildungsordnung für Ärztinnen und Ärzte wird auch gerade nach den letzten Reformen weiterhin dringender Handlungsbedarf gesehen. Umfang und Inhalt der Weiterbildung müssen der Komplexität der Geriatrie entsprechen und auf einer fundierten Facharztqualifikation aufbauen können.

wenige Lehrstühle für Geriatrie

Letztlich zeigt ein Blick auf die geriatrische Versorgungslandschaft in Deutschland eine inhomogene Struktur. Geriatrie findet statt in stationären, teilstationären und ambulanten Einrichtungen der Akutversorgung sowie der Rehabilitation und unterliegt daher unterschiedlichen sozialgesetzlichen Regelungen. Die tatsächliche Versorgungssituation in den Bundesländern ist u. a. abhängig von der politischen Gestaltung durch die zuständigen Ministerien. So finden sich Bundesländer, in denen Geriatrie auch mit den (früh-)rehabilitativen Behandlungsanteilen ausschließlich im Krankenhaus stattfindet, und Bundesländer, die geriatrische Behandlungen in Rehabilitationseinrichtungen mit den akutmedizinischen Behandlungsanteilen im Krankenhaus kombinieren. Abgeleitet aus der Definition des geriatrischen Patienten ist ungeachtet der regionalen Versorgungsstruktur sicherzustellen, dass sowohl der spezifische geriatrische Behandlungsbedarf in allen seinen Ausprägungen diagnostiziert als auch therapeutisch auf allen Versorgungsebenen vollumfänglich umgesetzt werden kann.

inhomogene Versorgungslandschaft

> Die Akzeptanz einer eigenständigen geriatrischen Versorgung, wie sie in vielen europäischen Ländern wie z. B. in Skandinavien, Belgien oder den Niederlanden selbstverständlich ist, ist in Deutschland weniger ausgeprägt. Auch hier soll das neue Geriatriekonzept des Bundesverbandes Geriatrie einen entsprechenden Impuls geben.

2 Konzeptionelle Entwicklungen

Auch über zehn Jahre nach Erscheinen des ersten Weißbuchs Geriatrie ist es in einzelnen Regionen Deutschlands noch keine Selbstverständlichkeit, dass betagten bzw. hochbetagten Patientinnen und Patienten geriatriespezifische Versorgungsstrukturen unmittelbar zur Verfügung stehen. Auch für den Fall, dass diese Strukturen verfügbar sind, ist bundesweit nicht ausreichend sichergestellt, dass diese Patientengruppe regelhaft den Weg in diese für sie konzipierten und somit dem aktuellen medizinischen Stand entsprechenden Versorgungsstrukturen findet.

Dennoch ist die Entwicklung seit der Etablierung der ersten Geriatrien in Deutschland bzw. seit der ersten systematischen Darstellung der geriatriespezifischen Versorgungsstrukturen in der 1. Auflage des Weißbuchs Geriatrie in vielen Regionen rasant vorangeschritten. Gleichwohl haben sich regional sehr unterschiedlich strukturierte Versorgungsgegebenheiten entwickelt, was eine einheitliche und abgestimmte konzeptionelle Weiterentwicklung der Altersmedizin und ihrer Umsetzung in der Versorgungspraxis zum Teil erschwert hat.

»psychologisches Imageproblem« der Altersmedizin

> Zudem hat die Altersmedizin eine Art »psychologisches Imageproblem«. In der Gesellschaft ist das Altern bzw. »alt zu sein« nicht positiv besetzt. Zudem beschäftigt sich der Mensch ungern mit Krankheit bzw. gesundheitlichen Einschränkungen. Psychologisch kommen bei der Altersmedizin somit zwei Dinge zusammen, die negativ wahrgenommen und daher in der Regel – wenn möglich – verdrängt werden. Zudem wird das gesellschaftliche Altersbild von vitalen, mobilen und aktiven Seniorinnen und Senioren bestimmt. Somit fehlte der Geriatrie über viele Jahre der »gesellschaftliche Rückenwind«, der anderen Bereiche der medizinischen Versorgung bei der Etablierung und Weiterentwicklung ihrer jeweiligen Versorgungsstrukturen unzweifelhaft geholfen hat bzw. hilft. Als Beispiel sei an dieser Stelle nur die fachspezifische Versorgung von Neugeborenen oder von Kindern genannt.

Dennoch hat sich die Akzeptanz bzw. das aktive Einfordern geriatriespezifischer Versorgungsstrukturen durch die Gesellschaft in den vergangenen Jahren deutlich entwickelt. Dieser gesellschaftliche Wandel ging bzw. geht einher mit dem persönlichen Anspruch, in jeder Lebensphase auf die jeweiligen Bedürfnisse zugeschnitten und somit sachgerecht sowie dem Stand der Medizin entsprechend versorgt zu werden. Diese Entwicklung wurde durch den Eintritt der sogenannten »Babyboomer-Generation« in die Phase des höheren Lebensalters deutlich verstärkt. Diese Generation erzeugt bereits durch ihre reine Quantität an Menschen einen entsprechenden Anstieg der Bedarfe und bringt zugleich als sog. »68er-Generation« die Bereitschaft mit, vorgefundene Verhältnisse kritisch zu hinterfragen. Dies betrifft auch die entsprechenden Verhältnisse im Gesundheitssystem.

Jenseits dieser gesellschaftspolitischen Entwicklung musste die Geriatrie auch innerhalb der Medizin ihren Platz und ihre Rolle finden. Als relativ junge medizinische Disziplin musste sie gegenüber den zum Teil Jahrzehnte vor ihr etablierten Fachrichtungen ihren medizinisch-fachlichen Mehrwert nachweisen und bestehende Versorgungsstrukturen entsprechend aufbrechen. Auch dieser Prozess hat sich in den vergangenen Jahren durchaus positiv entwickelt, ist aber sicherlich noch nicht abgeschlossen. Dies zeigen unter anderem ein Blick auf die geringe Anzahl an geriatrischen Lehrstühlen an deutschen Universitäten oder die Diskussionen rund um eine angemessene Abbildung der Geriatrie in der Weiterbildung der Ärztinnen und Ärzte.

Geriatrie musste ihren Platz in der Medizin finden

2.1 Ausgangssituation und Historie

Die konzeptionelle Entwicklung der Geriatrie war vor dem beschriebenen Hintergrund über Jahrzehnte hinweg durch regionale Entwicklungen geprägt. Dennoch hat die Geriatrie in den vergangenen 25 Jahren in Deutschland eine dynamische Entwicklung erfahren, wobei sich insbesondere die Versorgung geriatrischer Patientinnen und Patienten im stationären Sektor intensiv entwickelt hat. Die Versorgungsangebote weisen dabei hinsichtlich ihrer Struktur und Ausgestaltung sowie der regionalen Verteilung und Dichte innerhalb Deutschlands deutliche Unterschiede auf (▶ Kap. 4).

Die Behandlungskonzepte der jeweiligen Geriatrien bilden die konzeptionell unterste Planungsebene. Zumeist gibt es darüber hinaus Geriatriekonzepte der einzelnen Bundesländer, oder Teile der geriatriespezifischen Versorgungsstrukturen sind in den Krankenhausplänen der Bundesländer näher beschrieben und damit verankert. Eine weitergehende konzeptionelle oder strukturelle Planung der Geriatrie bzw. der geriatriespezifischen Versorgungsstrukturen – insbesondere für die gesamte Bundesrepublik – gab es bisher nicht.

verschiedene Konzept- und Planungsebenen

Im Jahre 1993 hat der Bundesverband Geriatrie[3] erste bundesweite Eckpunkte für eine geriatriespezifische Versorgung der betagten und

---

[3] Damals noch Bundesarbeitsgemeinschaft der Klinisch-Geriatrischen Einrichtungen e. V.

hochbetagten Patientinnen und Patienten veröffentlicht. Damit wurden zugleich konzeptionelle Aspekte angesprochen. Im Jahre 2010 folgte das Konzept des geriatrischen Versorgungsverbundes, das primär die Vernetzung und die sektorenübergreifende Zusammenarbeit im Bereich der Geriatrie thematisiert hat. Die Mitglieder des Bundesverbandes Geriatrie haben im Jahre 2018 ein erstes bundesweites Geriatriekonzept verabschiedet, das jedoch nur einen relativ groben Rahmen beschrieben hat.

> *umfassendes Geriatriekonzept ist »Meilenstein«*
>
> Angesicht dieser Historie bedeutete die im Jahre 2022 erfolgte Verabschiedung eines umfassenden Geriatriekonzeptes durch die Mitglieder des Bundesverbandes Geriatrie für die gesamte Bundesrepublik einen besonderen Meilenstein. Dieses Konzept beschreibt Versorgungsstrukturen mit jeweiligen Mindestvorgaben, beinhaltet Bedarfszahlen und erstreckt sich sowohl über die stationäre als auch die nicht-stationäre Versorgung.

2.2 Diskussion »Notwendigkeit« konzeptioneller Weiterentwicklungen

Wie bereits dargestellt, wächst die Gruppe der geriatrischen Patientinnen und Patienten stetig an. Zudem eröffnet der medizinische Fortschritt auch bei betagten und hochbetagten Menschen Behandlungspotenziale, die noch vor wenigen Jahren undenkbar waren.

Die Versorgung betagter sowie hochbetagter Patientinnen und Patienten wird somit zwangsläufig in den kommenden Jahren noch stärker in den Fokus des deutschen Gesundheitssystems rücken, als dies in den letzten Jahren der Fall war. Die demografische Entwicklung sowie die zukünftigen Herausforderungen z. B. im Bereich der Pflegeversicherung erfordern eine innovative Neugestaltung und konsequente Weiterentwicklung bestehender geriatriespezifischer Versorgungskonzepte. Zudem werden sich die verschiedenen medizinischen Fachgebiete und Einrichtungen vermehrt auf die Versorgung betagter sowie hochbetagter Patientinnen und Patienten einrichten müssen, was sinnvoll nur gelingen kann, wenn eine engere Kooperation mit der Geriatrie erreicht wird bzw. aus der Geriatrie heraus die Verknüpfung erfolgt.

> *Geriatrie muss stärker als Teil der Regelversorgung verstanden und eingebunden werden*
>
> Eine wichtige Voraussetzung ist, dass die Geriatrie dabei noch stärker als heute als Teil der Regelversorgung verstanden und eingebunden wird. Im Bereich der Geriatrie gibt es zudem für hochaltrige Patientinnen und Patienten nahezu keine spezifischen Präventionsangebote. Hier müssen neue Angebote geschaffen werden, um die anderenfalls

2.2 Diskussion »Notwendigkeit« konzeptioneller Weiterentwicklungen

entstehenden Belastungen des Gesundheitssystems durch die demografische Entwicklung aufzufangen. Ebenso gibt es keine flächendeckende geriatriespezifische ergänzende Versorgung von Pflegeheimbewohnerinnen und -bewohnern oder in Einrichtungen der Kurzzeitpflege, die die Versorgung durch die niedergelassenen Ärztinnen und Ärzte entsprechend unterstützt. Auch hier müssen die möglichen Synergieeffekte zielgerichteter genutzt werden als bisher.

3 Bundesweites Geriatriekonzept und Versorgungssituation in den Bundesländern

bedarfsorientierte, qualitätsgesicherte, vernetzte und wirtschaftlich abgesicherte fachspezifische Versorgung

Ziel dieses Konzeptansatzes ist es, eine bundesweite, bedarfsorientierte, qualitätsgesicherte, vernetzte und wirtschaftlich abgesicherte fachspezifische Versorgung geriatrischer Patientinnen und Patienten zu schaffen, die zudem Grundlage für eine klar strukturierte und einheitliche Versorgungsplanung ist. Gleichzeitig soll insbesondere die Bedarfsplanung auch ausreichend Raum für regionale Besonderheiten bieten. Dies wird u. a. dadurch erreicht, dass nur Bedarfsuntergrenzen definiert werden und somit darüber hinausgehende Versorgungskapazitäten regional bedarfsorientiert von den jeweiligen Ländern festgelegt werden können.

konzeptionelle Kernelemente der zukünftigen geriatriespezifischen Versorgung

> **Das Konzept beruht auf folgenden Kernelementen (▶ Abb. 2):**
>
> - Definition von »Kliniken für Geriatrie«, die Mindestanforderungen erfüllen und damit eine bundesweit einheitliche Planungsgröße darstellen
> - Definition von »Geriatrischen Rehabilitationskliniken«, die Mindestanforderungen erfüllen und damit eine bundesweit einheitliche Planungsgröße darstellen
> - Regelhafte Planung der geriatriespezifischen Versorgungskapazitäten auf Basis einheitlicher Kennzahlen und Cluster, insbesondere im Rahmen der Krankenhausplanung
> - *Optional:* Schaffung von interdisziplinär betriebenen »Spezialisierten Geriatrischen Versorgungseinheiten« mit anderen medizinischen Fachgebieten zur vertieften fachgebietsübergreifenden Behandlung im akutstationären Bereich
> - Bündelung der heute bestehenden verschiedenen Versorgungsstrukturen im nicht-stationären Bereich in »Ambulante Geriatrische Zentren (AGZ)« als zentrale geriatrische Diagnostik-, Versorgungs- und Steuerungseinheiten

Adressaten des Konzeptes

Adressaten dieses Konzeptes sind alle an der Versorgung geriatrischer Patientinnen und Patienten beteiligten gesellschaftlichen Gruppen, Ansprechpartner und insbesondere die Bundes- bzw. Landesgesetzgeber. So ist u. a. die Modifikation bzw. Schaffung gesetzlicher Regelungen durch den Bundesgesetzgeber erforderlich, wobei es bis zur endgültigen Umsetzung eines bundesweit einheitlichen Versorgungskonzeptes mit angepassten Struktur-, Qualitäts- und Finanzierungsregelungen ggf. verschiedene Übergangsphasen geben kann. Entsprechende Hinweise sind im Konzeptansatz enthalten.

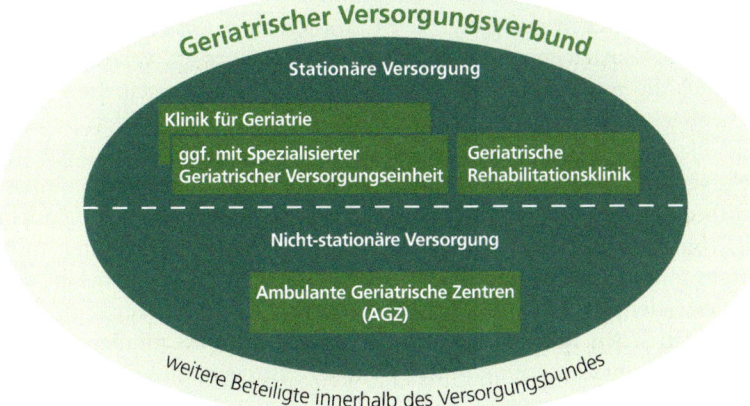

Abb. 2:
Schematischer Aufbau der geriatriespezifischen Versorgung (eigene Darstellung)

3.1 Kurzübersicht der konzeptionellen Eckpunkte

Das Konzept beinhaltet die folgenden Schwerpunkte, die in den folgenden Kapiteln tiefergehend beschrieben werden:

Vereinheitlichung der Bezeichnungen: Kliniken für Geriatrie/Geriatrische Rehabilitationskliniken

Um eine bundesweite Planungsgrundlage zu schaffen, werden einheitliche Begrifflichkeiten etabliert. Für eine stationäre geriatrische Versorgungseinheit im Krankenhaus wird der Begriff »Klinik für Geriatrie« eingeführt. Im Bereich der stationären geriatrischen Rehabilitation wird der Begriff »Geriatrische Rehabilitationsklinik« etabliert. Es gelten jeweils strukturelle Mindestanforderungen, die erfüllt werden müssen.

einheitliche Begrifflichkeiten

Bundesweite, einheitliche Bedarfsplanung: Grundversorgung, Cluster, Fahrtzeitradien und Verhältniszahlen

Geriatrie: Teil der Grund- und Regelversorgung

Die Versorgung geriatrischer Patientinnen und Patienten gehört zur Grund- und Regelversorgung. Die erforderlichen geriatriespezifischen Versorgungskapazitäten müssen entsprechend planerisch verankert sein. Um auch die geriatrische Versorgung im Rahmen einer regelhaften sowie flächendeckenden Bedarfsplanung abbilden zu können, werden bundesweit Planungscluster eingeführt. Dafür muss in jedem Landkreis respektive der vergleichbaren Planungsgröße in den Stadtstaaten (zumeist Stadtbezirk) mindestens eine Klinik für Geriatrie verfügbar sein. Zudem muss bundesweit innerhalb eines Fahrtzeitradius von 25 Minuten mindestens eine Klinik für Geriatrie erreichbar sein. Mit Ausnahme in den Bundesländern, in denen das jeweilige Landesgeriatriekonzept keine eigenen geriatrischen Rehabilitationskliniken vorsieht, muss mindestens eine solche Rehabilitationsklinik innerhalb eines Fahrtzeitradius von 45 Minuten zur Verfügung stehen.

Optional: Engere Vernetzung mit anderen medizinischen Fachgebieten: Spezialisierte Geriatrische Versorgungseinheiten – SGV

Vernetzung mit anderen medizinischen Fachgebieten

An Kliniken für Geriatrie können optional »Spezialisierte Geriatrische Versorgungseinheiten« (SGV) angegliedert werden. Diese Versorgungseinheiten stellen unter Federführung der Geriatrie bzw. unter paritätischer Leitung in Zusammenarbeit mit einem anderen medizinischen Fachgebiet eine weiterführende geriatriespezifische, interdisziplinäre Versorgung sicher. Auch hier sind strukturelle Mindestanforderungen zu erfüllen.

Zusammenführung von Versorgungsangeboten: Ambulante Geriatrische Zentren – AGZ

teilstationäre Angebote werden zusammengeführt

Im teilstationären Bereich werden AGZ bundesweit und flächendeckend neu eingeführt, in denen die bisherigen Tageskliniken, ambulante Rehabilitationseinrichtungen, mobile geriatrische Einrichtungen und Geriatrische Institutsambulanzen (GIA) (vorbehaltlich der erforderlichen Kassenärztliche Vereinigung (KV)-Ermächtigung) organisatorisch und medizinisch-inhaltlich aufgehen. Die aktuell getrennten Leistungen werden so zu einer Leistungsart zusammengeführt, d. h. die bislang in den genannten einzelnen Versorgungseinheiten jeweils separat angebotene Versorgung wird zu einer neuen, integrativen Leistung, sodass bedarfsbezogen die verschiedenen Inhalte der einzelnen Versorgungsleistungen frei kombiniert werden können.

Intention

Ziel ist es, heute mit der strukturierten Planung geriatriespezifischer Versorgungsstrukturen zu beginnen und diese Planungen in den kommenden Jahren in die Versorgungspraxis umzusetzen, sodass in den kommenden Jahrzehnten das Gesundheitssystem den Versorgungsbedarfen der dann prägenden Patientengruppe der betagten und hochbetagten Menschen inhaltlich sowie strukturell gerecht wird und versorgungspolitische wie auch wirtschaftliche Überforderungen vermieden werden (▶ Abb. 3, ▶ Abb. 4).

jetzt planen – in den kommenden Jahren umsetzen

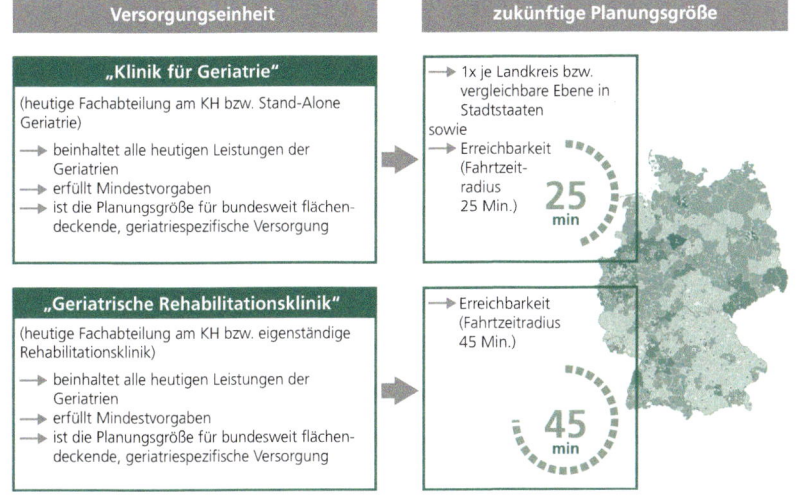

Abb. 3:
Kurzübersicht der stationären geriatriespezifischen Versorgung (eigene Darstellung)

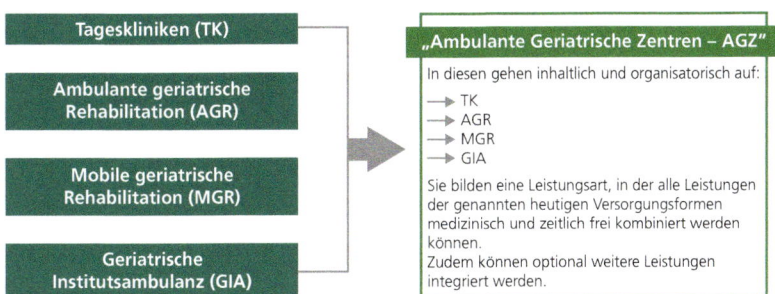

Abb. 4:
Kurzübersicht der nicht-stationären geriatriespezifischen Versorgung (eigene Darstellung)

3.2 Konzeptansatz stationäre Versorgung

Einführung einer Planungs- und Kapazitätsberechnungsgrundlage

Ziel dieses Konzeptansatzes ist es, eine bundesweite, bedarfsorientierte, qualitätsgesicherte, vernetzte und wirtschaftlich abgesicherte fachspezifische Versorgung geriatrischer Patientinnen und Patienten zu schaffen, die zudem Grundlage für eine klar strukturierte und einheitliche Versorgungsplanung ist. Kern der angestrebten konzeptionellen Weiterentwicklungen der stationären geriatrischen Versorgung ist die Kombination von

- flächendeckenden stationären »Kliniken für Geriatrie« (geriatrische Fachabteilungen an Krankenhäusern bzw. in Einzelfällen geriatriespezifische Fachkrankenhäuser) in der Grund- und Regelversorgung mit
- flächendeckenden stationären »Geriatrischen Rehabilitationskliniken«, sofern nicht das jeweilige Landesgeriatriekonzept keine geriatrischen Rehabilitationskliniken vorsieht, sowie mit
- dem Auf- und Ausbau *optionaler* »Spezialisierter Geriatrischer Versorgungseinheiten« als fachgebietsübergreifende, weiterführende Versorgungseinheiten an Kliniken für Geriatrie.

Diese Weiterentwicklungen basieren auf einer neu einzuführenden Planungs- und Kapazitätsberechnungsgrundlage der geriatriespezifischen stationären Versorgung am Krankenhaus wie auch der geriatrischen Rehabilitation. Dazu werden im akutstationären Bereich »Kliniken für Geriatrie« und im Bereich der stationären Rehabilitation »Geriatrische Rehabilitationskliniken« etabliert (▶ Abb. 5).

Cluster: Landkreise + Fahrtzeitradius

Planungsgrundlage: Fahrtzeitradius

Bettenkapazitäten je Einwohnerinnen und Einwohner

> Im Krankenhausbereich gilt dabei, dass je Landkreis/kreisfreie Stadt (bzw. einer vergleichbaren Verwaltungsstruktur in Stadtstaaten) mindestens eine Klinik für Geriatrie zur Verfügung stehen muss. Zusätzlich muss innerhalb einer Fahrtzeit von 25 Minuten eine Klinik für Geriatrie erreichbar sein.
>
> Sofern nicht das jeweilige Landesgeriatriekonzept keine geriatrischen Rehabilitationskliniken vorsieht, ist im Bereich der stationären geriatrischen Rehabilitationskliniken kein räumlicher Bezug zum Landkreis, sondern ausschließlich die Fahrtzeit das zukünftige Planungskriterium. Dabei wird eine Erreichbarkeit innerhalb eines Fahrtzeitradius von 45 Minuten als Planungsgröße festgesetzt.
>
> In beiden Versorgungsbereichen wird darüber hinaus ein Verhältnis von Betten bzw. Behandlungsplätzen je Einwohnerinnen und Einwohner älter als 70 Jahre eingeführt.

Damit wird das von der Mitgliederversammlung 2018 des Bundesverbandes Geriatrie beschlossene bundesweite Geriatriekonzept konkretisiert und entsprechend weiterentwickelt.

3.3 Kliniken für Geriatrie (gemäß §§ 39 und 109 SGB V)

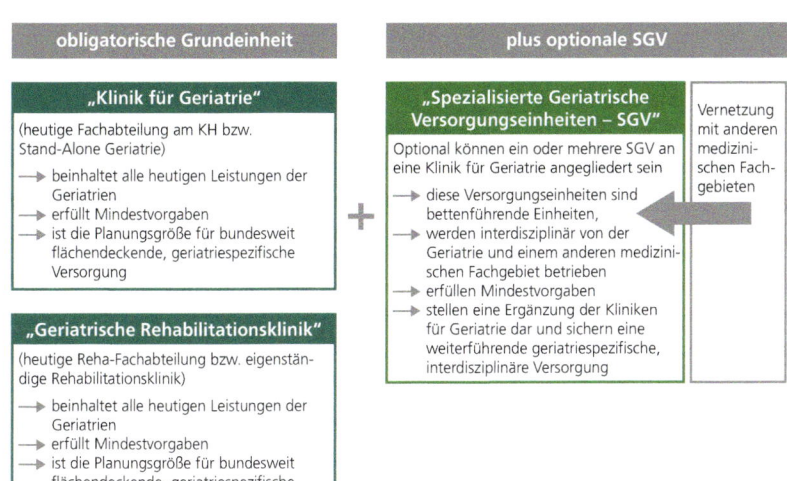

Abb. 5: Stationäre geriatrische Versorgung (eigene Darstellung)

Ergänzt werden diese stationären Strukturen zukünftig durch aufzubauende Ambulante Geriatrische Zentren, die die Leistungen der heute bereits bestehenden nicht-stationären Versorgungsangebote (Tageskliniken, ambulante geriatrische Rehabilitation (AGR), mobile geriatrische Rehabilitation und GIA) zusammenführen und bündeln. Die medizinisch-therapeutischen Leistungen können dadurch zukünftig, am individuellen Patientenbedarf orientiert, frei kombiniert erbracht werden. Die Versorgungsleistungen dieser Zentren liegen zwischen der stationären Versorgung und dem Versorgungsbereich der niedergelassenen Ärztinnen und Ärzte. Das Tätigkeitsfeld der niedergelassenen Ärztinnen und Ärzte und damit insbesondere auch der Hausärztinnen und Hausärzte bleibt unberührt und ist nicht Gegenstand dieses Versorgungskonzeptes.

Tätigkeitsfeld der niedergelassenen Hausärztinnen und Hausärzte bleibt unberührt

3.3 Kliniken für Geriatrie (gemäß §§ 39 und 109 SGB V)

Die »Klinik für Geriatrie« (vergleichbar mit der heutigen Fachabteilung) bildet die Grundeinheit für die detaillierte Bedarfsplanung.

Mindestanforderungen

- organisatorisch eigenständige bettenführende geriatrische Versorgungseinheit am Standort der Klinik für Geriatrie
- diese umfasst mindestens 20 Betten

Mindestanforderungen an Kliniken für Geriatrie

- zusätzlich eine Fachabteilung Innere Medizin am Standort (ausgenommen Stand-Alone-Kliniken)
- am Standort muss mindestens die Möglichkeit zum Monitoring von Patientinnen und Patienten gegeben sein (eine IMC-Einheit oder eine Fachabteilung Intensivmedizin wird empfohlen)
- schriftlich fixierte Standard Operating Procedures (SOPs) bzw. Konsilleistungen bei externen Kooperationen zur interdisziplinären Patientenversorgung mit folgenden Fachabteilungen: Innere Medizin, Neurologie, Orthopädie und Unfallchirurgie sowie Kardiologie
- strukturierte Einbindung in die Erstversorgung geriatrischer Patientinnen und Patienten in der Notaufnahme (ausgenommen Stand-Alone-Kliniken)
- der/die ärztliche Leiter/in der Klinik für Geriatrie ist Fachärztin/Facharzt und führt die Zusatz-, Schwerpunkt- oder Facharztbezeichnung im Bereich Geriatrie
- die Klinik für Geriatrie verfügt über ein multiprofessionelles Team bestehend aus besonders geschulten Pflegekräften für aktivierend-therapeutische Pflege sowie aus den Bereichen Physiotherapie/Physikalische Therapie, Ergotherapie, Logopädie/fazioorale Therapie, Psychologie/Neuropsychologie, Sozialdienst
- die Personalkennzahlen des Bundesverbandes Geriatrie in der jeweils aktuellen Fassung sind zu erfüllen
- die Klinik für Geriatrie führt das Qualitätssiegel Geriatrie in der jeweils aktuellen Fassung oder ein vergleichbares Zertifikat

Bedarfsplanung

Grund- und Regelversorgung im Krankenhaus

Die verbindliche Verankerung der Geriatrie in der stationären Grund- und Regelversorgung im Krankenhaus ist zwingend erforderlich angesichts des demografischen Wandels. Damit einher geht der sich bereits abzeichnende steigende altersmedizinische Versorgungsbedarf und die zu erwartende Zunahme multimorbider betagter und hochbetagter Patientinnen und Patienten anderer Fachgebiete mit eigentlich geriatrischem Behandlungsbedarf.

Um eine verbindliche Planung der geriatriespezifischen Versorgung im Bereich der Krankenhausplanung sicherzustellen, wird die Landkreisebene (inkl. kreisfreier Städte) bzw. eine vergleichbare Ebene in Stadtstaaten als räumliches Planungscluster eingeführt. In jedem Kreis ist mindestens eine Klinik für Geriatrie vorzuhalten bzw. zu etablieren. Planerische Ausnahmen sind nur im Gesamtkontext der jeweiligen Krankenhausplanung in begründeten Fällen möglich.

Im Weißbuch Geriatrie[4] wurde bisher die bundesweit flächendeckende Erreichbarkeit einer Geriatrie am Krankenhaus innerhalb eines Fahrzeitradius von 25 bis 30 Minuten als Versorgungsziel angegeben. Die Cluste-

---

[4] Vgl.: Weißbuch Geriatrie, herausgegeben vom Bundesverband Geriatrie

rung mit Bezug zur Kreisebene ist als krankenhausplanerische Umsetzung der bisherigen Vorgaben zu sehen. Insoweit werden die bisherigen Vorgaben nicht aufgegeben, sondern es handelt sich um eine Fortschreibung.

> Damit ergeben sich zwei kumulierende Planungsgrößen: In jedem Landkreis, in jeder kreisfreien Stadt bzw. auf vergleichbarer Planungsebene in Stadtstaaten ist mindestens eine Klinik für Geriatrie vorzuhalten. Zugleich muss innerhalb von 25 Minuten eine Klinik für Geriatrie erreichbar sein.

Clusterbildung – auf Kreisebene + 25 Minuten Fahrtzeitradius

Der Versorgungsbedarf besteht flächendeckend insbesondere für strukturschwache Regionen, die bereits heute durch einen überdurchschnittlich hohen Anteil betagter und hochbetagter Menschen an der Gesamtbevölkerung gekennzeichnet sind. Daher gilt die Planungsvorgabe bundesweit einheitlich.

flächendeckende Versorgung

Finanzierung

Die Finanzierung der Kliniken für Geriatrie erfolgt über das aG-DRG-System (Diagnosis Related Groups). Als weitere Finanzierungsoption ist vom Gesetzgeber die Möglichkeit zu schaffen, dass eine Abrechnung als sog. »Besondere Einrichtung« möglich wird. Die Kliniken für Geriatrie sollen so eine Wahlmöglichkeit zwischen diesen beiden Abrechnungsformen erhalten.

Finanzierung über das aG-DRG-System oder als Besondere Einrichtung

Gemäß § 17b Absatz 1 Satz 10 Krankenhausfinanzierungsgesetz (KHG) können Besondere Einrichtungen, deren Leistungen im bestehenden Entgeltsystem – insbesondere aus medizinischen Gründen, wegen einer Häufung von schwerkranken Patientinnen und Patienten oder aus Gründen der Versorgungsstruktur – nicht sachgerecht abgebildet werden, zeitlich befristet aus dem Vergütungssystem ausgenommen werden.

Der in § 17b Absatz 1 Satz 10 KHG normierte Ausnahmetatbestand der Besonderen Einrichtungen bildet aus Sicht des Bundesverbandes Geriatrie e. V. die rechtliche Grundlage und die gleichermaßen geeignete wie notwendige Alternative für geriatrische Krankenhauseinrichtungen zum aG-DRG-System und der seit dem Jahr 2020 aus der bisherigen Systematik ausgelagerten Pflegepersonalkostenfinanzierung. Auf diese Weise sollen auch in Zukunft eine bedarfsnotwendige Vergütung sowie eine versorgungspolitische Absicherung der geriatriespezifischen Versorgung in Krankenhäusern gewährleistet sein.

Versorgungspolitisch sinnvoller wäre die direkte Aufnahme der Geriatrien analog zu den Palliativstationen bzw. -einheiten nach § 1 Absatz 3 der Vereinbarung zur Bestimmung von Besonderen Einrichtungen (VBE).

Der Gesetzgeber ist aufgefordert, diese Finanzierungsoption kurzfristig für die Geriatrie zu schaffen. Die entsprechenden Grundlagen liegen vor, sodass eine politische Umsetzung unproblematisch und zeitnah erfolgen kann.

3.4 Geriatrische Rehabilitationskliniken (§§ 40 und 111 SGB V)

Die »Geriatrische Rehabilitationsklinik« bildet die Grundeinheit für die detaillierte Bedarfsplanung.

Mindestanforderungen

Mindestanforderungen an geriatrische Rehabilitationskliniken

- organisatorisch eigenständige, bettenführende geriatrische Versorgungseinheit am Standort der Rehabilitationsklinik
- diese umfasst mindestens 20 Plätze
- der/die ärztliche Leiter/in der Klinik für Geriatrie ist Fachärztin/Facharzt und führt die Zusatz-, Schwerpunkt- oder Facharztbezeichnung im Bereich Geriatrie
- die geriatrische Rehabilitationsklinik verfügt über ein multiprofessionelles Team bestehend aus besonders geschulten Pflegekräften für aktivierend-therapeutische Pflege sowie aus den Bereichen Physiotherapie/Physikalische Therapie, Ergotherapie, Logopädie/faziorale Therapie, Psychologie/Neuropsychologie, Sozialdienst
- die Personalkennzahlen des Bundesverbandes Geriatrie in der jeweils aktuellen Fassung sind zu erfüllen
- die geriatrische Rehabilitationsklinik führt ein Qualitätssiegel Geriatrie in der jeweils aktuellen Fassung oder ein vergleichbares Zertifikat

Bedarfsplanung

Im Bereich der Rehabilitation ist gesetzlich keine mit der Krankenhausplanung vergleichbare Strukturplanung verankert. Deshalb wird auf eine Clusterung, z. B. auf Ebene der Landkreise, verzichtet. Gleichwohl muss auch hier der flächendeckende Bedarf abgedeckt werden, sofern nicht das jeweilige Landesgeriatriekonzept keine geriatrischen Rehabilitationskliniken vorsieht.

Im Bereich der Rehabilitation werden generell weitere Entfernungen zwischen Wohnort und Rehabilitationseinrichtung akzeptiert. Allerdings spielt die Wohnortnähe im Bereich der geriatrischen Rehabilitation innerhalb der Rehabilitationskonzepte eine besondere Rolle. Zudem sind weite Reisen bzw. längere Krankentransporte angesichts der Konstitution der geriatrischen Rehabilitandinnen und Rehabilitanden zu vermeiden.

3.4 Geriatrische Rehabilitationskliniken (§§ 40 und 111 SGB V)

> Vor diesem Hintergrund wird eine Erreichbarkeit der geriatrischen Rehabilitationsklinik innerhalb von Fahrtzeitradien von 45 Minuten als Planungscluster festgesetzt.

45 Minuten Fahrtzeitradius

Gleichwohl sollen geografische Gegebenheiten sowie bundeslandspezifische Aspekte, wie z. B. die Ausprägungen der Gestaltung der geriatriespezifischen Versorgung, bei der weiteren Planung und der Umsetzung des hier genannten Fahrtzeitradius in die Versorgungspraxis grundsätzlich zu berücksichtigen sein. Damit kann eine bedarfsgerechte und zugleich wohnortnahe Versorgung gewährleistet werden.

Finanzierung

Die Finanzierung der geriatrischen Rehabilitationskliniken erfolgt wie bisher über tagesgleiche Pflegesätze bzw. zukünftig über den Finanzierungsmechanismus, den die Vertragsparteien in den durch das IPReG eingeführten und aktuell in Verhandlung befindlichen Rahmenempfehlungen festgelegt haben. Angesichts der oben beschriebenen politischen Aufwertung der geriatrischen Rehabilitation muss man erwarten dürfen, dass zukünftig die entsprechenden Einrichtungen sachgerecht und damit dauerhaft auskömmlich finanziert werden, d. h., dass die heute in vielen Fällen bestehende Unterfinanzierung politisch nachhaltig beseitigt wird. Angestrebt wird daher, dass zukünftig der Tagessatz auf Basis einer Istkosten-Kalkulation beruht.

Finanzierung über tagesgleiche Pflegesätze
Abbau der Unterfinanzierung

Bevölkerungsbezug

Neben der durch den Bezug zur Kreisebene und der Normierung des Fahrtzeitradius erreichten flächendeckenden räumlichen Verteilung der Kliniken für Geriatrie bzw. der geriatrischen Rehabilitationskliniken muss der Bedarf an konkreten Behandlungskapazitäten festgelegt, d. h. geplant werden. Orientierungsgröße ist dabei die Anzahl der geriatriespezifischen Krankenhausbetten je 10.000 Einwohnerinnen und Einwohner über 70 Jahre.

Sowohl im Bereich der Kliniken für Geriatrie als auch der Rehabilitationskliniken variiert die Zahl der aktuell verfügbaren Betten sehr deutlich zwischen den einzelnen Bundesländern, sowohl in der absoluten Höhe als auch im Verhältnis der Bettenkapazitäten je 10.000 Einwohnerinnen und Einwohner zu den Alterskohorten ab 70 Jahren. Dabei sind für die Festlegung des zukünftigen Bettenbedarfs die Bevölkerungsentwicklung sowie der medizinische Fortschritt entscheidend.

heterogene Strukturen der Einrichtungen beachten

Durch den medizinisch-technischen Fortschritt werden zunehmend Operationen und Therapien auch bei betagten und insbesondere auch bei hochbetagten Patientinnen und Patienten möglich, die bis vor wenigen Jahren medizinisch undenkbar waren. Dieser Trend wird sich weiter fortsetzen und damit den Bedarf an geriatriespezifischen Versorgungskapazitäten gegenüber heute deutlich erhöhen. Vor diesem Hintergrund kann nicht allein auf die jeweiligen Bevölkerungsprognosen zur prozentualen Steigerung des Bevölkerungsanteils der über 70-Jährigen abgestellt werden. Gleichwohl ist diese Entwicklung eine wichtige Planungskomponente.

Der demografische Wandel bedingt im gesamten Bundesgebiet einen sehr deutlichen Anstieg der Bevölkerungsgruppe über 70 Jahren. Für diese Alterskohorte prognostiziert das Statistische Bundesamt für das Jahr 2035 17,2 Millionen Menschen gegenüber 13,1 Millionen im Jahr 2018. Dies entspricht einem Anstieg um 30,5 %. Der Anteil der über 70-Jährigen an der Gesamtbevölkerung soll demnach im Jahr 2035 bei 21 % liegen[5].

Bereits heute zeichnet sich eine Zunahme operativer und interventioneller Eingriffe bei Hochaltrigen ab. Gemäß der fallpauschalenbezogenen Krankenhausstatistik (DRG-Statistik) stieg die Anzahl von Operationen und Prozeduren der stationären Patientinnen und Patienten in Krankenhäusern in der Altersgruppe der über 70-Jährigen im Zeitraum 2010 bis 2020 um 42 %[6]. Damit verbunden steigt auch das Alter der Personen, die eine anschließende Rehabilitation benötigen.

nicht erkannter geriatriespezifischer Versorgungsbedarf

Zu erwarten ist, dass die Fallzahlen betagter und hochbetagter Patientinnen und Patienten sowohl in Krankenhäusern als auch Rehabilitationseinrichtungen zukünftig weiter steigen und sich dynamisch entwickeln werden. Das Zusammenwirken des demografischen Wandels und des medizinisch-technischen Fortschritts machen den kontinuierlichen sowie bedarfsbezogenen Auf- und Ausbau fachspezifischer altersmedizinischer Versorgungsstrukturen erforderlich. Dies gilt gleichermaßen für geriatrische Fachabteilungen in Krankenhäusern wie für geriatrische Rehabilitationskliniken. Zudem ist zu beachten, dass heute geriatrische Patientinnen und Patienten nicht immer in ihrem Bedarf entsprechenden geriatriespezifischen Versorgungsstrukturen behandelt werden. Dies liegt z. T. an fehlenden geriatriespezifischen Einrichtungen, aber auch an einem weiterhin unzureichenden Screening auf einen geriatriespezifischen Behandlungsbedarf. Grundsätzlich zu beachten ist dabei, dass sich der demografische Wandel absehbar und in Zukunft noch stärker bundeslandindividuell und dynamisch entwickeln wird. Somit müssen bundeslandspezifische bzw. regionale Entwicklungen bei der konkreten Planung der Versorgungsstrukturen ausreichend berücksichtigt werden.

Die heterogene Struktur der geriatriespezifischen Versorgung mit ihren unterschiedlichen Schwerpunktsetzungen bzw. den jeweils zur Verfügung stehenden Bettenkapazitäten ist eine Folge der unterschiedlichen historisch gewachsenen Versorgungskonzepte und -strukturen. So wurde

---

5 Vgl.: Destatis, 2022
6 Vgl.: Gesundheitsberichterstattung des Bundes, 2022

z. B. in Bayern der Schwerpunkt lange Zeit konsequent auf die geriatrische Rehabilitation gelegt und sehr viel später als in anderen Bundesländern mit dem Auf- und Ausbau geriatrischer Fachabteilungen in Krankenhäusern begonnen. In Thüringen vollzieht sich derzeit der gleiche Vorgang hinsichtlich der Einführung von Rehabilitationskapazitäten. Versorgungspolitisch kann es daher vor dem Hintergrund der regionalen Gegebenheiten sinnvoll sein, eine gewisse Gesamtbetrachtung der Bevölkerungsbezugsgröße hinsichtlich der Kliniken für Geriatrie und der geriatrischen Rehabilitationskliniken vorzunehmen.

Zudem ist in den einzelnen Bundesländern eine sachgerechte Allokation der geriatrischen Patientinnen und Patienten unterschiedlich erfolgreich umgesetzt, was sich auf die offiziellen Fallzahlen in der Geriatrie auswirkt.

Ein weiterer Einflussfaktor für den Auf- und Ausbau von Versorgungskapazitäten besteht in den wirtschaftlichen Rahmenbedingungen, d. h. in der Frage, inwieweit ein wirtschaftlicher Betrieb der geriatriespezifischen Versorgungsstrukturen möglich ist. So hat z. B. die lang anhaltende strukturelle Unterfinanzierung des Rehabilitationsbereichs den sachgerechten Auf- und Ausbau der notwendigen Versorgungsstrukturen stark gebremst bzw. verhindert. Angesichts der Bedeutung der Altersmedizin darf man von der Politik erwarten, dass eine sachgerechte Finanzierung sowohl der akutmedizinischen als auch der rehabilitativen Versorgung von betagten und hochbetagten Menschen zukünftig sichergestellt wird.

> Vor diesem Hintergrund wird als bundesweite Orientierungs- und Planungsgröße für den Zeitraum 2025 ff. ein Verhältnis von 38 geriatriespezifischen Betten in Kliniken für Geriatrie bzw. 12 Betten in geriatrischen Rehabilitationskliniken je 10.000 Einwohnerinnen und Einwohner über 70 Jahre als versorgungsadäquat festgelegt.
>
> Regionale Besonderheiten, wie z. B. die Ausrichtung der regionalen geriatriespezifischen Strukturen oder die Bedeutung von Ballungszentren für die sie umgebenden Regionen, bleiben davon unberührt.

38 Betten/10.000 Einwohnerinnen und Einwohner über 70 Jahre

12 Betten/10.000 Einwohnerinnen und Einwohner älter als 70 Jahre

3.5 Optionales Versorgungsangebot: Spezialisierte Geriatrische Versorgungseinheiten (SGV)

Altersmedizin ist grundsätzlich Querschnittsmedizin über alle Fachrichtungen hinweg. Gleichwohl gibt es geriatrische Patientinnen und Patienten, die in einem medizinischen Fachgebiet einen besonders hohen Ver-

optionale Ergänzung: Spezialisierte Geriatrische Versorgungseinheiten an Kliniken für Geriatrie

sorgungsbedarf haben. Diese Gruppe geriatrischer Patientinnen und Patienten wird heute zumeist in den stationären Strukturen des entsprechenden Fachbereichs versorgt. Zukünftig stellen die Spezialisierten Geriatrischen Versorgungseinheiten unter Federführung der Geriatrie bzw. unter paritätischer Leitung in Zusammenarbeit mit einem anderen medizinischen Fachgebiet eine weiterführende geriatriespezifische, interdisziplinäre Versorgung für solche Patientinnen und Patienten sicher.

strukturierte interdisziplinäre Zusammenarbeit notwendig

Erste Ansätze interdisziplinärer geriatrischer Versorgungsstrukturen zeigen, dass diese geeignet sind, einen wichtigen Beitrag zu leisten, um die Versorgung geriatrischer Patientinnen und Patienten zu verbessern sowie Pflegebedürftigkeit und Institutionalisierung zu vermeiden. Hier sind insbesondere die bestehenden Kooperationen im Bereich der Alterstraumatologie zu nennen. In diesem Bereich wurde durch die Entwicklung konkreter Vorgaben der Auf- und Ausbau solcher Kooperationen sinnvoll gefördert.

Beispiel: Alterstraumatologie

In Zukunft wird es immer wichtiger, dass sich Spezialisten verschiedener medizinischer Fachgebiete interdisziplinär zusammenschließen und gemeinschaftlich Patientinnen und Patienten behandeln. Insbesondere beim multimorbiden geriatrischen Patienten ist die Kompetenz der Geriaterin bzw. des Geriaters im strukturierten Zusammenwirken mit Kolleginnen und Kollegen anderer medizinischer Fachgebiete von besonderer Bedeutung. So wird es möglich, dass die verschiedenen Bereiche verzahnt die Versorgung der Patientinnen und Patienten gestalten.

multiprofessionelles Behandlungsteam unbedingte Voraussetzung

Zudem ist für eine geriatriespezifische und damit medizinisch sachgerechte Versorgung von besonderer Bedeutung, dass die Versorgung durch das in Abschnitt 3.3 beschriebene multiprofessionelle Behandlungsteam erfolgt (▶ Kap. 3.3). So wird sichergestellt, dass vor dem Hintergrund der alterstypischen Multimorbidität die spezifischen altersbedingten Behandlungsbedarfe dieser betagten und hochbetagten Patientinnen und Patienten sachgerecht Berücksichtigung finden.

Um dies zu erreichen, können Kliniken für Geriatrie als optionale Ergänzung Spezialisierte Geriatrische Versorgungseinheiten mit verschiedenen fachlichen Schwerpunkten bilden. Diese schaffen für die geriatrischen Patientinnen und Patienten eine weiterführende Versorgung in Zusammenarbeit mit einem anderen medizinischen Fachgebiet. Diese Spezialisierten Geriatrischen Versorgungseinheiten erfüllen strukturelle Mindestanforderungen. Sie sind ausschließlich an Kliniken für Geriatrie, d. h. im Bereich der stationären Krankenhausversorgung, vorgesehen und können nicht an stationären geriatrischen Rehabilitationskliniken gegründet werden.

Spezialisierte Geriatrische Einheiten haben verschiedene Schwerpunkte

Aufbauend auf der Versorgungssituation und der Entwicklung des demografischen Wandels können die einzelnen medizinischen Fachgebiete für diese Zusammenarbeit bedarfsorientiert gewählt werden. Dabei muss jedoch sichergestellt sein, dass planungsrelevante Merkmale sowohl bundesweit vergleichbar bzw. einheitlich festgelegt werden als auch insgesamt eine ausreichende Planung zulassen. Orientierend an den häufigsten Hauptdiagnosen sind aktuell neben den bestehenden Kooperationen im

Bereich der Alterstraumatologie z. B. Spezialisierte Geriatrische Versorgungseinheiten für Kardio-Geriatrie, für Neuro-Geriatrie, für Onko-Geriatrie oder für Psychiatrische Geriatrie denkbar.

Mindestanforderungen

- Klinik für Geriatrie sowie eigene Fachabteilung des jeweiligen medizinischen Fachgebiets entsprechend der Ausrichtung der Spezialisierten Geriatrischen Versorgungseinheit am Standort
- die Spezialisierte Geriatrische Versorgungseinheit ist eine bettenführende geriatrische Versorgungseinheit am Standort der Klinik für Geriatrie
- der/die ärztliche Leiter/in der Fachabteilung des jeweiligen medizinischen Fachgebiets trägt die der Ausrichtung der SGV entsprechende Facharztbezeichnung
- die Leitung erfolgt entweder durch die Leitung der Geriatrie oder paritätisch durch beide ärztlichen Leitungen (Geriatrie und weiteres medizinisches Fachgebiet)
- ein multiprofessionelles Team, bestehend aus besonders geschulten Pflegefachkräften für aktivierend-therapeutische Pflege sowie den Bereichen: Physiotherapie/Physikalische Therapie, Ergotherapie, Logopädie/fazioorale Therapie, Psychologie/Neuropsychologie, Sozialdienst. Die Personalkennzahlen des Bundesverbandes Geriatrie in der jeweils aktuellen Fassung sind zu erfüllen
- 24-stündige Aufnahmebereitschaft für geriatrische Fälle mit akutmedizinischem Behandlungsbedarf entsprechend der Ausrichtung des SGV
- die Abläufe der interdisziplinären Behandlung sind schriftlich zu fixieren (SOP oder ähnliche Vorgaben). Diese umfassen ggf. auch die prä-, peri- und postoperative Phase
- im SGV ist ärztliche Kompetenz der Geriatrie sowie des medizinischen Fachgebiets entsprechend der Ausrichtung des SGV regelhaft verfügbar
- die frühestmögliche Identifikation der geriatrischen Patientinnen und Patienten im medizinischen Fachgebiet (entsprechend der Ausrichtung des SGV) ist sicherzustellen. Dies erfolgt anhand eines noch zu definierenden Katalogs von geeigneten Screeninginstrumenten
- es erfolgt eine frühzeitige Verlegung geriatrischer Patientinnen und Patienten mit akutmedizinischem Behandlungsbedarf entsprechend der Ausrichtung des SGV in die Versorgungseinheit
- es findet regelmäßig (mind. wöchentlich) eine interdisziplinäre Teamkonferenz statt
- Regelungen zur hausinternen Leistungsverrechnung von Aufwand und Erlös sind zu definieren

Mindestanforderungen an Spezialisierte Geriatrische Einheiten

Finanzierung

Abbildung im aG-DRG-System

Die Finanzierung Spezialisierter Geriatrischer Versorgungseinheiten erfolgt über das aG-DRG-System sowie ggf. als Besondere Einrichtung.

Perspektivisch könnte durch die Implementierung von speziell auf die Aufgaben der Spezialisierten Geriatrischen Versorgungseinheiten abgestimmten OPS-Kodes eine zusätzliche Finanzierungsgrundlage geschaffen werden. Dabei müsste die interdisziplinäre Zusammenarbeit der Geriatrie mit der jeweiligen Fachabteilung im Mittelpunkt stehen, sodass durch die neuen OPS-Kodes keine Nachteile für die Kliniken für Geriatrie entstehen können. Das bedeutet, dass die neuen Abrechnungsziffern die bisherigen OPS-Kodes ausschließlich ergänzen und nicht ersetzen dürfen.

3.6 Konzeptansatz nicht-stationäre Versorgung

Bündelung der bestehenden Versorgungsformen: TK, AGR, MGR und ggf. GIA im AGZ

Mit der Einführung der AGZ wird im Bereich der Geriatrie durch die organisatorische und insbesondere medizinisch-fachliche Zusammenführung der bisherigen teilstationären Angebote eine neue Versorgungseinheit geschaffen, wobei gleichzeitig vier bisherige Angebote in dieser neuen Einheit aufgehen.

> Im AGZ werden alle bisherigen teilstationären Versorgungsangebote gebündelt und gehen strukturell, inhaltlich und rechtlich im Ambulanten Geriatrischen Zentrum auf (▶ Abb. 6). Dazu gehören die Tagesklinik an Krankenhäusern sowie Einrichtungen der AGR inkl. der Sonderform mobile geriatrische Rehabilitation (MGR). Ebenso werden Geriatrische Institutsambulanzen in das Ambulante Geriatrische Zentrum integriert.

Die wenigen bestehenden sogenannten Schwerpunktpraxen[7] gehen entweder ebenfalls in dieser neuen Struktur auf, entwickeln sich zu einem AGZ weiter oder genießen Bestandsschutz.

Strukturen grundsätzlich vorhanden Vermeidung von Doppelstrukturen

Integriert bedeutet dabei, dass diese Versorgungseinrichtungen nicht mehr als eigenständige Einheit bzw. als eigenes Rechtssubjekt bestehen bleiben. Stattdessen gibt es nur noch das AGZ als rechtlich-organisatorisch unabhängigen Versorgungsanbieter. Dies ermöglicht, die Leistungen

---

[7] Derzeit sind drei Schwerpunktpraxen, die rechtlich auf einem Vertrag für Integrierte Versorgung beruhen, in Deutschland etabliert.

der verschiedenen Angebote neu zusammenzufügen und ein neues medizinisch-inhaltliches Versorgungsangebot zur Verfügung zu stellen. Somit findet kein paralleler Aufbau von Versorgungsstrukturen statt. Vielmehr wird – mit dem Ziel einer flexibleren und zugleich medizinisch-integrativen Versorgung über die bisherigen Versorgungsangebote hinweg – eine strukturelle und medizinisch-inhaltliche Zusammenführung der bestehenden Versorgungsstrukturen angestrebt. Zudem wird gleichzeitig eine flächendeckende nicht-stationäre Versorgung auf- und ausgebaut.

Der Zugang zu diesen Zentren muss dabei unbürokratisch, d. h. vergleichbar einer Aufnahme in ein Krankenhaus möglich sein, da nur so die positiven Versorgungseffekte erreicht werden können.

wichtig: leichter, d. h. direkter Zugang zu den Leistungen

Gleichzeitig werden von den AGZ Aufgaben übernommen, für die in den aktuell bestehenden Versorgungsstrukturen neue Versorgungseinheiten geschaffen werden müssten. Diese Gefahr der Entwicklung von Doppelstrukturen wird vermieden. So kann zukünftig u. a. auf den flächendeckenden Aufbau von separaten GIA verzichtet werden. Darüber hinaus sollen dem AGZ zukünftig weitere Aufgaben bzw. Funktionen zugeordnet werden. Dies sind unter anderem spezielle präventive Angebote (wie z. B. eine Vorsorgeuntersuchung »Ü75«), temporäre, geriatriespezifische Unterstützung der niedergelassenen Ärzteschaft bei ihrer regelhaften Versorgung der betagten sowie hochbetagten Patientinnen und Patienten sowie die unterstützende Begleitung der geriatriespezifischen Versorgung von Bewohnern von Pflegeheimen und Kurzzeitpflegeeinrichtungen. Zudem ist die Angliederung von weiteren Aufgaben und Institutionen denkbar, wie zum Beispiel die räumliche und fachlich-inhaltliche Angliederung von AGnES-Stützpunkten (AGnES-Konzept: Arzt entlastende, Gemeindenahe, E-Health-gestützte, Systemische Intervention). Dabei sollen keine Aufgaben wahrgenommen werden, die in den Tätigkeitsbereich der niedergelassenen Ärztinnen und Ärzte fallen.

weitere Angebote und Funktionen

Das AGZ hält ein komplettes multiprofessionelles geriatrisches Behandlungsteam vor. Zudem werden bundesweit einheitlich definierte Strukturvorgaben im Sinne der Qualität und Quantität erfüllt.[8]

Um möglichst viele Synergie-Effekte im Bereich der technisch-diagnostischen Infrastruktur nutzen zu können und die Kompetenz des geriatrischen Behandlungsteams möglichst umfassend auszugestalten, ist es sicherlich sinnvoll, AGZs – soweit möglich – an geriatriespezifische stationäre Versorgungsangebote anzugliedern (entweder an die Klinik für Geriatrie oder an eine stationäre geriatrische Rehabilitationsklinik). Liegt jedoch der Versorgungsschwerpunkt im ländlichen bzw. strukturschwachen Raum, so wird es dort vermehrt strukturell und personell eigenständige AGZs geben müssen, wobei eine Kooperation mit einer stationären Geriatrie anzustreben ist.

---

8 Die Strukturvorgaben werden separat beschrieben.

Abb. 6:
Nicht-stationäre geriatrische Versorgung (eigene Darstellung)

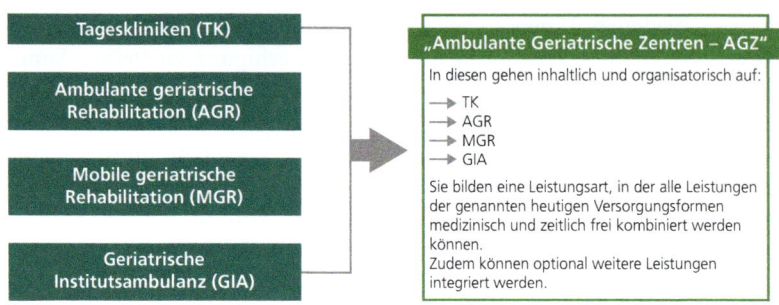

3.7 Ambulante Geriatrische Zentren (AGZ)

Das Ambulante Geriatrische Zentrum nimmt sowohl Kernaufgaben als auch optionale Aufgaben wahr, wobei der konkrete Leistungsumfang länderspezifisch variieren kann.

Kernaufgaben

1. **Unmittelbare Versorgung bisheriger TK/AGR/MGR-Patientinnen und Patienten**

Kernaufgaben: alle bisherigen Aufgaben der TK, AGR, MGR

Im AGZ findet eine unmittelbare ärztliche bzw. therapeutisch-pflegerische Versorgung der Patientinnen und Patienten statt, wie sie bisher in einer der genannten Versorgungsformen erbracht wurde. Das bedeutet, dass alle Leistungen einer Tagesklinik (TK), einer ambulanten geriatrischen Rehabilitation (AGR) oder einer mobilen geriatrischen Rehabilitation (MGR) zukünftig vollumfänglich im AGZ erbracht werden.

Darüber hinaus bringt die freie inhaltliche Kombinierbarkeit der verschiedenen Leistungen einen versorgungspolitischen Mehrwert, sodass viele geriatrische Patientinnen und Patienten hier optimal versorgt werden können. So ist es oftmals sehr sinnvoll, bestehende tagesklinische Therapieeinheiten mit z. B. einer geringen Anzahl an Einheiten mobiler Rehabilitation zu kombinieren und so den Therapieerfolg in die häusliche Umgebung zu transformieren. Die Leistungen des AGZ werden dafür zukünftig nicht mehr sozialrechtlich unterteilt, sodass eine freie »Kombination« des Leistungsspektrums nach dem individuellen Bedarf der Patientinnen und Patienten möglich wird.

2. Qualifizierter Ansprechpartner für niedergelassene Haus- und Fachärztinnen und -ärzte (Geriatrieboard/geriatrische Fallbesprechung)

Diese Aufgabe umfasst die geriatriespezifische Unterstützung des niedergelassenen Mediziners, insbesondere des Hausarztes. Darüber hinaus wird das bisherige Tätigkeitsprofil der GIA abgedeckt.

Der niedergelassene Hausarzt bildet heute wie auch zukünftig die zentrale Basis der Versorgung von betagten bzw. hochbetagten Patientinnen und Patienten. Er begleitet sie zumeist über Jahre hinweg und ist der unmittelbare Ansprechpartner in allen medizinischen Fragen.

Mit der Einführung des geriatrischen Basisassessments hat der Hausarzt die Möglichkeit erhalten, den Status eines entsprechenden Patienten bzw. einer Patientin näher zu erfassen. Gleichwohl fehlt bislang ein geriatriespezifisch qualifizierter Ansprechpartner für die Fälle, bei denen sich aus dem entsprechenden Assessmentergebnis besondere geriatriespezifische Fragestellungen oder Behandlungsbedarfe für die Patientinnen und Patienten ergeben. Hierfür können die AGZ mit ihrem umfassenden multiprofessionellen Behandlungsteam – und der damit vorhandenen, breit aufgestellten geriatriespezifischen Kompetenz sowie einem Geriater bzw. einer Geriaterin als ärztliche Leitung – genutzt werden. Dazu bietet das AGZ ein Geriatrieboard bzw. eine geriatrische Fallbesprechung an.

Die Behandlung im AGZ erfolgt dabei immer nur begleitend und temporär-ergänzend zur hausärztlichen Grundversorgung. Der Hausarzt bleibt somit der »Basisversorger« der geriatrischen Patientinnen und Patienten.

Randnotiz: Ansprechpartner für niedergelassene Ärztinnen und Ärzte

Optionale Aufgaben

Darüber hinaus sollen bzw. können dem AGZ zukünftig weitere Aufgaben bzw. Funktionen zugeordnet werden. Die strukturellen und inhaltlichen Grundvorgaben für die jeweiligen Aufgaben sollen bundesweit einheitlich definiert werden. Den zuständigen Ministerien in den Bundesländern obliegt es anschließend, darüber zu entscheiden, ob die optionalen Aufgaben in den verschiedenen Regionen angeboten werden sollen oder nicht.

Randnotiz: optionale Aufgaben

3. »Spezialisierter Geriatrischer Pflegeheim-Konsildienst« – Stärkung der spezialisierten geriatriespezifischen Versorgung von Bewohnern im Pflegeheim bzw. in Einrichtungen der Kurzzeitpflege

In den beiden genannten Einrichtungsarten bestehen hinsichtlich einer speziell auf geriatriespezifische Fragestellungen ausgerichteten Betreuung erhebliche Versorgungsbedarfe, die heute nur unzureichend abgedeckt werden können. Das AGZ schließt mit Pflegewohnheimen und Einrich-

Randnotiz: ergänzende Pflegeheimversorgung

tungen der Kurzzeitpflege Betreuungsverträge ab, welche die Grundversorgung durch den jeweiligen Haus- bzw. Heimarzt geriatriespezifisch ergänzen. Hierzu wird ein separates Konzept entwickelt, das sowohl spezielle präventive Angebote – im Sinne von »Reha vor und bei Pflege« – z. B. zur Sturzprophylaxe enthält als auch niederschwellige therapeutische Angebote vorsieht. Hierbei wird u. a. der individuelle Rehabilitationsbedarf frühzeitig erkannt und durch entsprechende Angebote vor Ort aufgegriffen. Zudem können Krankenhausaufenthalte vermieden werden.

Die Betreuung umfasst dabei nicht ausschließlich die ärztliche Leistung durch den Geriater, sondern wird – auf Basis eines entsprechenden Konzeptes – durch rehabilitative bzw. präventive Maßnahmen des therapeutischen Behandlungsteams ergänzt werden.

4. Prävention: Angebot von geriatriespezifischen Präventionsmaßnahmen

Prävention für betagte und hochbetagte Personen wird möglich

Für betagte und hochbetagte Patientinnen und Patienten gibt es derzeit nahezu keine geriatriespezifischen Präventionsangebote. Hier kann die Geriatrie wichtige versorgungspolitische Beiträge liefern. Das AGZ mit seinem breit aufgestellten Team ist dazu ideal geeignet und durch seine ambulante Struktur ergibt sich ein niederschwelliger Versorgungsansatz.

AGZ-Ü75

Eine zentrale Präventionsmaßnahme ist dabei die regelhafte Einführung einer AGZ-Ü75-Untersuchung, die frühzeitig eventuell bestehende Defizite insbesondere im ADL-Bereich erfasst bzw. entsprechende Risiken ermittelt. So können rechtzeitig geeignete Gegenmaßnahmen eingeleitet und Krankenhauseinweisungsraten bzw. insbesondere chronische Krankheitsverläufe verringert bzw. gemildert werden.

5. »Demenz-Vorsorge«: Memory-Klinik

Memory-Klinik und Demenzabklärung

Die Abklärung kognitiver Defizite bzw. demenzieller Erkrankungen wird zukünftig noch weiter an Bedeutung gewinnen. Die rein hausärztliche Versorgung gerät bei der tiefergehenden Abklärung und Diagnostik entsprechender Fragestellungen an strukturelle, zeitliche sowie fachliche Grenzen. Hier kann das AGZ zum Beispiel durch die Integration von Memory-Kliniken eine wichtige Basis im Bereich der Patientenversorgung darstellen.

6. Koordinierende Begleitung der geriatriespezifischen Weiterversorgung nach einer stationären Versorgung in einer Geriatrie

Begleitung der Weiterversorgung

Das AGZ ist zukünftig als nachgeschaltete Einheit die zentrale Koordinierungsstelle nach einer stationären Versorgung in einer Geriatrie. Bei Bedarf koordiniert es den Übergang in die geriatriespezifische Weiterbehandlung, die über die Grundversorgung beim Hausarzt hinausgeht. Ziel ist es, den im Rahmen des stationären Aufenthalts erreichten Behandlungserfolg und den Zugewinn an Teilhabe zu festigen und abzusichern.

7. Case- und Care-Management bei geriatrischen Patientinnen und Patienten

Zentrale Aufgabe wird das Case- und Care-Management bei geriatrischen Patientinnen und Patienten sein. Dazu gehört insbesondere die Steuerung der geriatrischen Patientinnen und Patienten jenseits der stationären Aufnahme bzw. das Fallmanagement im Anschluss an einen stationären Aufenthalt (s. o.).

Verzahnung und Casemanagement

Der Hausarzt der geriatrischen Patientinnen und Patienten hat im Rahmen des Einheitlichen Bewertungsmaßstabs (EBM) weder die Zeit für das notwendige Case- und Care-Management noch dafür, sich dauerhaft und umfassend über die vielfältigen Versorgungsoptionen zu informieren. Seine »Kernkompetenz« bezieht sich vielmehr auf die dauerhafte medizinische Begleitung seiner Patentinnen und Patienten. Zudem ist es angesichts des Hausärztemangels versorgungspolitisch kaum zu rechtfertigen, diesen unterversorgten Bereich mit zusätzlichen Case- und Care-Management-Aufgaben zu belasten.

Um diese Aufgabe sachgerecht zu erfüllen, hält das AGZ entweder eigene »Lotsenkräfte« vor oder es kooperiert mit entsprechenden Angeboten (z. B. »Gemeindeschwester Plus« oder »Gesundheitshelfer«).[9]

8. Individuelle Versorgungsplanung/Beratung im Sinne des § 7a SGB XI

Die Pflegeversicherung sieht vor, dass ein »individueller Versorgungsplan mit den im Einzelfall erforderlichen Sozialleistungen und gesundheitsfördernden, präventiven, kurativen, rehabilitativen oder sonstigen medizinischen sowie pflegerischen und sozialen Hilfen« zu erstellen ist. Diese Aufgabe kann sehr gut auf Basis der Kompetenz des multiprofessionellen Teams – insbesondere des Sozialdienstes des AGZ – erfüllt werden, bzw. ist das Team des AGZ der ideale fachliche Partner einer entsprechenden Beratungseinheit. Hier ist z. B. die Verknüpfung mit einem Pflegestützpunkt oder ähnliches denkbar. In diesem Fall ist eine entsprechende Kooperation Teil des Aufgabenspektrums. Zudem sieht § 7a SGB XI eine »individuelle Beratung und Hilfestellung durch einen Pflegeberater oder eine Pflegeberaterin« vor. Auch diese Aufgabe kann vom AGZ praktisch

Versorgungskoordination

---

9 Der Bundesverband Geriatrie hat sich in den Jahren 2019 bis 2021 an dem Innovationsprojekt »TIGER – Transsektorales Interventionsprogramm zur Verbesserung der Geriatrischen Versorgung« in Regensburg beteiligt. Die dort gemachten positiven Erfahrungen können an dieser Stelle in den Versorgungsalltag etabliert werden.

9. AGZ als Stützpunkt für Versorgungsassistenz-Modelle und temporäre Arztangebote

AGnES und temporäre KV-Angebote

Das AGZ kann organisatorischer Kern für eine Versorgungseinheit sein, die dem zunehmenden Ärztemangel im ländlichen Raum begegnet, z. B. ein Stützpunkt für »VERAHs (Versorgungsassistent/in in der Hausarztpraxis)« oder AGnES-Versorgungsassistenzen. Eine solche räumliche und fachlich-inhaltliche Angliederung von z. B. AGnES-Stützpunkten kann viele Synergieeffekte nutzen.

Zudem sind Kombinationen mit Kassenärztliche Vereinigung (KV)-Modellen denkbar: Das AGZ im ländlichen Raum bietet Behandlungsräume für temporäre Arztangebote an. Für dieses Aufgabenmodul muss gegebenenfalls ein eigenständiges Rahmenkonzept erstellt werden, das an die individuelle Situation in der Region des AGZ (z. B. Ballungsgebiet oder ländlicher Raum) angepasst werden muss.

10. AGZ als Basis für neue Versorgungseinheit im ländlichen Raum

neue Versorgungskonzepte für den ländlichen Raum

Zukünftig wird es kaum möglich sein, in allen bevölkerungs- und strukturschwachen Regionen eine wohnortnahe, vollumfängliche Krankenhaus- und Notfallversorgung vorzuhalten. Um die Grundversorgung der Bevölkerung dennoch sicherzustellen, bedarf es neuer Versorgungsangebote.

In anderen Ländern (wie zum Beispiel den USA) gibt es u. a. bettenführende Einheiten, die versorgungspolitisch zwischen Krankenhaus und Kurzzeitpflege angesiedelt sind (»Nurse-Hospital« und ähnliche Betteneinheiten). Erste Modellprojekte für vergleichbare Versorgungseinheiten gibt es bereits auch in Deutschland (zum Beispiel im Raum Konstanz).

In den angesprochenen Regionen könnte ein AGZ eine ideale medizinisch-strukturelle Basis sein, um eine entsprechende Versorgungseinheit anzudocken. Damit würde zugleich eine geriatriespezifische Versorgung in diesen strukturschwachen Regionen sichergestellt.

Mindestanforderungen

Mindestanforderungen an Ambulante Geriatrische Zentren

- entweder organisatorisch eigenständige geriatrische Versorgungseinheit in der Regel am Standort einer Klinik für Geriatrie bzw. einer stationären geriatrischen Rehabilitationsklinik
- oder schriftlich fixierte Kooperationen mit einer Klinik für Geriatrie bzw. einer stationären geriatrischen Rehabilitationsklinik

- der/die ärztliche Leiter/in des AGZ führt die Zusatz-, Schwerpunkt- oder Facharztbezeichnung im Bereich Geriatrie
- das AGZ verfügt über ein multiprofessionelles Team, bestehend aus besonders geschulten Pflegekräften für aktivierend-therapeutische Pflege sowie aus den Bereichen Physiotherapie/Physikalische Therapie, Ergotherapie, Logopädie/fazioorale Therapie, Psychologie/Neuropsychologie, Sozialdienst
- die Personalkennzahlen des Bundesverbandes Geriatrie in der jeweils aktuellen Fassung sind zu erfüllen
- es wird ein Qualitätssiegel Geriatrie oder ein vergleichbares Zertifikat geführt

Bedarfsplanung

Der Zugang zu einer geriatriespezifischen nicht-vollstationären Versorgung in einem AGZ muss bundesweit flächendeckend gesichert sein, um die sozialrechtlich verbrieften Rechte der Patientinnen und Patienten auf eine abgestufte geriatriespezifische Versorgung erfüllen zu können.

> Der jeweilige geografische Einzugsbereich eines AGZ wird stark vom Gepräge des Sozialraums abhängen bzw. die jeweilige Bevölkerungsdichte widerspiegeln. Grundsätzlich ist mindestens ein AGZ innerhalb eines Fahrtzeitradius von 45 Minuten vorzusehen.

45 Minuten Fahrtzeitradius

Ein AGZ sollte i. d. R. an eine stationäre Geriatrie (Klinik für Geriatrie oder geriatrische Rehabilitationsklinik) angegliedert sein. Für Regionen, in denen eine solche unmittelbare räumliche Nähe nicht gegeben ist bzw. als nicht sinnvoll erscheint, muss eine Kooperation mit einer stationären Geriatrie bestehen (»Satelliten-AGZ«).

Vor dem Hintergrund des Fahrtzeitradius und bei 106 kreisfreien Städten sowie 294 Landkreisen ist von einem Bedarf von ca. 350-450 AGZs auszugehen. Auf die Angabe einer Bezugszahl auf die Bevölkerung über 70 Jahre wird – zumindest vorerst – verzichtet. Es ist das erklärte politische Ziel, den Grundsatz »ambulant vor stationär« in den nächsten Jahren deutlicher als bisher umzusetzen. Die sich daraus ergebende Dynamik in diesem Bereich ist derzeit nicht abschätzbar.

350 bis 450 Ambulante Geriatrische Zentren

Hinsichtlich bestehender nicht-vollstationärer Versorgungsstrukturen dürften keine oder nur sehr wenige rechtliche Umwidmungen notwendig werden, da die bisherigen Aufgaben der einzelnen Versorgungseinrichtungen vollumfänglich im AGZ weitergeführt werden. Die bestehenden Versorgungsstrukturen bilden damit eine gute Ausgangsbasis für den zukünftigen bedarfsgerechten Ausbau des Versorgungsangebotes.

Wichtig ist, dass der Zugang zu den Leistungen des AGZ niederschwellig ausgestaltet ist, d. h. ohne ein vorgeschaltetes Antragsverfahren, da nur so die positiven Versorgungseffekte erreicht werden können.

niederschwelliger Zugang ohne Antragsverfahren

Finanzierung

Politik muss neue Finanzierungsmöglichkeiten eröffnen – Beispiele als »Blaupause« sind vorhanden

Die Schnittstellenproblematik der nicht-vollstationären geriatrischen Versorgung zwischen den Versorgungsbereichen teilstationär und ambulant führt häufig dazu, dass geriatrische Patientinnen und Patienten nicht optimal versorgt werden. In der Folge werden Behandlungspfade unterbrochen und wertvolle Finanzmittel verschwendet.

> Daher müssen gesetzgeberische Maßnahmen ergriffen werden, um diese Schnittstellenproblematik sowohl strukturell als auch finanziell zu überwinden.

Durch den analogen Rückgriff auf das Instrument der Spezialisierten Ambulanten Palliativversorgung (SAPV) gemäß § 132d SGB V könnte auf eine im deutschen Gesundheitssystem bestehende Finanzierungsbasis zurückgegriffen und so ein Sonderweg vermieden werden:

SAPV als mögliches »Vorbild« für neue nicht-stationäre Gesamtleistung

Analog zur SAPV gemäß § 37b SGB V sollte für geriatrische Patientinnen und Patienten zunächst ein Leistungsanspruch auf Versorgung in einem Ambulanten Geriatrischen Zentrum eingeführt werden. Er bildet perspektivisch die Planungs- und Finanzierungsgrundlage der nicht-stationären geriatrischen Versorgung. Dafür müssen die heute bestehenden Versorgungsansprüche (TK, AGR, MGR, GIA – vorbehaltlich der erforderlichen KV-Ermächtigung) zu einer neuen nicht-vollstationären geriatrischen Gesamtleistung zusammengefasst werden. Die Gesamtleistung des Ambulanten Geriatrischen Zentrums sollte dabei neben den ärztlichen, pflegerischen und therapeutischen Leistungen insbesondere eine patientenindividuelle Kombinationsmöglichkeit der teilstationären, ambulanten und mobilen Rehabilitationsangebote beinhalten. Durch Verankerung dieses Gesamtleistungsanspruchs kann den individuellen Bedürfnissen geriatrischer Patientinnen und Patienten zukünftig Rechnung getragen werden, da eine individuelle Anpassung der nicht-vollstationären Versorgung an den Einzelfall ermöglicht wird.

Leistungsanspruch definieren

Die Leistung in einem Ambulanten Geriatrischen Zentrum sollte rehabilitativ ausgerichtet sein. Zusätzlich sollte sie regelhaft bei Bedarf auch die akutmedizinische Diagnostik bzw. Behandlung im Sinne des Leistungsangebots der heutigen akutmedizinischen Tageskliniken bzw. Geriatrischen Institutsambulanzen umfassen. Darüber hinausgehende vertragsärztliche sowie akutmedizinische und rehabilitative stationäre Maßnahmen sind vom Leistungsanspruch nicht zu umfassen, sondern weiterhin ergänzend durch Vertragsärztinnen und -ärzte, Kliniken für Geriatrie und geriatrische Rehabilitationskliniken zu erbringen. Der Anspruch auf Versorgung in einem Ambulanten Geriatrischen Zentrum sollte geriatrischen Patientinnen und Patienten zustehen, die heute in einer Tagesklinik oder einer ambulanten bzw. mobilen geriatrischen Rehabilitationseinrichtung versorgt werden bzw. deren Versorgungsbedarf auf eine der optional denkbaren Leistungen gerichtet ist. Wie heute sollte die Versorgung in einem Ambulanten Geriatrischen Zentrum durch Vertragsärztinnen und -ärzte sowie Ärztinnen und Ärzte in Krankenhäusern und Rehabilitationseinrichtungen verordnet werden können. Damit wird gewährleistet, dass ohne zeitlichen Verzug im Anschluss an eine stationäre akutmedizinische oder rehabilitative Behandlung die nicht-vollstationäre Behandlung im Ambulanten Geriatrischen Zentrum fortgesetzt werden kann.

Aufbauend auf diesem Leistungsanspruch kann den Vertragsparteien analog dem § 132d SGB V die Möglichkeit eingeräumt werden, Versorgungs- und Vergütungsverträge zur Erbringung von Leistungen in einem Ambulanten Geriatrischen Zentrum zu vereinbaren. Dessen Leistungen gehen dabei explizit über die bisherigen nicht-stationären geriatriespezifischen Leistungsarten und -umfänge hinaus, weshalb es sich um eine neue kombinierte Gesamtleistung handelt. Demzufolge wären die bestehenden Vergütungssysteme nicht um Kosten für die Versorgung in einem Ambulanten Geriatrischen Zentrum zu bereinigen. Vielmehr würden die bisherigen nicht-stationären Finanzmittel (TK, AGR, MGR, GIA) im Budget der Ambulanten Geriatrischen Zentren aufgehen. Analog zu § 132d SGB V könnte der Spitzenverband Bund der Krankenkassen aufgefordert werden, gemeinsam mit den maßgeblichen geriatriespezifischen Spitzenorganisationen die wesentlichen Elemente der neuen Gesamtvergütung festzulegen.

Verhandlungsmöglichkeiten eröffnen

Zur Vergütung von Leistungen eines Ambulanten Geriatrischen Zentrums könnten Tagessätze vereinbart werden, die auch heute bereits die Finanzierungsgrundlage für die genannten Leistungen der TK, der AGR bzw. der MGR darstellen. Für die Tätigkeit im Rahmen des Geriatrie-Boards bzw. der geriatrischen Fallbesprechung ist eine Vergütung entsprechend der heutigen GIA denkbar. Perspektivisch könnte über diese Finanzierungsgrundlage die Einführung von Patienten- bzw. Versorgungsbudgets angestrebt werden, womit der unmittelbare Bezug zum individuellen Versorgungsbedarf der Patientin bzw. des Patienten hergestellt werden kann.

Im Ergebnis können durch einen Rückgriff auf das Instrument der Spezialisierten Ambulanten Palliativversorgung zusätzliche Handlungsmöglichkeiten eröffnet werden, um sachgerechte Vergütungsregelungen für die nicht-vollstationäre Versorgung geriatrischer Patientinnen und Patienten zu ermöglichen. Gleichzeitig wird durch diese gezielte Maßnahme zur sachgerechten und auskömmlichen Weiterentwicklung der Finanzierung des nicht-vollstationären Bereichs die flächendeckende und demografiegerechte Versorgung geriatrischer Patientinnen und Patienten gesichert werden.

4 Aktuelle geriatrische Versorgungsstrukturen in Deutschland

4.1 Vorbemerkung zur Datengrundlage

Primäre Grundlage für die Darstellungen und Analysen zur Entwicklung der Versorgungsstrukturen und der Leistungsentwicklung sind die offiziellen Datenquellen des Statistischen Bundesamtes im »Verzeichnis der Krankenhäuser und Vorsorge- oder Rehabilitationseinrichtungen in Deutschland« (Stand 31.12.2019). Erneut waren zu einer sachrichtigen Darstellung der Versorgungsstrukturen umfassende Datenkorrekturen sowie Ergänzungen hinsichtlich der in den amtlichen Statistiken geführten Einrichtungen und Kapazitäten und den tatsächlich verfügbaren Strukturen durch den Bundesverband Geriatrie notwendig. Diese werden in den nachfolgenden Tabellen und Grafiken jeweils kenntlich gemacht.

Diese Korrekturen waren für die Strukturdaten aller Bundesländer notwendig. Hierzu wurden die verschiedenen verfügbaren Daten zusammengeführt (Destatis, Befragung aller Mitgliedseinrichtungen des Bundesverbandes Geriatrie, Daten zur Beitragsberechnung des Bundesverbandes Geriatrie). Da kein offizielles »Gesamtverzeichnis« aller geriatrischen Einrichtungen in Deutschland existiert und der Begriff »Geriatrie« keinem gesetzlichen Schutz unterliegt, kann – systemimmanent – nie eine abschließende Erfassung erfolgen. Gleichwohl kann aufgrund der breiten Datenerfassung von einer bestmöglichen Abbildung der geriatrischen Versorgungssituation ausgegangen werden.

Die retrospektive Vervollständigung der Leistungsdaten (Fallzahlen, Belegungstage etc.) des Beobachtungszeitraums 2013 bis 2019 ist jedoch auch für den Bundesverband Geriatrie nicht möglich, sodass für diesbezügliche Auswertungen zur Wahrung der Vergleichbarkeit auf die z. T. unvollständigen, d. h. in der Regel zu niedrigen, offiziellen Daten zurückgegriffen werden musste. Bei der Interpretation der Ergebnisse ist dies stets einschränkend zu berücksichtigen.

Methodik der Strukturdatenerhebung

mehrstufige Datenerhebung

Für eine valide Darstellung der geriatrischen Versorgungssituation im Status Quo wurde eine umfassende Befragung der ordentlichen Mitglieder des Bundesverbandes Geriatrie durchgeführt. Ziel war es, die öffentlich verfügbaren Daten zu vorhandenen Kapazitäten in der Geriatrie (Destatis) zu überprüfen, zu ergänzen, zu korrigieren oder zu bestätigen. Die Mitglieder der geriatriespezifischen Krankenhaus- und Rehabilitationsversorgung wurden mithilfe eines Fragebogens hinsichtlich der vorhandenen und belegbaren geriatrischen Bettenkapazität zu den Stichtagen 31.12.2019 sowie 31.12.2020 befragt. Krankenhäuser konnten neben stationären Betten auch tagesklinische Kapazitäten angeben. Rehabilitationseinrichtungen waren hingegen gebeten, neben stationären Kapazitäten auch Plätze in der ambulanten und der mobilen geriatrischen Rehabilitation auszuweisen. Im Sinne der Lesefreundlichkeit wird im Folgenden der Begriff »Bett« sowohl für die stationären Kapazitäten im Krankenhaus- als auch im Rehabilitationssektor verwendet. Der Begriff »Platz« wird für tagesklinische oder ambulante Kapazitäten verwendet.

Darüber hinaus wurde je Landkreis ein Mitglied des Verbandes ausgewählt, welches zusätzlich gebeten wurde, über Freifelder Angaben zu geriatriespezifischen Betten anderer Einrichtungen im Stadt- bzw. Landkreis zu machen. Ziel war es, hierdurch möglichst alle Geriatrien in Deutschland zu erfassen. Nicht oder unvollständig ausgefüllte Fragebögen wurden durch die Angaben der Planbetten aus internen Daten des Bundesverbandes Geriatrie ergänzt. Die Angaben der Mitglieder bestätigen, ergänzen oder korrigieren die beim Statistischen Bundesamt geführten Einrichtungen bzw. geriatrischen Bettenkapazitäten zum Stichtag 31.12.2019.

Zusammengefasst wurden die öffentlich verfügbaren Daten des Statistischen Bundesamtes (Stichtag 31.12.2019) somit mit folgenden Datenquellen geprüft, ergänzt, korrigiert bzw. bestätigt:

Stichtag 31.12.2019

Angaben zu tatsächlich vorhandenen und belegbaren Kapazitäten durch einen Fragebogen eines ordentlichen Mitgliedes:

- Angabe zu eigenen Kapazitäten des Mitgliedes oder
- zu einer anderen Einrichtung
- interne Daten des Bundesverbandes Geriatrie (Planbetten)

Die Auswertung der geriatrischen Kapazitätsangaben erfolgte nach der in Abbildung 7 dargestellten Priorisierung (▶ Abb. 7).

Von den insgesamt 378 befragten Mitgliedern des Bundesverbandes Geriatrie haben 223 Mitglieder vollständige Angaben zu ihren einrichtungseigenen Bettenkapazitäten gemacht (59 %).

Nachfolgend ist dargestellt, welche Datengrundlagen die in den folgenden Kapiteln dargestellten Ergebnisse der Strukturbefragung zum Stichtag 31.12.2019 enthalten (▶ Tab. 1).

Abb. 7:
Priorisierung der stationären Kapazitäten-Auswertung (eigene Darstellung)

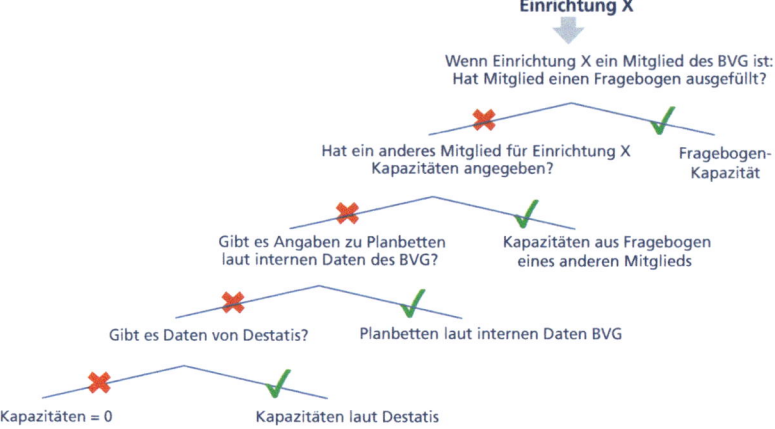

Tab. 1:
Anzahl Datenquellen stationäre und tagesklinische Kapazitäten 2019 je Kategorie (eigene Darstellung)

Datenquellen	Kliniken für Geriatrie	Geriatrische Rehabilitationskliniken
Erhebung BVG	365	107
Destatis	114	65
Gesamt	479	172

Vorbemerkung: Datengrundlage und Datenqualität öffentlich zugänglicher Statistiken

Angaben standen für das Jahr 2019 zur Verfügung

Wie bereits zuvor beschrieben, ist das Ziel des Weißbuchs Geriatrie unter anderem die Erhebung des Status quo geriatriespezifischer Versorgungsstrukturen in Deutschland. Hierfür sollen die öffentlich verfügbaren kleinräumigen Daten zu den vorhandenen Kapazitäten in der Geriatrie (Destatis) mittels Erhebung des Bundesverbandes Geriatrie überprüft, ergänzt, korrigiert bzw. bestätigt werden. Auf kleinräumiger Ebene ist für den Krankenhaus- und Rehabilitationssektor jeweils eine öffentliche Quelle von Destatis verfügbar, die die geriatrischen Einrichtungen in Deutschland inkl. ihrer Bettenkapazitäten einzeln aufführt: Das Verzeichnis der Krankenhäuser (Krankenhausverzeichnis) und das Verzeichnis der Vorsorge- oder Rehabilitationseinrichtungen (Rehaverzeichnis). Diese Verzeichnisse werden jährlich veröffentlicht, aktuellstes Datenjahr ist 2019.

Im Folgenden wird neben der kleinräumigen Untersuchung und Validierung der vorhandenen regionalen Bettenkapazitäten auch die Entwicklung des geriatrischen Krankenhaus- und Rehabilitationssektors anhand weiterer Leistungskennzahlen, wie den Fallzahlen, Verweildauern und Auslastungsgraden im zeitlichen Verlauf, untersucht und dargestellt. Die Krankenhaus- und Rehaverzeichnisse enthalten diese Leistungskennzahlen nicht, weshalb sich der ebenfalls jährlich durch Destatis veröffentlichten Statistiken »KR-1« und »VR-1« bedient wird. Diese sind nur auf Bundeslandebene verfügbar und eignen sich somit nicht für die kleinräumigen Analysen der Versorgungsstrukturen.

> Leider kommt es zwischen den einzelnen Statistiken zu Dateninkonsistenzen, weshalb sich zwar die Entwicklungen und Trends im Zeitverlauf darstellen lassen, aber eine Differenz in den aufgestellten Betten auf Basis der Krankenhaus- und Rehaverzeichnisse gegenüber den KR-1- bzw. VR-1-Statistiken entsteht (▶ Tab. 2).

offizielle Daten z. T. nicht einheitlich

Aufgestellte geriatrische Betten in Deutschland 2019 je Sektor und Destatis-Quelle	Quelle Destatis 2019		Differenz
	Krankenhaus-/Rehaverzeichnis	KR-1/VR-1-Statistiken	
Kliniken für Geriatrie	19.137	18.101	– 1.036
Geriatrische Rehabilitationskliniken	8.176	8.364	+ 188

Tab. 2: Darstellung der Dateninkonsistenzen zwischen verschiedenen Destatis-Veröffentlichungen (Quelle: Verzeichnis der Krankenhäuser und Vorsorge- oder Rehabilitationseinrichtungen 2019, Destatis KR-1- und VR-1-Statistiken 2019)

4.2 Geriatrie im Krankenhaus – Versorgungsstrukturen und deren Inanspruchnahme

Das Statistische Bundesamt führt für das Jahr 2019 insgesamt 358 Krankenhäuser mit geriatrischen Abteilungen und einer Gesamtkapazität von 19.137 Krankenhausbetten. Im Vergleich zu den ergänzenden Daten, welche sich aus der Strukturdatenerhebung des Bundesverbandes Geriatrie ergeben, zeigt sich eine deutliche Differenz. Die Ergebnisse sind der folgenden Tabelle zu entnehmen (▶ Tab. 3). Die Darstellung kann allerdings keinen Anspruch auf Vollständigkeit erheben, da auch der Bundesverband Geriatrie nicht alle Einrichtungen mit geriatrischen Fachabteilungen überblicken kann und nicht alle Einrichtungen Mitglied des Bundesverbandes sind.

Die nachfolgende Darstellung der Entwicklung der wesentlichen Parameter zur Struktur- und Leistungsentwicklung der Geriatrie im Krankenhaus (▶ Abb. 8) bezieht sich auf die Daten von Destatis (KR-1-Statistik). Vor dem Hintergrund der unterschiedlichen Statistiken und Erhebungsjahre ist auch die Diskrepanz hinsichtlich der Anzahl der Einrichtungen (358 vs. 479) und der Bettenkapazitäten (19.137 vs. 23.297) zu sehen.

Tab. 3: Übersicht der Krankenhäuser mit geriatrischen Fachabteilungen in Deutschland (Quelle: Verzeichnis der Krankenhäuser und Vorsorge- oder Rehabilitationseinrichtungen 2019, Destatis 2019, Datenerhebung durch Bundesverband Geriatrie)

Kliniken für Geriatrie	Anzahl Einrichtungen		Anzahl Betten	
	Destatis	Erhebung BVG	Destatis	Erhebung BVG
Bundesländer	2019	2019	2019	2019
Baden-Württemberg	13	30	463	923
Bayern	70	78	1.949	2.181
Berlin	23	24	1.783	1.982
Brandenburg	21	24	1.194	1.449
Bremen	4	4	350	308
Hamburg	12	12	1.190	1.236
Hessen	35	39	2.222	2.342
Mecklenburg-Vorpommern	2	4	46	110
Niedersachsen	15	40	594	1.242
Nordrhein-Westfalen	94	115	5.553	6.446
Rheinland-Pfalz	14	25	591	900
Saarland	6	6	271	260
Sachsen	8	22	327	792
Sachsen-Anhalt	13	20	687	828
Schleswig-Holstein	19	20	1.237	1.431
Thüringen	9	13	680	868
Summe	358	476	19.137	23.297

neue Zuordnungssystematik: Datenvergleich mit den Vorjahren nicht möglich

Aufgrund einer veränderten Zuordnungssystematik in der verwendeten Statistik ab dem Jahr 2018 ist ein Datenvergleich mit den Vorjahren nicht möglich. Die Veränderungsraten werden daher für den Zeitraum 2013 bis 2017 und für die Jahre 2018 bis 2019 separat betrachtet. Dies gilt auch für die folgenden Abbildungen und Analysen.

Korrespondierend zur mehr als deutlichen Zunahme der Fachabteilungen (Veränderung 2013 bis 2017 um + 30 %; Veränderung 2018 bis 2019 um + 4 %) haben sich Fallzahlen (+ 27 % und + 2 %) und Belegungstage (+ 24 % und + 3 %) entwickelt. Während die durchschnittliche Verweildauer bundesweit zwischen 2013 und 2017 leicht rückläufig ist (- 3 %), ist sie in den darauffolgenden Jahren 2018 bis 2019 um 2 % gestiegen. Im gesamten Beobachtungszeitraum ist die Auslastung der Bettenkapazitäten leicht rückläufig und lag 2019 bei rund 87 %. Dieser Wert liegt leicht unter dem krankenhausplanerisch festgelegten Vollauslastungsgrad von 90 %, begründet aber dennoch den Bedarf an geriatrischen Kapazitäten in Krankenhäusern.

Auslastung der Bettenkapazitäten nahe der Vollauslastung

4.2 Geriatrie im Krankenhaus

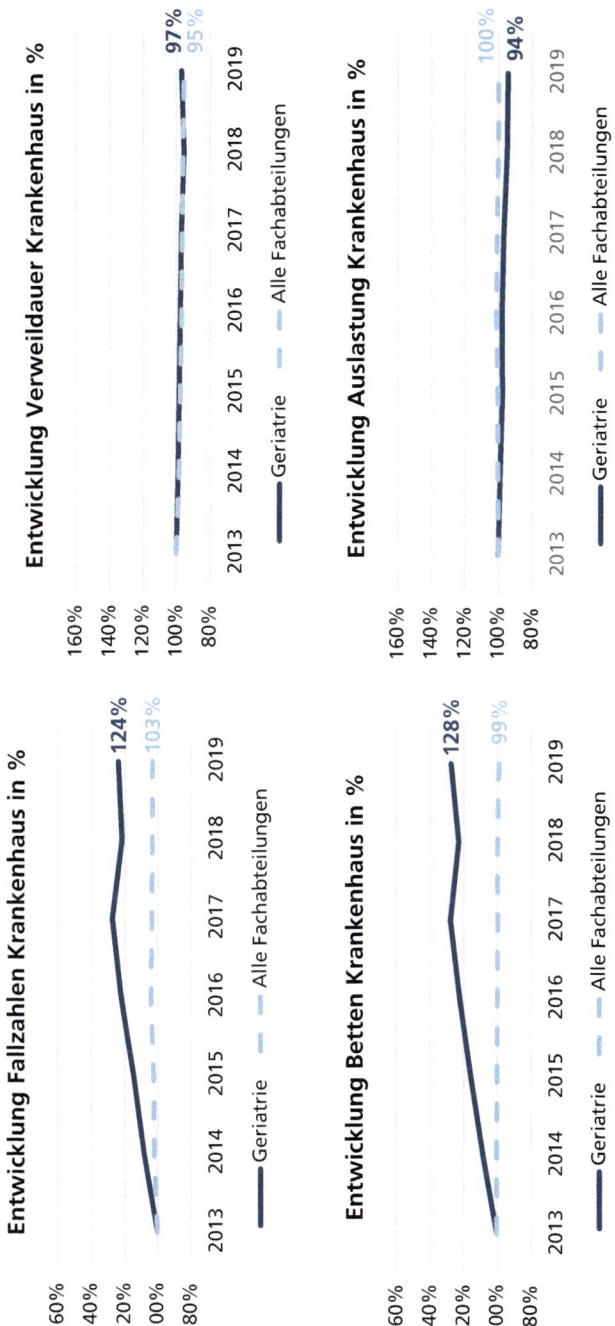

Abb. 8:
Entwicklung der Geriatrie im Krankenhaus 2013–2019 (Quelle: Destatis KR-1 Statistik 2013–2019)
Anmerkung: Veränderte Zuordnungssystematik durch Destatis ab dem Jahr 2018, keine direkte Datenvergleichbarkeit zu den Vorjahren möglich.

▶ Tabelle 4 ermöglicht einen detaillierteren Vergleich der Entwicklung von Fallzahlen, der Krankenhaushäufigkeit und der Bettenkapazitäten in der Geriatrie zu den anderen Fachgebieten im Krankenhaus.

4 Aktuelle geriatrische Versorgungsstrukturen in Deutschland

Tab. 4: Entwicklung von Fallzahlen, Krankenhaushäufigkeit und Bettenkapazitäten in den somatischen Fachdisziplinen im Krankenhaus 2013–2019 (Quelle: Destatis KR-1 Statistik)

	Krankenhaushäufigkeit (Anteil Fälle an Gesamtbevölkerung)				Veränd. '13 bis '17		Veränd. '18 bis '19	
	2013	2017	2018	2019	abs.	in %	abs.	in %
Augenheilkunde	0,43 %	0,44 %	0,44 %	0,43 %	0,01 %	1,42 %	– 0,00 %	– 0,5 %
Chirurgie (ohne Unfallchirurgie)	3,96 %	3,95 %	3,89 %	3,84 %	– 0,01 %	– 0,21 %	– 0,05 %	– 1,2 %
CH – Herz-/Thoraxchirurgie	0,16 %	0,17 %	0,22 %	0,24 %	0,01 %	4,39 %	+ 0,02 %	+ 9,4 %
CH – Kinderchirurgie	0,15 %	0,15 %	0,15 %	0,15 %	0,01 %	3,80 %	– 0,00 %	– 3,1 %
CH – MKG	0,13 %	0,14 %	0,14 %	0,14 %	0,01 %	4,71 %	– 0,00 %	– 1,0 %
CH – Orthopädie/Unfallchirurgie	2,30 %	2,39 %	2,09 %	2,10 %	0,09 %	3,85 %	+ 0,00 %	+ 0,2 %
CH – Plastische	0,10 %	0,10 %	0,10 %	0,11 %	0,01 %	7,45 %	+ 0,00 %	+ 4,8 %
Dermatologie	0,26 %	0,28 %	0,29 %	0,29 %	0,02 %	9,03 %	+ 0,00 %	+ 0,3 %
Frauenheilkunde und Geburtshilfe	2,05 %	2,12 %	1,93 %	1,86 %	0,07 %	3,31 %	– 0,07 %	– 3,5 %
Hals-Nasen-Ohrenheilkunde	0,73 %	0,70 %	0,69 %	0,68 %	– 0,03 %	– 3,86 %	– 0,01 %	– 2,0 %
Innere Medizin	8,99 %	9,30 %	7,23 %	7,08 %	0,31 %	3,49 %	– 0,15 %	– 2,0 %
Geriatrie	0,37 %	0,47 %	0,45 %	0,45 %	0,10 %	26,79 %	+ 0,00 %	+ 0,2 %
Kinderheilkunde	1,20 %	1,22 %	n.a.	n.a.	0,02 %	1,42 %	n.a.	n.a.
Neurochirurgie	0,29 %	0,31 %	0,31 %	0,31 %	0,02 %	5,77 %	– 0,00 %	– 0,2 %

4.2 Geriatrie im Krankenhaus

Tab. 4: Entwicklung von Fallzahlen, Krankenhaushäufigkeit und Bettenkapazitäten in den somatischen Fachdisziplinen im Krankenhaus 2013–2019 (Quelle: Destatis KR-1 Statistik) – Fortsetzung

	Krankenhaushäufigkeit (Anteil Fälle an Gesamtbevölkerung)				Veränd. '13 bis '17		Veränd. '18 bis '19	
	2013	2017	2018	2019	abs.	in %	abs.	in %
Neurologie	1,16 %	1,30 %	1,32 %	1,31 %	0,14 %	12,30 %	−0,01 %	−0,6 %
Nuklearmedizin	0,05 %	0,05 %	0,05 %	0,04 %	−0,01 %	−9,55 %	−0,00 %	−4,1 %
Strahlentherapie	0,10 %	0,09 %	0,09 %	0,09 %	0,00 %	−3,87 %	−0,00 %	−4,7 %
Urologie	0,96 %	1,02 %	1,04 %	1,07 %	0,07 %	7,07 %	+0,02 %	+2,0 %
Sonstige Fachbereiche/Allgemeinbetten	0,26 %	0,31 %	0,32 %	0,32 %	0,05 %	20,40 %	+0,00 %	+0,6 %
KiJu-Psychiatrie/-therapie	0,07 %	0,08 %	0,07 %	0,07 %	0,01 %	9,85 %	−0,00 %	−2,1 %
Psychiatrie und Psychotherapie	1,02 %	1,00 %	0,99 %	0,96 %	−0,03 %	−2,58 %	−0,03 %	−3,3 %
Psychotherapeutische Medizin	0,10 %	0,11 %	0,11 %	0,11 %	0,01 %	10,31 %	−0,00 %	−0,9 %
Fachabt. Gesamt *	**23,08 %**	**23,78 %**	**23,68 %**	**23,34 %**	**0,69 %**	**3,01 %**	**−0,35 %**	**−1,5 %**

Tab. 4:
Entwicklung von Fallzahlen, Krankenhaushäufigkeit und Bettenkapazitäten in den somatischen Fachdisziplinen im Krankenhaus 2013–2019 (Quelle: Destatis KR-1 Statistik) – Fortsetzung

Betten	2013	2017	2018	2019	Veränd. '13 bis '17 abs.	in %	Veränd. '18 bis '19 abs.	in %
Augenheilkunde	4.666	4.416	4.350	4.219	– 250	– 5,4 %	– 131	– 3,0 %
Chirurgie (ohne Unfallchirurgie)	79.755	75.183	70.065	67.902	– 4.572	– 5,7 %	– 2.163	– 3,1 %
CH – Herz-/Thoraxchirurgie	4.827	5.171	6.221	6.160	+ 344	+ 7,1 %	– 61	– 1,0 %
CH – Kinderchirurgie	1.842	1.740	1.675	1.592	– 102	– 5,5 %	– 83	– 5,0 %
CH – MKG	2.161	2.091	2.076	2.041	– 70	– 3,2 %	– 35	– 1,7 %
CH – Orthopädie/Unfallchirurgie	48.289	46.763	41.152	40.381	– 1.526	– 3,2 %	– 771	– 1,9 %
CH – Plastische	1.954	1.969	1.878	1.936	+ 15	+ 0,8 %	+ 58	+ 3,1 %
Dermatologie	4.711	4.663	4.652	4.575	– 48	– 1,0 %	– 77	– 1,7 %
Frauenheilkunde und Geburtshilfe	32.226	29.055	25.846	25.039	– 3.171	– 9,8 %	– 807	– 3,1 %
Hals-Nasen-Ohrenheilkunde	10.456	9.418	9.056	8.672	– 1.038	– 9,9 %	– 384	– 4,2 %
Innere Medizin	152.692	150.202	114.692	111.481	– 2.490	– 1,6 %	– 3.211	– 2,8 %
Geriatrie	14.182	18.121	17.414	18.101	+ 3.939	+ 27,8 %	+ 687	+ 3,9 %
Kinderheilkunde	18.979	18.591	n.a.	n.a.	– 388	– 2,0 %	n.a.	n.a.
Neurochirurgie	7.106	6.988	6.771	6.642	– 118	– 1,7 %	– 129	– 1,9 %
Neurologie	23.922	26.326	26.039	26.716	+ 2.404	+ 10,0 %	+ 677	+ 2,6 %

4.2 Geriatrie im Krankenhaus

	Betten				Veränd. '13 bis '17		Veränd. '18 bis '19	
	2013	2017	2018	2019	abs.	in %	abs.	in %
Nuklearmedizin	877	799	754	724	−78	−8,9 %	−30	−4,0 %
Strahlentherapie	2.997	2.791	2.582	2.489	−206	−6,9 %	−93	−3,6 %
Urologie	14.682	14.348	14.055	14.036	−334	−2,3 %	−19	−0,1 %
Sonstige Fachbereiche/Allgemeinbetten	4.294	4.603	6.931	6.481	+309	+7,2 %	−450	−6,5 %
KiJu-Psychiatrie/-therapie	5.941	6.311	6.554	6.696	+370	+6,2 %	+142	+2,2 %
Psychiatrie und Psychotherapie	54.433	56.223	56.617	57.269	+1.790	+3,3 %	+652	+1,2 %
Psychotherapeutische Medizin	9.679	11.410	12.025	12.394	+1.731	+17,9 %	+369	+3,1 %
Fachabt. Gesamt *	**500.671**	**497.182**	**498.192**	**494.326**	**−3.489**	**−0,7 %**	**−3.866**	**−0,8 %**

*Bei der Fallzählung über alle Fachabteilungen werden die Fälle nur einmal gezählt, auch wenn der Patient/die Patientin in mehreren Fachabteilungen aufgenommen wurde (interne Verlegungen). Daher entsprechen die Fälle »Fachabt. Gesamt« nicht der Summe der Einzelwerte.

Tab. 4:
Entwicklung von Fallzahlen, Krankenhaushäufigkeit und Bettenkapazitäten in den somatischen Fachdisziplinen im Krankenhaus 2013–2019 (Quelle: Destatis KR-1 Statistik) – Fortsetzung

4 Aktuelle geriatrische Versorgungsstrukturen in Deutschland

Entwicklung in der Geriatrie unterscheidet sich deutlich von somatischen Fachdisziplinen

> Sowohl die Inanspruchnahme als auch die bereitstehenden Versorgungskapazitäten in der Geriatrie sind in den vergangenen Jahren bedeutend gestiegen. Die Entwicklung von Fallzahl, Krankenhaushäufigkeit und Bettenkapazität übersteigt bei weitem die der anderen somatischen Fachdisziplinen in Krankenhäusern.

4.3 Geriatrie in Rehabilitationseinrichtungen – Versorgungsstrukturen und deren Inanspruchnahme

Laut den Destatis-Daten waren im Jahr 2019 insgesamt 154 stationäre geriatrische Rehabilitationseinrichtungen mit einer Gesamtkapazität von 8.176 Betten verfügbar. Ergänzt um die Erkenntnisse aus der Strukturdatenerhebung des Bundesverbandes Geriatrie (▶ Kap. 4.1) beträgt die Zahl der Einrichtungen 171 mit insgesamt 8.670 Betten (▶ Tab. 5). Auch im Bereich der Rehabilitation kann die Darstellung keinen Anspruch auf Vollständigkeit erheben.

Aus den verfügbaren, aber leider unvollständigen Destatis-Daten lässt sich die in Abbildung 9 dargestellte Entwicklung der Einrichtungen und Leistungsparameter in den geriatrischen Rehabilitationseinrichtungen ablesen (▶ Abb. 9).

Entwicklungszahlen deutlich niedriger als im Krankenhausbereich

Die Entwicklungen der Anzahl der Fachabteilungen (+ 8 % und + 2 %), der Belegungstage (+ 11 % und + 3 %), der Bettenkapazitäten (+ 11 % und + 3 %) und der Inanspruchnahme der Geriatrie in Rehabilitationseinrichtungen sind positiv (Fallzahlen + 14 % und + 2 %), erreichen jedoch nicht annähernd die Entwicklungszahlen im Krankenhausbereich. Gleiches gilt für die Bereiche Anstieg der Fallzahlen sowie Bettenzuwachs, auch hier sind die jeweiligen Zahlen im Rehabilitationsbereich signifikant niedriger als die jeweiligen Zahlen im Krankenhausbereich. Die Verweildauer war von 2012 bis 2017 leicht rückläufig (- 2 %), was aber aufgrund des Fallzahlzuwachses keinen Belegungsrückgang mit sich führte.

> An dieser Stelle ist unbedingt darauf hinzuweisen, dass die dargestellte Entwicklung der Leistungsparameter lediglich die tatsächlich durch die Kostenträger bewilligten Rehabilitationsanträge widerspiegelt. Abgelehnte Rehabilitationsanträge bleiben bei der oben skizzierten Entwicklung von geriatrischer Fallzahl und Verweildauer unberücksichtigt.

4.3 Geriatrie in Rehabilitationseinrichtungen

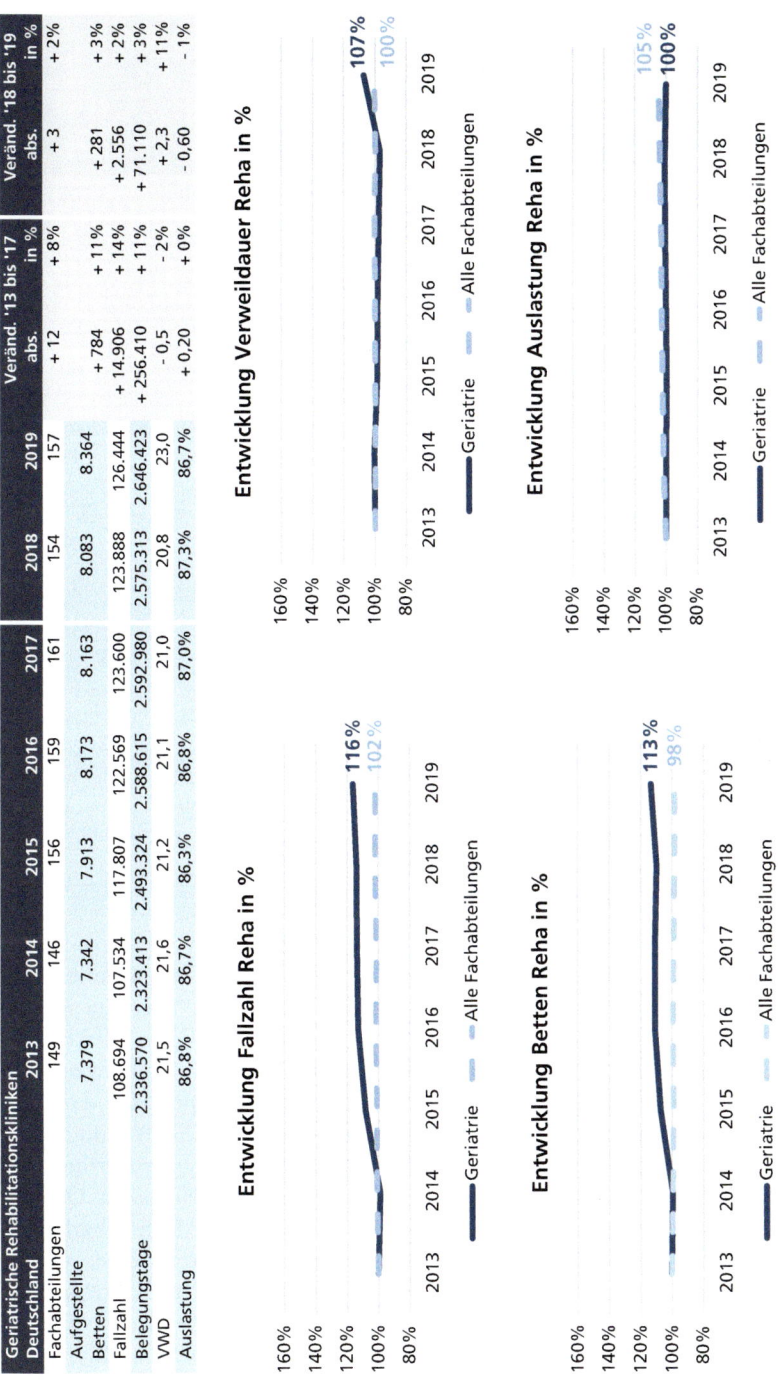

Geriatrische Rehabilitationskliniken Deutschland	2013	2014	2015	2016	2017	2018	2019	Veränd. '13 bis '17 abs.	in %	Veränd. '18 bis '19 abs.	in %
Fachabteilungen	149	146	156	159	161	154	157	+12	+8%	+3	+2%
Aufgestellte Betten	7.379	7.342	7.913	8.173	8.163	8.083	8.364	+784	+11%	+281	+3%
Fallzahl	108.694	107.534	117.807	122.569	123.600	123.888	126.444	+14.906	+14%	+2.556	+2%
Belegungstage	2.336.570	2.323.413	2.493.324	2.588.615	2.592.980	2.575.313	2.646.423	+256.410	+11%	+71.110	+3%
VWD	21,5	21,6	21,2	21,1	21,0	20,8	23,0	-0,5	-2%	+2,3	+11%
Auslastung	86,8%	86,7%	86,3%	86,8%	87,0%	87,3%	86,7%	+0,20	+0%	-0,60	-1%

Abb. 9:
Entwicklung der Geriatrie in Rehabilitationseinrichtungen 2013–2019 (Quelle: Destatis VR-1 Statistik 2013-2019)
Anmerkung: Veränderte Zuordnungssystematik ab dem Jahr 2018, durch Destatis keine direkte Datenvergleichbarkeit zu den Vorjahren möglich.

Tab. 5:
Übersicht der geriatrischen Rehabilitationskliniken in Deutschland (Quelle: Verzeichnis der Krankenhäuser und Vorsorge- oder Rehabilitationseinrichtungen 2019, Destatis 2019, Datenerhebung durch Bundesverband Geriatrie)

Geriatrische Rehabilitationskliniken Bundesländer	Anzahl Einrichtungen Destatis 2019	Anzahl Einrichtungen Erhebung BVG 2019	Anzahl Betten Destatis 2019	Anzahl Betten Erhebung BVG 2019
Baden-Württemberg	37	41	1.920	2.105
Bayern	61	62	2.938	2.908
Berlin	0	0	0	0
Brandenburg	2	2	108	108
Bremen	1	1	62	60
Hamburg	0	0	0	0
Hessen	2	2	152	45
Mecklenburg-Vorpommern	4	4	239	239
Niedersachsen	16	19	857	897
Nordrhein-Westfalen	17	20	1.060	1.172
Rheinland-Pfalz	5	6	322	358
Saarland	5	5	260	232
Sachsen	2	4	154	322
Sachsen-Anhalt	1	1	79	92
Schleswig-Holstein	0	0	0	0
Thüringen	1	1	25	25
Summe	**154**	**168**	**8.176**	**8.563**

Für die geriatrische Rehabilitation sind die gesetzlichen Krankenversicherungen der maßgebliche Kostenträger. Statistiken über die Anzahl der abgelehnten Anträge für eine geriatrische Rehabilitation liegen nur unzureichend vor.[10] Seit der Verabschiedung des GKV-Wettbewerbsstärkungsgesetzes im Jahr 2007 sind die Krankenkassen allerdings dazu verpflichtet, quantitative Angaben über die Anträge, die Bewilligungen sowie die Ablehnungen zu machen. Eine erste Datenauswertung der Krankenkassen im Jahr 2010 wurde aufgrund unzureichender Qualität der Daten und der unübersichtlichen Darstellung jedoch scharf kritisiert. Bis heute wird in den veröffentlichten Statistiken keine aussagekräftige Indikationszuordnung vorgenommen, sodass auch für den Bereich der Geriatrie keine valide Aussage getroffen werden kann. Darüber hinaus erfolgt die Auswertung von Anträgen für Vorsorge- und Rehabilitationsleistungen weiterhin nicht getrennt.

bis heute keine quantitativen Angaben über Ablehnungen vorgelegt

---

10 Vgl. die jährliche Statistik KG5 der gesetzlichen Krankenversicherung

> Vor diesem Hintergrund stellt der Bundesverband Geriatrie die zentrale Forderung an die Politik, endlich dafür zu sorgen, dass der gesetzliche Anspruch auf eine qualifizierte Information über das Genehmigungsverhalten der Krankenkassen praxisgerecht umgesetzt wird.

Laut Statistik des Jahres 2019 (veröffentlicht im Juli 2021) werden nur rund drei Viertel aller Anträge aus beiden Bereichen in der Rubrik »Leistung nach Antrag genehmigt« geführt.[11] Von den durchgeführten stationären geriatrischen Rehabilitationen waren zudem laut offizieller Statistik rund 89 % stationäre Anschlussrehabilitationen. Es ist daher davon auszugehen, dass aktuell der tatsächliche geriatriespezifische Rehabilitationsbedarf nicht vollumfänglich und sachgerecht abgedeckt wird. Insbesondere die Antragsrehabilitation im Bereich der Heilverfahren muss hinsichtlich des Leitsatzes »Reha vor und bei Pflege« weiter deutlich ausgebaut werden. Insoweit ist eine genaue Erfassung der Entwicklung in diesem Bereich absolut notwendig.

»Reha vor und bei Pflege« muss mehr Bedeutung erlangen

4.4 Demografie und Erreichbarkeit geriatrischer Versorgungsstrukturen – bundesweit

Es ist u. a. das Ziel des deutschen Gesundheitswesens, der Bevölkerung auch im hohen Alter eine patienten- und bedarfsgerechte Versorgung von höchstmöglicher Qualität zu bieten (§ 1 Krankenhausfinanzierungsgesetz). Hierzu gehört auch die fachspezifische, flächendeckende und regionale, also wohnortnahe, Versorgung. Die Qualität der Versorgung misst sich demnach auch an der Verfügbarkeit und Erreichbarkeit. Daher ist es unerlässlich, bei der Ausgestaltung der geriatriespezifischen Versorgungslandschaft die besonderen Gegebenheiten der Regionen und somit auch die jeweilige regionale demografische Situation einzubeziehen.

Gegenüber der Vorauflage wurde der Altersbezug für die folgenden Analysen und Abbildungen von 65 auf 70 Jahre verändert. Damit findet eine stärkere Fokussierung auf die Kerngruppe der geriatrischen Patientinnen und Patienten statt, was durch eine veränderte Datenbasis möglich wurde. Somit sind die Analysen und Abbildungen dieser Auflage nicht unmittelbar mit denen der Vorauflagen vergleichbar. Zugleich ist mit der Anpassung der altersbedingten geriatrietypischen Kohorte an die über 70-Jährigen eine Analogie zur Definition des geriatrischen Patienten

Altersbezug für Analysen usw. von 65 auf 70 Jahre verändert

---

11 Vgl. Statistik KG5 der gesetzlichen Krankenversicherung 2019

(▶ Kap. 1.2) und zum bundesweiten Geriatriekonzept (▶ Kap. 3) gegeben.

▶ Abbildung 10 zeigt den Anteil der über 70-Jährigen an der Gesamtbevölkerung sowie die Standorte stationärer geriatrischer Einrichtungen in der Bundesrepublik.

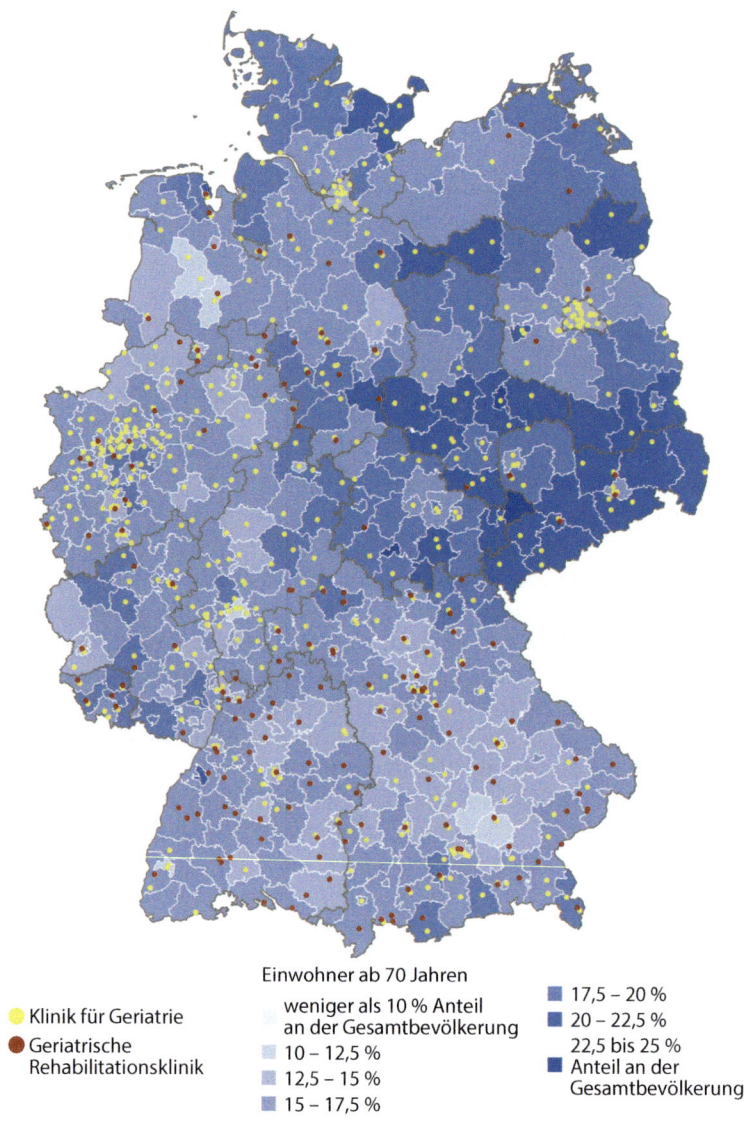

Abb. 10: Anteil der ab 70-Jährigen an der Gesamtbevölkerung/Lokalisation von geriatrischen Einrichtungen in Deutschland (eigene Darstellung; Quelle: Verzeichnis der Krankenhäuser und Vorsorge- oder Rehabilitationseinrichtungen 2019, veröffentlicht von Destatis 2020; Strukturdatenerhebung Bundesverband Geriatrie 2021)

4.4 Demografie und Erreichbarkeit geriatrischer Versorgungsstrukturen

Auf den ersten Blick fällt auf, dass die Altersverteilung in Deutschland sehr heterogen ist. In den östlichen Bundesländern und im Norden Deutschlands ist der Anteil der über 70-Jährigen deutlich höher als in den übrigen Bundesgebieten.

Altersverteilung in Deutschland heterogen

Die regionale Verteilung von geriatrischen Rehabilitationskliniken und Kliniken für Geriatrie spiegelt die historische Entwicklung der geriatrischen Versorgungsansätze in den einzelnen Bundesländern wider (▶ Kap. 5).

▶ Abbildung 11 zeigt die absolute Anzahl der Bevölkerung ab 70 Jahren in den einzelnen Kreisgebieten sowie die Verfügbarkeit von geriatrischen Einrichtungen. Die dunkelblauen Einfärbungen auf der Karte zeigen, dass die Verfügbarkeit geriatrischer Einrichtungen nicht immer mit der Bevölkerungsstruktur und dem sich daraus ergebenden geriatrischen Versorgungsbedarf korrespondiert.

Aufbauend auf der grundsätzlichen Erkenntnis, dass sich die Lokalisation von geriatrischen Einrichtungen aus der Verfügbarkeit bereits vorhandener Krankenhäuser oder Rehabilitationskliniken entwickelt hat und nicht flächendeckend der sich verändernden Bevölkerungsstruktur folgt, sollen die nachfolgenden Analysen einen Überblick bieten, inwieweit die Erreichbarkeit von geriatrischen Versorgungsstrukturen in Deutschland im Sinne einer wohnortnahen Versorgung gewährleistet ist.

Das Kriterium der wohnortnahen Versorgung gilt als erfüllt, wenn eine Geriatrie in einem Krankenhaus innerhalb von 25 Minuten Fahrtzeit und eine Rehabilitationseinrichtung innerhalb von 45 Minuten erreicht werden kann.[12]

Die Festlegung des 25-Minuten-Fahrtzeitradius im Krankenhausbereich begründet sich in der sachlichen Nähe der Geriatrie zum Grund- und Regelversorgungsbereich, für welchen die Krankenhausplanungsverfahren die Wohnortnähe durch eine Erreichbarkeit von 25 bis 30 PKW-Minuten definieren.

wohnortnahe Versorgung: Krankenhaus 25 Minuten/Rehabilitationseinrichtung 45 Minuten Fahrtzeitradius

Jenseits der Notfallversorgung auf Grund- und Regelversorgungsniveau existieren keine allgemein verbindlichen Definitionen der Wohnortnähe. Für geriatrische Rehabilitationsleistungen, die eine Spezialisierung und besondere Strukturvorhaltungen erfordern, kann der Fahrtzeitradius im Rahmen der Flächenversorgung auf 45 Minuten ausgedehnt werden, wie es hier auch für die Definition der wohnortnahen Verfügbarkeit der geriatrischen Rehabilitationseinrichtungen übernommen wurde. Insofern ist bei einer Bewertung der Abbildungen immer auch das Versorgungskonzept des jeweiligen Bundeslandes mit zu berücksichtigen.

---

12 Die Definition entspricht der Definition der Vorauflage (3. Auflage) des Weißbuchs, stellt aber eine Abweichung zu den bisherigen Darstellungen im Weißbuch Geriatrie (1. und 2. Auflage) dar, bei denen für beide Bereiche ein Fahrtzeitradius von 45 Minuten zugrunde gelegt worden war. Hintergrund ist die sachliche Nähe der Geriatrie zum Grund- und Regelversorgungsbereich, für welchen im Rahmen von Krankenhausplanungsverfahren die Wohnortnähe regelmäßig durch eine Erreichbarkeit von 25 bis 30 PKW-Minuten definiert wird.

In den nachfolgenden Grafiken (▶ Abb. 12, 13 und 14) sind die Regionen grün gefärbt, die eine Erreichbarkeit von 25 bzw. 45 Minuten zu einer Geriatrie vorweisen können. Dabei zeigt die Farbintensität die Anzahl der verfügbaren Betten in den jeweiligen Fahrtzeitzonen an. Hellblaue Areale zeigen die fehlende Erreichbarkeit einer geriatrischen Einrichtung innerhalb der angegebenen Fahrtzeiten an. Dies liegt zumeist an fehlenden Geriatrien in diesen Bereichen. Nur sehr vereinzelt handelt es sich um Gebiete, die keine Verkehrsinfrastruktur aufweisen (z. B. Seen oder Naturschutzgebiete). In diesen Bereichen bedarf es dringend eines Ausbaus der geriatriespezifischen Versorgungsstruktur.

▶ Abbildung 12 zeigt die wohnortnahe Erreichbarkeit aller Formen der stationären geriatrischen Einrichtungen, nachfolgend wird die Erreichbarkeit von geriatrischen Fachabteilungen in Krankenhäusern bzw. Rehabilitationseinrichtungen jeweils gesondert dargestellt.

Die Analyse zeigt, dass in Deutschland der wohnortnahe Zugang zu einer geriatrischen Einrichtung überwiegend gegeben ist. Auffällig sind insbesondere Regionen in Ostdeutschland bzw. Norddeutschland, in denen trotz eines überproportionalen Anteils betagter und hochbetagter Menschen an der Bevölkerung dieses Versorgungskriterium nicht durchgängig erfüllt wird.

▶ Abbildung 13 zeigt, dass die wohnortnahe Verfügbarkeit einer geriatrischen Abteilung in einem Krankenhaus innerhalb von 25 Minuten Fahrtzeit in Deutschland nicht flächendeckend sichergestellt ist. Insbesondere außerhalb der Ballungszentren in ländlichen Regionen, auch hier wiederum verstärkt in Ostdeutschland sowie in den südlichen Bundesländern, zeigen sich deutliche Lücken.

In Bezug auf die Erreichbarkeit geriatrischer Rehabilitationseinrichtungen zeigt sich, dass die wohnortnahe Erreichbarkeit in den südlichen und westlichen Bundesländern grundsätzlich durchgängig sichergestellt ist. Nicht gegeben ist sie wiederum in Ostdeutschland und in Bundesländern mit geriatrischen Versorgungskonzepten, die den Schwerpunkt im Krankenhaus verortet haben.

Nachfolgend werden die Ergebnisse der geografischen Analysen um die quantitativen Unterschiede hinsichtlich der Verfügbarkeit geriatrischer Betten in Krankenhäusern und Rehabilitationseinrichtungen auf Gesamtebene und für die Altersgruppe der ab 70-Jährigen in den einzelnen Bundesländern ergänzt.

38 geriatriespezifische Betten in Krankenhäusern je 10.000 Einwohnerinnen und Einwohner über 70 Jahre

12 verfügbare Geriatrie-Betten je 10.000 Einwohnerinnen und Einwohner über 70 Jahre im Bereich der Rehabilitation

> Der Bundesverband Geriatrie definiert zukünftig eine ausreichende akutstationäre geriatrische Versorgung als gewährleistet, sofern mindestens 38 geriatriespezifische Betten in Krankenhäusern je 10.000 Einwohnerinnen und Einwohner über 70 Jahre verfügbar sind. Im Bereich der Rehabilitation definiert der Bundesverband Geriatrie einen Schwellenwert von mindestens 12 verfügbaren Geriatrie-Betten je 10.000 Einwohnerinnen und Einwohner über 70 Jahre (▶ Kap. 3).

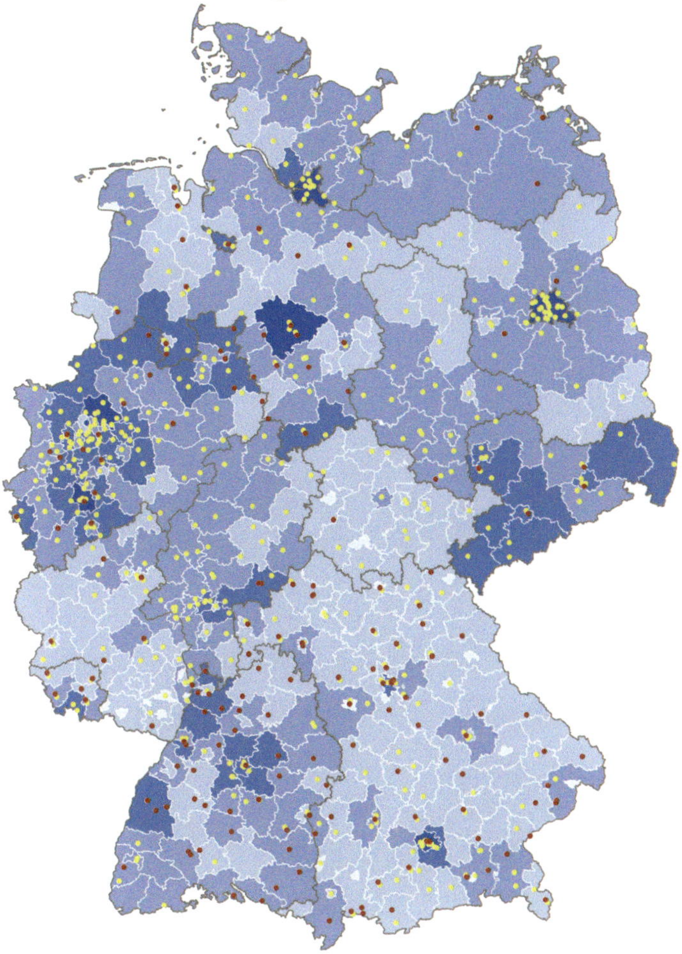

4.4 Demografie und Erreichbarkeit geriatrischer Versorgungsstrukturen

Kliniken für Geriatrie und geriatrische Rehabilitationskliniken Bevölkerung absolut ab 70 Jahren

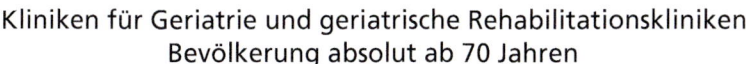

- Klinik für Geriatrie
- Geriatrische Rehabilitationsklinik

Einwohner ab 70 Jahren
- 10.000 oder weniger Einwohner ab 70 Jahren
- 10.001 bis 25.000
- 25.001 bis 50.000
- 50.001 bis 100.000
- mehr als 100.000 Einwohner ab 70 Jahren

Abb. 11: Krankenhaus- und Reha-Einrichtungen der Geriatrie und Bevölkerung ab 70 Jahren in Deutschland (eigene Darstellung; Quelle: Verzeichnis der Krankenhäuser und Vorsorge- und Rehabilitationseinrichtungen 2019, veröffentlicht von Destatis 2020; Strukturdatenerhebung Bundesverband Geriatrie 2021)

4 Aktuelle geriatrische Versorgungsstrukturen in Deutschland

Abb. 12: Wohnortnahe Erreichbarkeit geriatrischer Einrichtungen in Deutschland (eigene Darstellung; Quelle: Verzeichnis der Krankenhäuser und Vorsorge- oder Rehabilitationseinrichtungen 2019, Destatis 2020 Strukturdatenerhebung Bundesverband Geriatrie 2021)

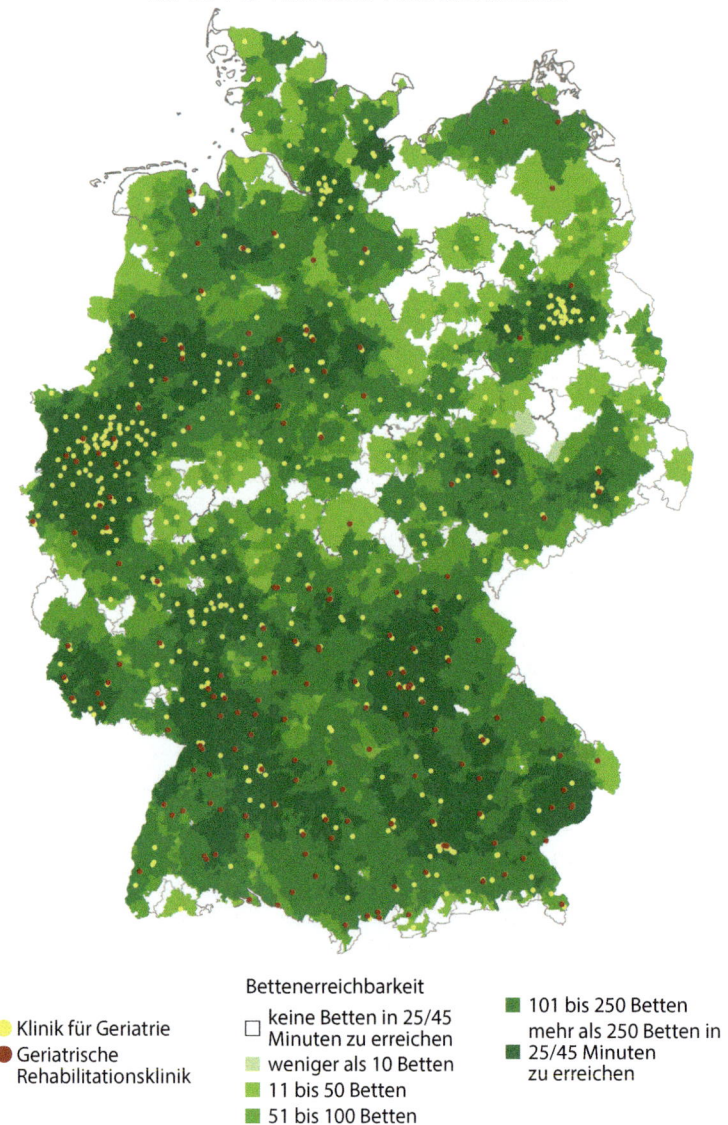

4.4 Demografie und Erreichbarkeit geriatrischer Versorgungsstrukturen

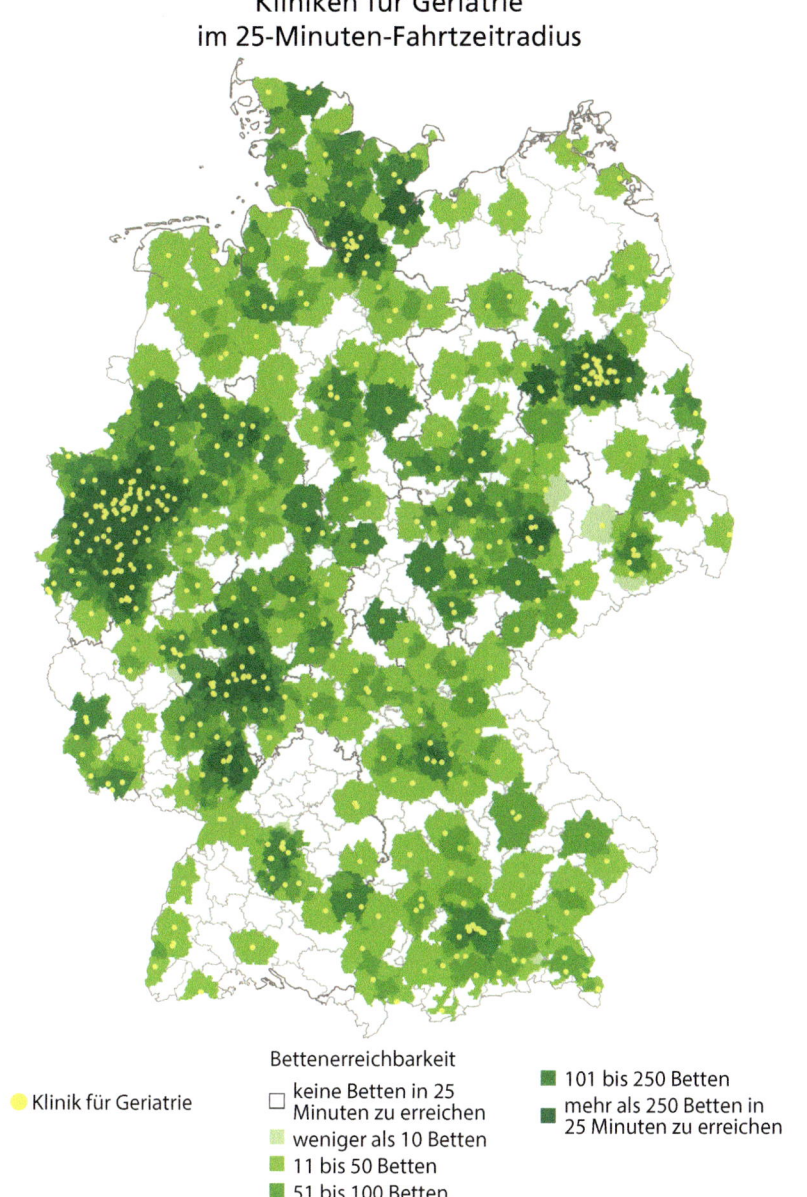

Abb. 13:
Wohnortnahe Erreichbarkeit (25 Minuten Fahrtzeit) geriatrischer Abteilungen in Krankenhäusern in Deutschland (eigene Darstellung; Quelle: Verzeichnis der Krankenhäuser 2019, veröffentlicht von Destatis 2020; Strukturdatenerhebung Bundesverband Geriatrie 2021)

4 Aktuelle geriatrische Versorgungsstrukturen in Deutschland

Abb. 14:
Wohnortnahe Erreichbarkeit (45 Minuten Fahrtzeit) geriatrischer Abteilungen in Rehabilitationseinrichtungen in Deutschland (eigene Darstellung; Quelle: Verzeichnis der Vorsorge- oder Rehabilitationseinrichtungen 2019, veröffentlicht von Destatis 2020; Strukturdatenerhebung Bundesverband Geriatrie 2021)

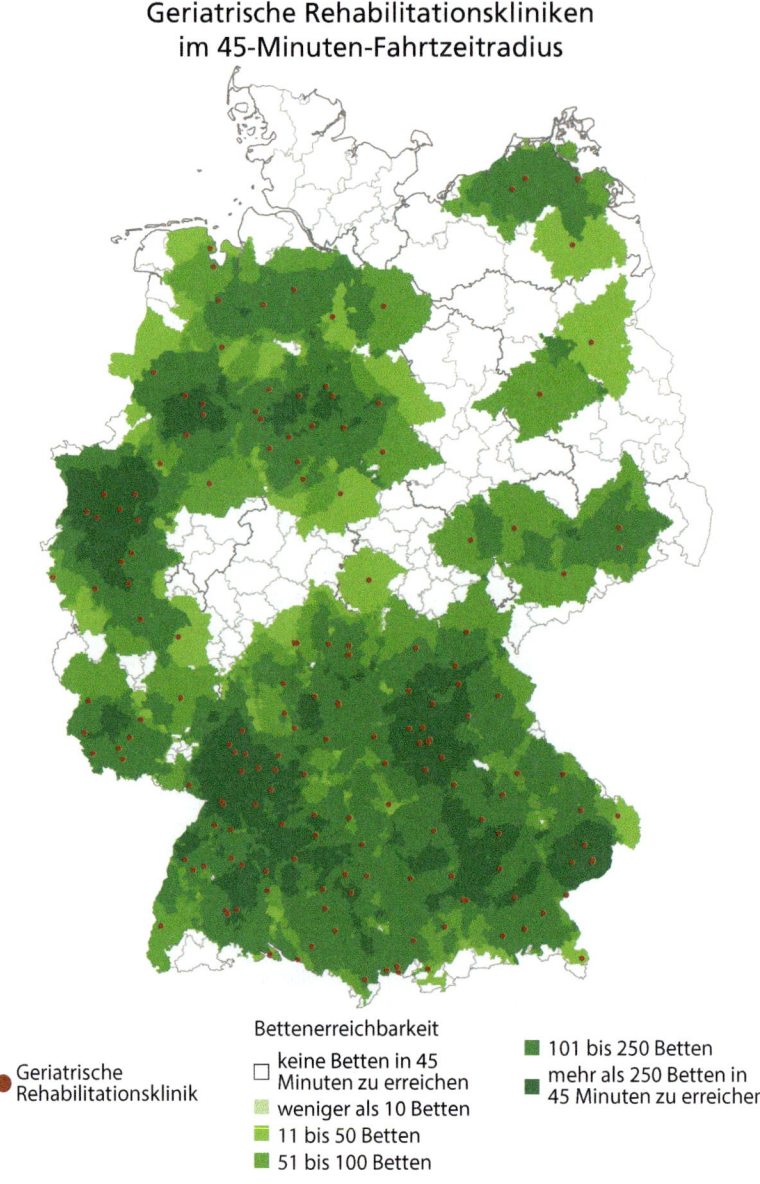

Die laut der Strukturerhebung vorhandenen geriatrischen Kapazitäten werden der vom Bundesverband Geriatrie für die Zukunft festgesetzten Sollgröße (bzw. Mindestmenge) gegenübergestellt. Deutschlandweit sollen demnach zukünftig 50 geriatriespezifische Betten je 10.000 Einwohnerinnen und Einwohner über 70 Jahren zur Verfügung stehen, wobei 38 geriatriespezifische Betten in Krankenhäusern und 12 Betten in Rehabilitationseinrichtungen je 10.000 Einwohnerinnen und Einwohner ab

70 Jahre als Zielwert normiert wurde. Der konzeptionelle Hintergrund dieser Sollgrößen wurde in Kapitel 3 genauer erläutert (▶ Kap. 3).

Deutschlandweit liegt die heutige Ist-Kapazität zum Erhebungszeitpunkt mit rd. 17 Geriatrie-Betten je 10.000 Einwohnerinnen und Einwohner in Krankenhäusern im Durchschnitt deutlich unter dieser zukünftigen Soll-Definition. Nur in einem einzigen Bundesland wird die Soll-Vorgabe des Bundesverbandes Geriatrie im Krankenhausbereich bereits erfüllt. Hierbei handelt es sich um das Bundesland Hamburg, welches ein Geriatriekonzept verfolgt, das auf eine stationäre geriatrische Versorgung allein im Krankenhaus setzt und keine geriatrischen Rehabilitationskliniken einplant. Auch in Berlin und Schleswig-Holstein gibt es keine geriatrischen Rehabilitationskliniken, sodass für diese drei Bundesländer eine gemeinsame Betrachtung der Soll- und Ist-Kapazitäten von Krankenhaus und Rehabilitationssektor vorgenommen werden muss. In Berlin und Schleswig-Holstein werden die Soll-Vorgaben bereits im Krankenhausbereich nicht erreicht. Hamburg übersteigt zwar die Soll-Vorgaben für geriatriespezifische Betten in Krankenhäusern, allerdings werden die Soll-Vorgaben für die Zahl der Betten in Krankenhäusern und Rehabilitationseinrichtungen in Summe (50 Betten) nicht erreicht.

Ist-Kapazität im Krankenhaus zum Erhebungszeitpunkt deutlich unter der zukünftigen Soll-Definition

In einer weiteren Analyse wird die Situation auf Landkreisebene betrachtet. Diese Darstellung ist jedoch mit Vorsicht zu interpretieren, da es in der Versorgung keine Landkreisgrenzen gibt und sie demnach auch durch umliegende Kreise sichergestellt werden kann. Der Karte lässt sich aber entnehmen, dass auch in den Landkreisen, in denen eine Klinik für Geriatrie verortet ist, nur in seltenen Fällen die Soll-Vorgabe des Bundesverbandes Geriatrie erfüllt ist (grüne Färbung). Abb. 15 stellt die Zahl der Kliniken für Geriatrie je Landkreis dar und bietet eine grafische Darstellung der tabellarischen Ergebnisse aus Tabelle 6 (▶ Abb. 15, ▶ Tab. 6).

Betrachtung der Landkreisebene

Auch im Bereich der geriatrischen Bettenverfügbarkeit innerhalb von Rehabilitationseinrichtungen zeigt sich eine deutliche Unterschreitung der zukünftigen Soll-Vorgaben des Bundesverbandes Geriatrie. Deutschlandweit werden durchschnittlich rd. 6 geriatrische Reha-Betten je 10.000 Einwohnerinnen und Einwohner ab 70 Jahren bereitgestellt. Die Differenz zum Soll liegt somit bei rd. 6 Betten je 10.000 Einwohnerinnen und Einwohner ab 70 Jahren.

auch im Rehabilitationsbereich Ist-Kapazität niedriger als zukünftiger Sollwert

Insgesamt gibt es vier Bundesländer, die auf Basis des jeweiligen Versorgungskonzeptes keine oder nur geringfügige (<1 Bett je 10.000 Einwohnerinnen und Einwohner ab 70 Jahren) geriatrische Bettenkapazitäten in Rehabilitationseinrichtungen bereithalten. Hierzu zählen Berlin, Hamburg, Hessen, Schleswig-Holstein und Thüringen, wobei Thüringen nach dem Erhebungszeitraum das Versorgungskonzept hinsichtlich einer geriatriespezifischen Versorgung durch Rehabilitationskliniken angepasst hat.

4 Aktuelle geriatrische Versorgungsstrukturen in Deutschland

Tab. 6: Geriatrische Bettenkapazitäten in Krankenhäusern je 10.000 Einwohnerinnen und Einwohner in den Bundesländern (Quelle: Bevölkerung Destatis 2019, Kapazitäten der Einrichtungen: Strukturerhebung des Bundesverbandes Geriatrie)

Kliniken für Geriatrie	Betten Geriatrie je 10.000 Einwohnerinnen und Einwohner				
Bundesländer	Ist-Kapazitäten		Soll-Kapazitäten lt. Vorgabe BVG	Differenz Ist-Soll	
	Gesamt	Bev. ≥70 J.	Bev. ≥70 J.	abs.	in %
Baden-Württemberg	0,8	5,5	38,0	−32,5	−85,5 %
Bayern	1,7	10,9	38,0	−27,1	−71,4 %
Berlin	5,2	37,6	38,0	−0,4	−1,0 %
Brandenburg	5,7	31,9	38,0	−6,1	−16,0 %
Bremen	4,5	28,5	38,0	−9,5	−25,0 %
Hamburg	6,5	47,6	38,0	+9,6	+25,2 %
Hessen	3,7	24,1	38,0	−13,9	−36,6 %
Mecklenburg-Vorpommern	0,7	3,8	38,0	−34,2	−90,0 %
Niedersachsen	1,6	9,4	38,0	−28,6	−75,2 %
Nordrhein-Westfalen	3,6	23,0	38,0	−15,0	−39,6 %
Rheinland-Pfalz	2,2	13,7	38,0	−24,3	−63,8 %
Saarland	2,6	15,1	38,0	−22,9	−60,3 %
Sachsen	2,0	10,0	38,0	−28,0	−73,7 %
Sachsen-Anhalt	3,8	19,3	38,0	−18,7	−49,3 %
Schleswig-Holstein	4,9	28,1	38,0	−9,9	−26,2 %
Thüringen	4,2	21,9	38,0	−16,1	−42,3 %
Gesamt	**2,8**	**17,4**	**38,0**	**−20,6**	**−54,1 %**

Wie auch für den Bereich der Kliniken für Geriatrie, wird die Anzahl von geriatrischen Rehabilitationskliniken nachfolgend auf Landkreisebene (▶ Abb. 16) sowie die Ergebnisse von ▶ Tabelle 7 kartografisch dargestellt.

Auch hier muss darauf hingewiesen werden, dass die Landkreisebene keine wahre Darstellung der Versorgungssituation darstellt, da Landkreise ohne geriatrische Rehabilitationseinrichtungen von den umliegenden Landkreisen mitversorgt werden können.

4.4 Demografie und Erreichbarkeit geriatrischer Versorgungsstrukturen

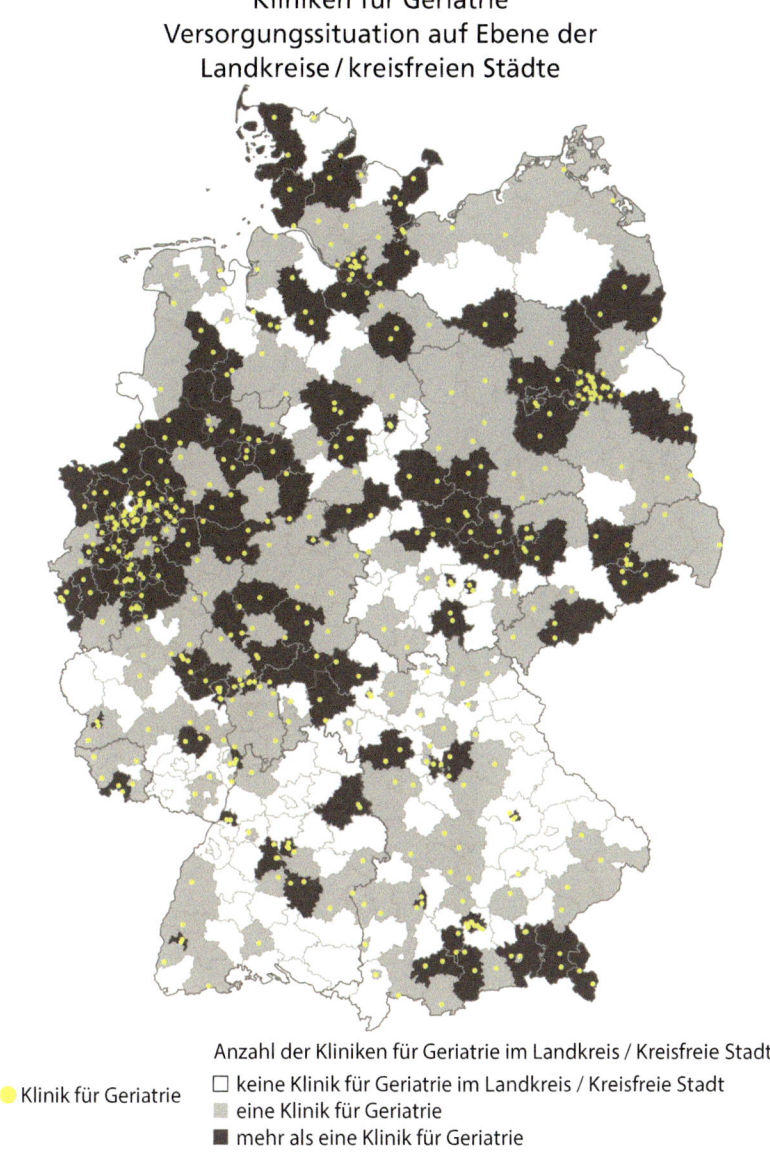

Abb. 15:
Kliniken für Geriatrie in den Landkreisen (eigene Darstellung; Einrichtungen: Strukturerhebung des Bundesverbandes Geriatrie)

Insgesamt zeigt sich, dass die Anzahl verfügbarer geriatrischer Betten deutlich zwischen den einzelnen Bundesländern variiert, im Schnitt aber nicht ausreichend ist – insbesondere hinsichtlich der demografischen Entwicklung in der Bundesrepublik Deutschland. Sowohl in der Versorgung durch Kliniken für Geriatrie als auch im rehabilitativen Sektor ist deutschlandweit eine große Diskrepanz zwischen der vom Bundesverband Geriatric konzeptionell festgesetzten zukünftigen Sollgröße und den tatsächlich vorhanden Bettenkapazitäten je 10.000 Einwohnerinnen vor dem Hintergrund der demografischen Entwicklung in Deutschland ist der Ausbau der Kapazitäten notwendig

und Einwohner für die Bevölkerung der ab 70-Jährigen zu erkennen (Kliniken für Geriatrie: – 54,1 %; Geriatrische Rehabilitationskliniken: – 46,4 %). Ausgenommen von Hamburg, wo in der geriatriespezifischen Krankenhausversorgung mit rd. 47,6 Betten je 10.000 Einwohnerinnen und Einwohner ab 70 Jahre die Sollgröße von 38 Betten deutlich übererfüllt ist, weisen alle weiteren Bundesländer eine ersichtliche Abweichung auf.

Tab. 7: Geriatrische Bettenkapazitäten in Rehabilitationseinrichtungen je 10.000 Einwohnerinnen und Einwohner in den Bundesländern (Quelle: Bevölkerung Destatis 2019, Kapazitäten der Einrichtungen: Strukturerhebung des Bundesverbandes Geriatrie)

Kliniken für Geriatrie	Betten Geriatrie je 10.000 Einwohnerinnen und Einwohner				
Bundesländer	Ist-Kapazitäten		Soll-Kapazitäten lt. Vorgabe BVG	Differenz Ist-Soll	
	Gesamt	Bev. ≥70 J.	Bev. ≥70 J.	abs.	in %
Baden-Württemberg	1,9	12,5	12,0	+ 0,5	+ 4,5 %
Bayern	2,2	14,5	12,0	+ 2,5	+ 20,9 %
Berlin	0,0	0,0	12,0	– 12,0	– 100,0 %
Brandenburg	0,4	2,4	12,0	– 9,6	– 80,2 %
Bremen	0,9	5,6	12,0	– 6,4	– 53,7 %
Hamburg	0,0	0,0	12,0	– 12,0	– 100,0 %
Hessen	0,1	0,9	12,0	– 11,1	– 92,7 %
Mecklenburg-Vorpommern	1,5	8,3	12,0	– 3,7	– 31,1 %
Niedersachsen	1,1	6,8	12,0	– 5,2	– 43,2 %
Nordrhein-Westfalen	0,7	4,2	12,0	– 7,8	– 65,2 %
Rheinland-Pfalz	0,9	5,5	12,0	– 6,5	– 54,4 %
Saarland	2,4	13,5	12,0	+ 1,5	+ 12,2 %
Sachsen	0,8	4,1	12,0	– 7,9	– 66,1 %
Sachsen-Anhalt	0,4	2,1	12,0	– 9,9	– 82,2 %
Schleswig-Holstein	0,0	0,0	12,0	– 12,0	– 100,0 %
Thüringen	0,1	0,6	12,0	– 11,4	– 94,7 %
Gesamt	**1,0**	**6,4**	**12,0**	**– 5,6**	**– 46,4 %**

4.4 Demografie und Erreichbarkeit geriatrischer Versorgungsstrukturen

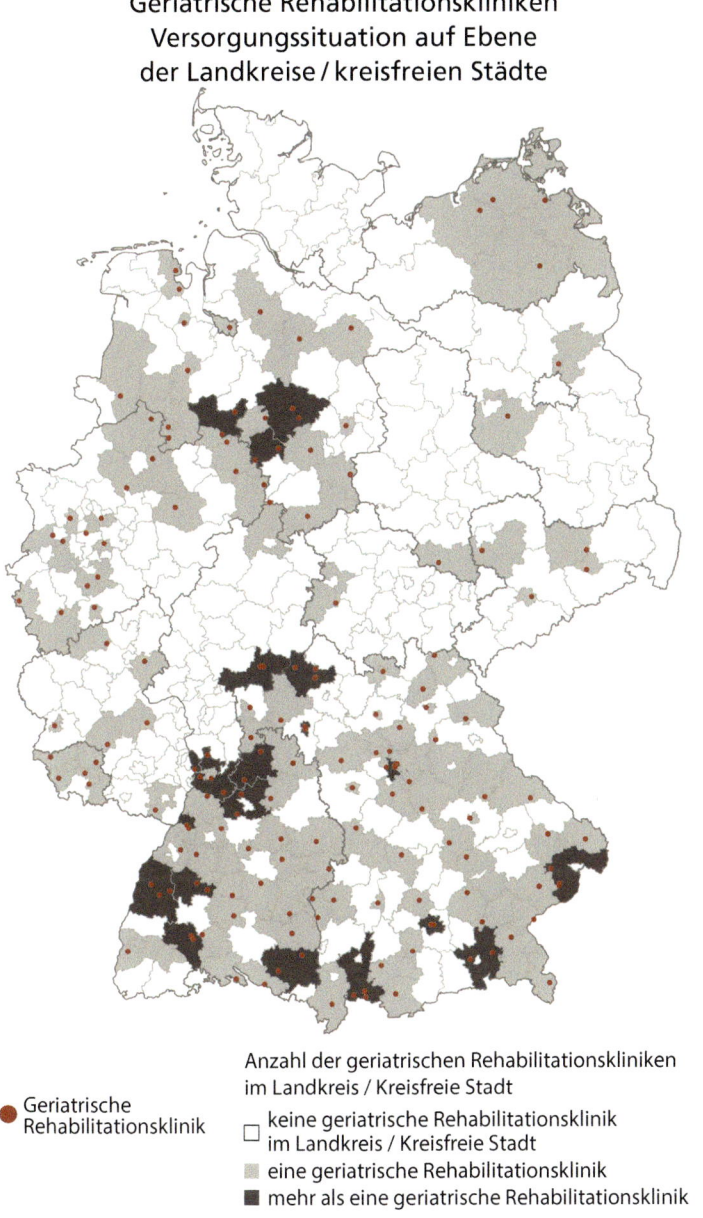

Abb. 16:
Geriatrische Rehabilitationskliniken in den Landkreisen/kreisfreien Städten (eigene Darstellung; Einrichtungen: Strukturerhebung des Bundesverbandes Geriatrie)

Um die Frage zu beantworten, ob der bundesweite Durchschnitt in seiner Höhe richtig bemessen ist, wird zunächst im folgenden Kapitel zu untersuchen sein, in welchem Umfang Patientinnen und Patienten mit geriatrischem Versorgungsbedarf derzeit in anderen nicht-geriatrischen Fachdisziplinen versorgt werden. Auf dieser Grundlage erfolgt die Abschätzung eines Mindestbedarfs an geriatrischen Betten bezogen auf die Einwohnerzahl.

4.5 Geriatrische Patientinnen und Patienten in anderen Fachdisziplinen

Wesentliche Grundlage für die Ermittlung des zukünftigen geriatrischen Versorgungsbedarfs der Bevölkerung ist der deutliche Anstieg der Anzahl geriatrischer Einrichtungen und Versorgungskapazitäten sowie deren Inanspruchnahme. Zusätzlich zu dem aus der tatsächlichen Inanspruchnahme abgeleiteten und somit unumstrittenen Bedarf ist zu untersuchen, inwieweit sich ein weiterer geriatrischer Versorgungsbedarf ergibt, wenn die Patientinnen und Patienten mit einem geriatrischen Profil aus anderen Fachabteilungen berücksichtigt werden.

Versorgung in anderen Fachabteilungen

> Um den tatsächlich benötigten Bedarf an geriatrischen Versorgungsstrukturen abzubilden, ist es unumgänglich, auch diesen nicht offensichtlichen geriatrischen Versorgungsbedarf zu thematisieren. Hierzu müssen die Patientinnen und Patienten mit geriatrischem Profil in anderen medizinischen Disziplinen identifiziert werden. Das Weißbuch aus dem Jahr 2010 hat sich bereits intensiv mit der Fragestellung dieser Identifikation auseinandergesetzt. Nach wie vor besteht die Schwierigkeit, dass die den geriatrischen Behandlungsbedarf kennzeichnenden Parameter, wie z. B. Funktionseinschränkungen, Vulnerabilität oder der soziale Kontext der Patientinnen und Patienten, nicht immer ausreichend systematisch und vollständig erfasst und dokumentiert werden. Aufgrund dessen können nur patientenbezogene Kriterien herangezogen werden, die sowohl in der Geriatrie als auch in anderen Fachdisziplinen zu Grunde gelegt werden.

Auf einen geriatrischen Patienten bzw. eine geriatrische Patientin weist für gewöhnlich neben einem erhöhten Alter oftmals eine Multimorbidität hin. Um eine Näherung an den geriatrischen Versorgungsbedarf in anderen Fachabteilungen vorzunehmen, wird daher neben einem Lebensalter über 70 Jahren die Anzahl der kodierten Haupt- und Nebendiagnosen im Krankenhaus als wesentliches Kriterium herangezogen.

Lebensalter über 70 Jahre und Anzahl der kodierten Haupt- und Nebendiagnosen als Kriterium

Die umfangreichen Analysen in der Auflage des Weißbuchs aus dem Jahr 2010 haben ergeben, dass ab einer Dokumentation von zehn oder mehr spezifischen Nebendiagnosen bei Patientinnen und Patienten über 70 Jahren von einer geriatrietypischen Multimorbidität ausgegangen werden kann.[13]

Die nachfolgende Analyse (▶ Tab. 8) zeigt den Anteil der über 70-Jährigen mit zehn oder mehr Nebendiagnosen in wesentlichen anderen Fachdisziplinen. Zur Verdeutlichung der Sensitivität des Kriteriums wird

zehn oder mehr Nebendiagnosen

---

13 Die Systematik wird ausführlich in der 2. Auflage des Weißbuchs Geriatrie erläutert.

der Anteil dieser Patientengruppe mit acht bzw. zehn Nebendiagnosen ausgewiesen.

Geriatrietypisches Profil Kliniken für Geriatrie	Anteil Patienten >70 J & ≥ 8 ND	≥ 10 ND
Geriatrie	75,7 %	62,1 %
Allgemeine Chirurgie	9,3 %	5,6 %
Augenheilkunde	0,5 %	0,2 %
Dermatologie	12,8 %	6,2 %
Innere Medizin	21,4 %	13,6 %
Neurochirurgie	6,2 %	3,4 %
Neurologie	17,5 %	11,3 %
Orthopädie/Unfallchirurgie	9,3 %	5,1 %
Urologie	8,9 %	4,6 %

Tab. 8: Anteil Patientinnen und Patienten mit geriatrischem Profil (Alter > 70 Jahre und 8 bzw. 10 Nebendiagnosen) (Quelle: aktiva GmbH, Datenbank Datensätze nach § 21 KHEntgG)

> Die Ergebnisse zeigen, dass abhängig von dem jeweiligen Fachgebiet ein nicht unerheblicher Anteil der Patientinnen und Patienten dieses geriatrietypische Profil aufweist.

Bei der Interpretation und weiteren Verwendung dieser Ergebnisse sind jedoch zwei Sachverhalte zu berücksichtigen.

Zum einen ist zusätzlich eine nicht unerhebliche Dunkelziffer zu vermuten, sodass die in Tabelle 8 ausgewiesenen prozentualen Anteile tendenziell höher sein könnten. Ein beträchtlicher Anteil von Nebendiagnosen, die in der Geriatrie hinsichtlich der umfassenden Abschätzung der gesundheitlichen Situation der Patientinnen und Patienten erfasst, dokumentiert und in der Therapieplanung berücksichtigt werden, könnten in anderen Fachdisziplinen im Rahmen einer Krankenhausbehandlung von untergeordneter Bedeutung sein, keine Abrechnungsrelevanz haben und daher nicht kodiert werden.

Dunkelziffer zu vermuten

Zum anderen kann nicht pauschal davon ausgegangen werden, dass alle Patientinnen und Patienten mit einem geriatrietypischen Profil auch einen expliziten geriatrischen Versorgungsbedarf aufweisen. Hierzu wäre eine exaktere Definition des Versorgungsbedarfs notwendig, in der auch die o. g. personenbezogenen Parameter Berücksichtigung finden. Es ist dennoch davon auszugehen, dass ein signifikanter Anteil der Patientinnen und Patienten anderer medizinischer Fachdisziplinen in geriatrischen Versorgungsstrukturen bedarfsgerechter versorgt werden könnte. Im Folgenden werden daher zwei Szenarien angenommen.

keine exakte Definition

4 Aktuelle geriatrische Versorgungsstrukturen in Deutschland

Legt man die vorsichtige Schätzung zugrunde, dass 10 % (▶ Tab. 9: Szenario 2) der Patientinnen und Patienten anderer Fachdisziplinen in Krankenhäusern, die ein geriatrisches Profil aus Alter und Anzahl der Nebendiagnosen (>= 10 Nebendiagnosen) aufweisen, einen geriatrischen Versorgungsbedarf haben, würde sich für das Jahr 2019 zu der Ist-Fallzahl von rund 374.000 Fällen in der Geriatrie ein zusätzlicher Versorgungsbedarf von rund 120.000 Fällen ergeben (0,7 % aller Krankenhausfälle ohne Bereich Kinderheilkunde, KiCH, KiPsych und Geriatrie). Wäre der geriatrische Bedarf bei 25 % dieser Patientinnen und Patienten gegeben (▶ Tab. 9: Szenario 1), ergibt sich eine zusätzliche Fallzahl von rund 300.000 Fällen (1,7 % aller Krankenhausfälle ohne Bereich Kinderheilkunde, KiCH, KiPsych und Geriatrie).

Tab. 9: Szenarien »zusätzlicher geriatrischer Bedarf in anderen Fachdisziplinen« (Quelle: Fallzahl Destatis KR-1 Statistik, eigene Berechnung)

Geriatrietypisches Profil Kliniken für Geriatrie	Fallzahlen 2019	Patienten > 70 J & ≥ 10 ND	Fallzahl geriatrisches Potenzial	Szenario 1 (25 %)	Szenario 2 (10 %)
Allgemeine Chirurgie	3.195.674	5,6 %	177.562	44.391	17.756
Augenheilkunde	360.377	0,2 %	587	147	59
Dermatologie	240.506	6,2 %	14.830	3.707	1.483
Innere Medizin	5.889.078	13,6 %	800.371	200.093	80.037
Neurochirurgie	256.956	3,4 %	8.772	2.193	877
Neurologie	1.092.503	11,3 %	123.502	30.875	12.350
Orthopädie/Unfallchirurgie	904.191	5,1 %	46.036	11.509	4.604
Urologie	886.904	4,6 %	40.377	10.094	4.038
Gesamt				303.009	121.204

Unter der vorsichtigen Annahme, dass rund 10 % der Patientinnen und Patienten anderer Fachabteilungen mit einem geriatrischen Profil tatsächlich einen geriatrischen Versorgungsbedarf aufweisen, ergibt dies einen zusätzlichen Bedarf von rund 32 % bezogen auf die Fallzahlen der Geriatrie im Krankenhaus des Jahres 2019.

Identifikation wird besser

Besonders bemerkenswert ist, dass dieser Wert im Weißbuch Geriatrie 2016 für die vergleichbare Analyse bezogen auf das Jahr 2013 bei rund 46 % lag, im Weißbuch Geriatrie 2010[14] mit Daten aus dem Jahr 2007 sogar bei 70 %.[15] Es ist daher davon auszugehen, dass der Ausbau der

---
14 Vgl. Weißbuch Geriatrie 2016, 3. Auflage, S. 32
15 Vgl. Weißbuch Geriatrie 2010, 2. Auflage, S. 79

4.5 Geriatrische Patientinnen und Patienten in anderen Fachdisziplinen

> geriatrischen Versorgungsstrukturen und die Maßnahmen zur besseren Erkennung geriatrischer Patientinnen und Patienten dazu geführt haben, dass mehr Menschen mit geriatrischem Versorgungsbedarf auch tatsächlich in der Geriatrie behandelt werden können. Damit wird deutlich, dass diese Maßnahmen zu einer Verbesserung der individuellen Versorgungssituation führen, da zunehmend eine Versorgung in der bedarfsgerechten Versorgungsstruktur erfolgt.

Werden diese Ergebnisse auf die bundesweiten Fallzahlen im Rehabilitationssektor übertragen, ergibt sich auf der Grundlage des 10 %-Szenarios ein zusätzliches geriatrisches Potenzial von 12.455 Fällen (0,7 % aller Rehabilitationsfälle ohne Bereich Kinderheilkunde, KiCH, KiPsych und Geriatrie) (25 %-Szenario = 31.136 Fälle, 1,7 % aller Rehabilitationsfälle).

Diese Schätzungen erlauben im Einklang mit den klinischen Erfahrungen die Feststellung, dass tatsächlich viele Patientinnen und Patienten anderer Fachgebiete einen geriatrischen Behandlungsbedarf aufweisen und daher zukünftig sichergestellt sein muss, dass im Bedarfsfall die Behandlung mit spezifischem geriatrischen Fachwissen erfolgen kann. *klinische Erfahrungen bestätigen Analyseergebnis*

Die Patientinnen und Patienten mit geriatrischem Behandlungsbedarf insbesondere in den Fachgebieten der Inneren Medizin, der Neurologie, der Dermatologie, der Chirurgie sowie der Orthopädie/Unfallchirurgie gilt es rechtzeitig zu identifizieren. Um dies zu gewährleisten, sollten die patientenbezogenen Ressourcen, Funktionseinschränkungen und das Risikopotenzial zu Beginn und ggf. als Folge einer Behandlung regelhaft erhoben werden. Ergibt sich aus diesem Screening der Bedarf einer speziellen geriatrischen Therapie, ist sicherzustellen, dass die Person rechtzeitig in geriatrische Behandlungsstrukturen gelangen kann. *rechtzeitige Identifikation wichtiger Faktor*

> Die Analyse zeigt, dass die derzeitige Inanspruchnahme von Kliniken für Geriatrie und geriatrischen Rehabilitationseinrichtungen nur einen Teil des tatsächlichen Versorgungsbedarfs abbildet. Die Auswirkungen der aktuell nicht ausreichend gesicherten, regelhaften Identifizierung des geriatrischen Behandlungsbedarfs für andere, benachbarte Fachdisziplinen sowie bei der Auswahl der am individuellen Bedarf ausgerichteten Rehabilitationsindikation sind daher zusätzlich für alle geriatrischen Behandlungsphasen und -strukturen anzunehmen.
>
> Die Analyseergebnisse zeigen, dass trotz Verbesserungen gegenüber der Erhebung im Jahr 2016 ein nicht unerheblicher Anteil der Patientinnen und Patienten mit geriatrischem Versorgungsbedarf noch immer nicht als solcher identifiziert wird und insbesondere nicht in geriatriespezifischen Versorgungsstrukturen behandelt wird.

4.6 Nicht-vollstationäre Versorgung

Einer der großen Trends in der medizinischen Versorgung der vergangenen Jahre ist die Ambulantisierung. Immer mehr Leistungen verlagern sich vom stationären in den ambulanten oder den teilstationären Sektor. Einerseits ist es oftmals Wunsch der Patientinnen und Patienten, einen stationären Aufenthalt zu vermeiden. Es gilt aber auch in der Gesundheitspolitik gemäß § 39 Abs.1 Satz 2 SGB V der Grundsatz »ambulant vor stationär«, welcher ambulanten Leistungen einen gesetzlichen Vorrang vor der stationären Behandlung einräumt. Insbesondere in der Versorgung im Krankenhaus zeigt sich der politische Wille zur Ambulantisierung durch Festlegung des AOP-Katalogs (Katalog ambulant durchführbarer Operationen und sonstiger stationsersetzender Eingriffe gemäß § 115b SGB V im Krankenhaus). Dieser definiert Leistungen, die eher ambulant zu erbringen sind und oftmals einer Prüfung durch den Medizinischen Dienst unterzogen werden. Während sich der AOP-Katalog auf operative Leistungen konzentriert, die in den ambulanten Sektor verlagert werden sollen, ist die Verlagerung von geriatrischen Leistungen in den ambulanten Sektor eher gering. Dennoch zeigt sich neben dem stationären Sektor auch bei den tagesklinischen und ambulanten Strukturen eine wachsende Nachfrage.

Mit dem MDK-Reformgesetz wurde zuletzt 2020 eine substanzielle Erweiterung des AOP-Katalogs beschlossen. Demnach soll dieser Katalog aktualisiert, um stationsersetzende Behandlungen ergänzt und zukünftig regelmäßig an den Stand der medizinischen Erkenntnisse angepasst werden. Im Rahmen des § 115b Absatz 1a SGB V wurde das Institut für Gesundheits- und Sozialforschung (IGES) beauftragt, ein wissenschaftliches Gutachten zum Stand der medizinischen Erkenntnisse über ambulant durchführbare Operationen, stationsersetzende Eingriffe und stationsersetzende Behandlungen zu erstellen. Dieses Gutachten wurde im März 2022 publiziert und beinhaltet neben der Empfehlung für eine Erweiterung des AOP-Katalogs unter anderem auch eine Kontextprüfung zur Begründung einer stationären Durchführung von AOP-Leistungen. Zu den patientenbezogenen Kontextfaktoren zählen unter anderem ein besonderer Betreuungsbedarf, bestimmte Diagnosekontexte, komplexe Komorbiditäten, soziale Begleitumstände sowie Frailty. Da eine altersbedingt erhöhte Vulnerabilität von Patientinnen und Patienten zumeist mit systematisch erhöhten Risiken eines ungünstigen Behandlungsverlaufs einhergeht, ist eine stationäre Durchführung von AOP-Leistungen bei betagten und hochbetagten Patientinnen und Patienten unabdingbar. Vor diesem Hintergrund ist die empfohlene Kontextprüfung zur Begründung einer stationären Durchführung von AOP-Leistungen aus Sicht des Bundesverbandes Geriatrie grundsätzlich zu begrüßen. Die konkrete inhaltliche Umsetzung ist im weiteren Verlauf jedoch hinsichtlich der Besonderheiten geriatrischer Patientinnen und Patienten fachlich-inhaltlich zu evaluieren.[16]

---

16 Vgl. IGES: Gutachten nach § 115b Abs. 1a SGB V, März 2022

Auch im Koalitionsvertrag 2021 bis 2025 wird der Wille zum deutlichen Ausbau der ambulanten Versorgung als »Ersatz« eines Teils der heutigen stationären Versorgungsfälle – akut wie rehabilitativ – deutlich. Vor diesem Hintergrund greift das Geriatriekonzept des Bundesverbandes Geriatrie diese Thematik gesondert auf (▶ Kap. 5.3).[17]

Geriatrische Tageskliniken in Deutschland	Veränd. '13 bis '19								
	2013	2014	2015	2016	2017	2018	2019	abs.	in %
Krankenhäuser	144	148	155	160	167	160	172	+ 28	+ 19 %
Plätze	2.097	2.195	2.368	2.397	2.495	2.465	2.644	+ 547	+ 26 %

Tab. 10: Entwicklung der geriatrischen Tageskliniken im Krankenhaus 2013–2019 (Quelle: Destatis Grunddaten der Krankenhäuser 2013-2019)

Seit 2013 ist die Zahl der Krankenhäuser mit geriatrischen Tagesklinikplätzen um 28 Einrichtungen gestiegen (+ 19 %), die Platzzahl um insgesamt 547 Plätze (+ 26 %) (▶ Tab. 10).

Neben der tagesklinischen Versorgung gibt es Geriatrische Institutsambulanzen (GIA), die durch Inkrafttreten des § 118a SGB V im Jahr 2013 eingeführt wurden. Es handelt sich dabei nicht um eine »klassische ambulante Versorgungsform«, da die GIA einer Zulassung durch die jeweilige Kassenärztliche Vereinigung (KV) bedarf. Sie soll – zumeist zeitlich befristet – Versorgungsengpässe im Bereich der geriatriespezifischen Versorgung durch niedergelassene Ärztinnen und Ärzte verhindern, indem sie insbesondere Hausärzte bei der Versorgung geriatrischer Patientinnen und Patienten unterstützt, die durch ihre Multimorbidität einen dringenden Bedarf an einer erweiterten Diagnostik und Therapie haben, jedoch aufgrund der Art und der Komplexität ihrer Krankheitsverläufe und der derzeitigen Versorgungsstruktur nur eingeschränkt ambulant versorgt werden können. Patientinnen und Patienten benötigen hierzu eine Überweisung ihres Hausarztes. Zudem muss dieser zunächst ein erstes sogenanntes geriatrisches Basis-Assessment durchführen. Danach folgt eine telefonische Vorabklärung zwischen dem zuweisenden Hausarzt und dem Arzt der GIA. Die GIA übernimmt dann eine weitere Untersuchung und Beurteilung der Patientinnen und Patienten. Die Ergebnisse dieser Untersuchungen werden dann zusammen mit einer Therapieempfehlung an den Hausarzt zurückgegeben, der auf dieser Basis eine entsprechende Therapie einleitet oder genehmigt. Mit den gesetzlichen Regelungen nach § 118a und § 135 Abs. 2 SGB V wurde durch das zum 1. Januar 2013 in Kraft getretene Gesetz zur Einführung eines pauschalierenden Entgeltsystems für psychiatrische und psychosomatische Einrichtungen (Psych-Entgeltgesetz) eine Möglichkeit geschaf-

Anzahl der Tageskliniken steigt

GIAs sollen Versorgungsengpässe im Bereich der geriatriespezifischen Versorgung durch niedergelassene Ärztinnen und Ärzte verhindern

---

17 Vgl. Sozialdemokratische Partei Deutschland, Bündnis 90 / die Grünen, Freie Demokraten: Koalitionsvertrag 2021-2025, Mehr Fortschritt wagen, Dezember 2021

fen, GIA zu ermächtigen, die wohnortnahe ambulante Versorgung zu unterstützen. Diese subsidiären Ermächtigungen werden nur erteilt oder verlängert, wenn die ambulante spezialisierte Versorgung nicht ausreichend vorhanden ist.

Bis Juli 2015 dauerten die Vergütungsverhandlungen an. Zum 1.10.2015 trat die GIA-Vereinbarung in Kraft. In der Statistik des Grunddaten der Krankenhäuser wurden die GIA erstmals ab 2018 aufgenommen.[18] Bis 2019 gab es 24 Krankenhäuser mit einer GIA, dennoch zeigt sich gegenüber 2018 bereits eine Steigerung um rd. 26 % bei einer gleichzeitigen Fallzahlsteigerung von rd. 4 %.

inhomogenes Genehmigungsverhalten der einzelnen KVen

Ein genaueres Bild ergibt sich, wenn man Daten der Kassenärztlichen Bundesvereinigung mit hinzuzieht. Tabelle 11 bildet die Entwicklung der ermächtigten GIA in den 17 Regionen der Kassenärztlichen Vereinigungen in den Jahren 2016 bis 2020 ab (▶ Tab. 11). Für die meisten Regionen ist ein moderater Anstieg der Zahl der GIA festzustellen, in sechs Regionen (Bremen, Hessen, Mecklenburg-Vorpommern, Saarland, Thüringen) war im gesamten Zeitraum 2016 bis 2020 hingegen keine GIA ermächtigt. In Hamburg – mit einer als Stadtstaat vergleichsweise kleinen zu versorgenden Fläche und einer entsprechend begrenzten Einwohnerzahl – waren 2020 zehn GIA zur Versorgung geriatrischer Patientinnen und Patienten ermächtigt. Dies zeigt, dass die jeweiligen KVen die Einführungen von GIAs sehr unterschiedlich handhaben. Hinzu kommt, dass das Instrument der GIA regional politisch unterschiedlich unterstützt wird.

Zwischen 2016 und 2020 wurden deutschlandweit insgesamt 115 Ermächtigungsanträge gestellt, von denen 84 genehmigt wurden. 32 der 84 genehmigten Ermächtigungen sind Folgeanträge (38,1 %). Die Diskrepanz zwischen den Anträgen und den genehmigten Ermächtigungen ist durch noch laufende Verfahren, Ablehnungen oder Rücknahmen der Anträge zu erklären. Für das Jahr 2016 sind insgesamt 41 Anträge dokumentiert, wovon 36 als Erstanträge (86,5 %) gestellt sind. Hingegen sind 2020 24 Anträge gestellt, wovon 6 als Erstanträge angegeben sind (25,0 %). 2016 waren bundesweit 20 Ermächtigungen erteilt, 2020 14 Genehmigungen. In einigen KV-Regionen gibt es über den Zeitraum von 2016–2020 keine Antragsstellungen und somit auch keine Ermächtigungen (Bremen, Hessen, Saarland und Thüringen)[19].

heterogenes Bild in Deutschland

Ähnlich wie für die anderen geriatriespezifischen vollstationären und nicht-vollstationären Versorgungsformen gilt auch für die Situation der GIA, dass deren bundesweiter Vergleich ein heterogenes Bild zeigt. Nach einem zunächst dynamischen Auf- und Ausbau der Versorgung durch GIA stagniert diese Entwicklung inzwischen. Zwischen 2016 und Ende

---

18 GKV-Spitzenverband, Vereinbarung nach § 118a SGB V (Geriatrische Institutsambulanzen – GIA) i. d. F. aus der Sitzung des erweiterten Bundesschiedsamtes gemäß § 118a SGB V vom 15.07.2015

19 trinovis GmbH (2022): Abschlussbericht GIA – Evaluation Vereinbarung nach § 118a SGB V, S. 21

2018 stieg die Zahl der ermächtigten GIA von 15 auf 42 Ambulanzen, seitdem ist ein weiterer Anstieg von GIA nur noch in vereinzelten KV-Regionen zu beobachten. Im Jahr 2020 standen deutschlandweit insgesamt 46 GIA zur Behandlung geriatrischer Patientinnen und Patienten zur Verfügung.

Kassenärztliche Vereinigung	2016	2017	2018	2019	2020
KV Baden-Württemberg	1	4	6	4	5
KV Bayern	1	6	7	8	7
KV Berlin	1	1	1	1	1
KV Brandenburg	0	0	0	1	1
KV Bremen	0	0	0	0	0
KV Hamburg	0	0	3	9	10
KV Hessen	0	0	0	0	0
KV Mecklenburg-Vorpommern	0	0	0	0	0
KV Niedersachsen	5	6	7	7	7
KV Nordrhein	0	6	6	4	4
KV Rheinland-Pfalz	0	1	1	1	1
KV Saarland	0	0	0	0	0
KV Sachsen	2	3	4	3	4
KV Sachsen-Anhalt	2	2	2	0	0
KV Schleswig-Holstein	0	0	0	0	1
KV Thüringen	0	0	0	0	0
KV Westfalen-Lippe	3	3	5	5	5
Gesamt	**15**	**32**	**42**	**43**	**46**

Tab. 11: Entwicklung der Anzahl ermächtigter GIA nach KV-Region in den Jahren 2016 bis 2020

> Somit lässt sich für den Krankenhaussektor insgesamt eine steigende Nachfrage nach nicht-vollstationärer geriatrischer Versorgung feststellen.

Auch im Rehabilitationssektor zeigen sich wachsende Fallzahlen im ambulanten Bereich (▶ Tab. 12). Es zeigt sich, dass der Anteil an ambulanten Fällen an der Gesamtfallzahl aller geriatrischer Rehabilitationsfälle der GKV konstant bleibt. Durch den insgesamten Fallzahlanstieg ergibt sich aber auch ein Anstieg der ambulanten Fallzahlen um rund 19 % von 2014 auf 2019. Zu beachten ist, dass rechtlich die mobile Rehabilitation eine (Unter-)Art der ambulanten Rehabilitation ist. Die Deutsche Renten-

auch im Rehabilitationsbereich steigende ambulante Fallzahlen

versicherung (DRV) bietet – entsprechend ihrem gesetzlichen Auftrag – keine geriatrische Rehabilitation an und deshalb veröffentlicht sie auch keine Statistiken für die geriatrische Rehabilitation.

Tab. 12: Entwicklung der ambulanten Fallzahlen innerhalb der GKV 2014–2019 (Quelle: Gesundheitsberichterstattung des Bundes 2014-2019)

Ambulante Fallzahlen geriatrische Rehabilitation (GKV)	Veränd. '14 bis '19							
	2014	2015	2016	2017	2018	2019	abs.	in %
Geriatrie Gesamt	62.108	64.410	67.111	71.045	80.130	81.374	+ 19.266	+ 31 %
dv. ambulant	2.645	2.453	2.461	2.288	2.741	3.142	+ 497	+ 19 %
Anteil ambulant	4,3 %	3,8 %	3,7 %	3,2 %	3,4 %	3,9 %		

Das Verzeichnis der Krankenhäuser und Vorsorge- und Rehabilitationseinrichtungen 2019 (Destatis) beinhaltet keine Daten zu tagesklinischen oder ambulanten Angeboten. Im Rahmen der Strukturdatenerhebung der Mitgliedseinrichtungen des Bundesverbandes Geriatrie wurden die Einrichtungen auch zu ihren tagesklinischen Kapazitäten (Akut) bzw. ihren Kapazitäten/Angeboten im Bereich der ambulanten geriatrischen Rehabilitation und mobilen geriatrischen Rehabilitation befragt.

Leider kann aufgrund der unvollständigen Erhebung keine vollständige Aussage zu den Angebotsstrukturen in Deutschland getroffen werden. Es zeigt sich, dass von den Mitgliedern des Bundesverbandes Geriatrie mit einer Klinik für Geriatrie 2019 rd. 51 % auch tagesklinische Kapazitäten vorhielten. Rd. 36 % der Mitgliedseinrichtungen mit einer geriatrischen Rehabilitationsklinik hatten im Jahr 2019 Angebote im Bereich der ambulanten geriatrischen Rehabilitation (AGR) oder der mobilen geriatrischen Rehabilitation. Dabei hatten die Einrichtungen, die eine Tagesklinik für Geriatrie bzw. AGR vorhielten, durchschnittlich rd. 15 tagesklinische Plätze bzw. rd. 14 ambulante geriatrische Rehabilitations-Plätze.

mobile geriatrische Rehabilitation

Die mobile geriatrische Rehabilitation ist ein Teil der ambulanten Rehabilitation. Die Abrechenbarkeit ist durch § 40 Abs. 1 SGB V festgelegt. Die mobile Rehabilitation ermöglicht es, in wohnortnahen Einrichtungen Rehabilitationsleistungen zu erbringen.[20] Mobile Rehabilitation ist rechtlich seit dem Jahr 2007 in Deutschland verankert. Bei der mobilen Reha rehabilitiert das Rehabilitationsteam die zu Rehabilitierenden in ihrem jeweiligen Wohnumfeld.

Der Anwendungsbereich der mobilen Rehabilitation ist eng begrenzt. Grundlage sind die entsprechenden Rahmenempfehlungen zur mobilen geriatrischen Rehabilitation. Demnach kommt diese Rehaform nur für Personen in Betracht, die in herkömmlichen stationären oder ambulan-

---

20 GKV-Spitzenverband, Gemeinsame Empfehlungen zur mobilen Rehabilitation, 01.06.2021

ten Rehabilitationseinrichtungen nicht rehabilitiert werden können. In der Praxis bilden daher Patientinnen und Patienten mit erheblichen kognitiven Beeinträchtigungen die größte Nutzergruppe.

Öffentliche Statistiken zur Inanspruchnahme der mobilen geriatrischen Rehabilitation oder eine Übersicht über die Angebotsstrukturen existieren bislang leider nicht. Aufgrund des unvollständigen Rücklaufs der Datenerhebung der Mitgliedseinrichtungen des Bundesverbandes Geriatrie können ebenfalls keine ausreichenden Aussagen zu den Angebotsstrukturen in Deutschland getroffen werden.

Das Kompetenzzentrum Geriatrie (KCG) beim Medizinischen Dienst (MD) Nord führt jedoch eine Basisdokumentation mobile geriatrische Rehabilitation. Auf dieser Basis ergibt sich folgendes Bild (▶ Tab. 13):

Jahr	Anzahl der Einrichtungen zum Stichtag 31.12. des Berichtsjahrs	Anzahl der Fälle im Berichtsjahr erbrachten MoRe-Fälle
2008	2	97
2009	2	132
2010	6	167
2011	8	230
2012	10	367
2013	10	503
2014	11	780
2015	11	997
2016	12	1.242
2017	14	1.357
2018	15	1.710
2019	17	2.121
2020	19	2.144

Tab. 13: Mobile geriatrische Rehabilitation (eigene Darstellung)

Mit Anstieg der Einrichtungszahlen sind auch die Fallzahlen entsprechend angestiegen, wobei die jeweiligen Fallzahlen je Einrichtung in der Praxis nach Aussage der Einrichtungen sehr unterschiedlich sind.

Auch wenn die mobile geriatrische Rehabilitation nur einen sehr eng begrenzten Einsatzrahmen hat, legen die vorhandenen Daten nahe, dass der reale Bedarf mit den heutigen Strukturen nur sehr unzureichend abgedeckt wird. Zudem sind die heutigen Kapazitäten weit von einer flächendeckenden Versorgung entfernt, sodass hier noch starker Ausbaubedarf besteht.

starker Ausbaubedarf im Bereich der mobilen geriatrischen Rehabilitation

5 Gesundheits- und versorgungspolitische Rahmenbedingungen

Die Anfänge geriatrisch relevanter Gesetzgebung reichen in den alten Bundesländern mit dem Krankenhausfinanzierungsgesetz (KHG) bis in das Jahr 1972 zurück. In § 6 KHG werden die Länder aufgefordert, eigene Krankenhauspläne zu erstellen, um die bedarfsgerechte und wirtschaftliche Gesundheitsversorgung der Bevölkerung sicherzustellen. Unter diesem Aspekt konnte auch die Geriatrie offiziell etabliert werden.

Mit dem Reha-Angleichungsgesetz wurde 1974 nicht nur der Anspruch auf Rehabilitation zur Vorbeugung von Behinderungen und anderen gesundheitlichen Verschlechterungen verankert, sondern auch Leistungen der frühen Rehabilitation und die frühzeitige Einleitung gebotener Rehabilitationsmaßnahmen im akutstationären Bereich festgeschrieben.

In der ehemaligen DDR war das Gesundheitswesen administrativ mit dem Sozialwesen verbunden und trug somit auch eine spezielle Verantwortung für die älteren Bürgerinnen und Bürger. Unter dem Begriff der komplexen Betreuung wurden die Maßnahmen zugunsten der älteren Bevölkerung zusammengefasst. Die formalen Grundlagen der komplexen Betreuung konstituierten sich aus gesetzlichen Bestimmungen, ministeriellen Richtlinien und gesellschaftlichen Rahmenvereinbarungen.

erste für die Geriatrie relevante Gesetzgebung

Durch das Dictum »Reha vor Pflege« aus dem Gesundheitsreformgesetz des Jahres 1989 wurde der Bereich Rehabilitation innerhalb der medizinischen Leistungsangebote weiter signifikant aufgewertet. Dieser Grundsatz wurde später auch im § 31 des SGB XI, der Pflegeversicherung, verankert. Ebenfalls im Jahr 1989 traten im SGB V die gesetzlichen Regelungen zum Abschluss von Versorgungsverträgen im Krankenhausbereich (§ 109 in Verbindung mit § 39 SGB V) und rehabilitativen Bereich (§ 111 in Verbindung mit § 40 SGB V) in Kraft. Der nächste Meilenstein, die gesetzliche Festlegung des Rechtsanspruchs auf medizinische Leistungen zur Rehabilitation (§ 11 Absatz 2 SGB V, § 40 SGB V), folgte im Jahr 2000 und wurde durch die Gesundheitsreform im Jahr 2007 bestätigt.

Das Reha-Angleichungsgesetz wurde 2001 mit Inkrafttreten des neunten Sozialgesetzbuches (SGB IX), welches in § 19 die Belange der Rehabilitationsdienste und -einrichtungen behandelt, abgelöst. Jener § 19 sieht die flächendeckende Versorgung mit qualitativ angemessenen und indikationsgerecht abgestuften Rehabilitationsdiensten und -einrichtungen vor und regelt die Interessenvertretung der Leistungserbringer durch ihre Spitzenverbände auf Bundesebene.

Gleichzeitig stellt das SGB IX in Verbindung mit § 39 Absatz 1 SGB V die gesetzliche Grundlage zur medizinischen Frührehabilitation dar. Diese wird dadurch erstmals explizit Bestandteil der Krankenhausversorgung. Die Leistungserbringung ist spezialisierten Abteilungen vorbehalten.

Im Jahr 2004 wurden von den Spitzenverbänden der Krankenkassen unter Beteiligung des Medizinischen Dienstes der Spitzenverbände und nach Anhörung der Spitzenorganisationen der Leistungserbringer erstmals Rahmenempfehlungen zur ambulanten medizinischen Rehabilitation in der Geriatrie herausgegeben[21]. Hierin wurden die Indikationskriterien zur geriatrischen Rehabilitation – insbesondere in Abgrenzung zu den etablierten indikationsspezifischen Rehabilitationsverfahren –, die Definition der Rehabilitationsbedürftigkeit sowie die Kriterien der Rehabilitationsfähigkeit niedergelegt. Jenseits der patientenbezogenen Faktoren wurden Kriterien an die erbringenden Einrichtungen hinsichtlich der personellen Qualifikationen und infrastrukturellen Ausstattung formuliert.

2007 folgten Rahmenempfehlungen der Spitzenverbände der Krankenkassen zur mobilen geriatrischen Rehabilitation; die BAR gab ebenfalls 2007 erste Hinweise zur Anwendbarkeit der mobilen Rehabilitation von geriatrischen Patientinnen und Patienten. Bei der mobilen Rehabilitation handelt es sich um eine die bisherigen Versorgungsformen ergänzende Leistung. Rechtlich ist die mobile Rehabilitation eine ambulante Rehabilitationsform. Vor diesem Hintergrund war es das Ziel, die Mindeststandards dieser Leistungsform bundesweit verbindlich festzulegen und die speziell für diese Rehabilitationsform geeignete Patientengruppe im Bereich der Geriatrie zu definieren.

Ein Jahr nach Einführung des deutschen Fallpauschalensystems (G-DRG-System[22]) wurden prozedural gesteuerte geriatrische DRGs (Diagnosis Related Groups) in sechs Hauptdiagnosegruppen (MDCs) implementiert: Krankheiten und Störungen des Nervensystems (MDC 01), des Atmungssystems (MDC 04), des Herz-Kreislauf-Systems (MDC 05), der Verdauungsorgane (MDC 06), an Muskel-Skelett-System und Bindegewebe (MDC 08) sowie Ernährungs- und Stoffwechselkrankheiten (MDC 10). In den Jahren 2005 bis 2012 traten DRGs in den Hauptdiagnosegruppen Psychische Krankheiten und Störungen (MDC 19), Krankheiten und Störungen der Harnorgane (MDC 11), an hepatobiliärem System und Pankreas (MDC 07), an Haut, Unterhaut und Mamma (MDC 09) sowie Infektiöse und parasitäre Krankheiten (MDC 18 A) hinzu. Im Systemjahr 2022 sind insgesamt 17 vollstationäre geriatriespezifische DRGs, verteilt auf 11 MDCs, für die Finanzierung von Leistungen der geriatrischen Frührehabilitation im DRG-System etabliert. Zwischenzeitlich (2007) kam es zusätzlich zur Einführung von zwei hauptdiagnoseunabhängigen, teilstationären geriatrischen Fallpauschalen. Mit der Abbildung geriatriespezifischer DRGs im Fallpauschalenkatalog ist das Fachgebiet im akutstationären Sektor endgültig etabliert.

Einführung geriatriespezifischer Fallpauschalen

---

21 Rahmenempfehlungen zur ambulanten geriatrischen Rehabilitation vom 1. Januar 2004
22 Abbildung und einheitliche Bewertung von Krankenhausbehandlungsfällen mittels Diagnose- und Prozedurenkodes

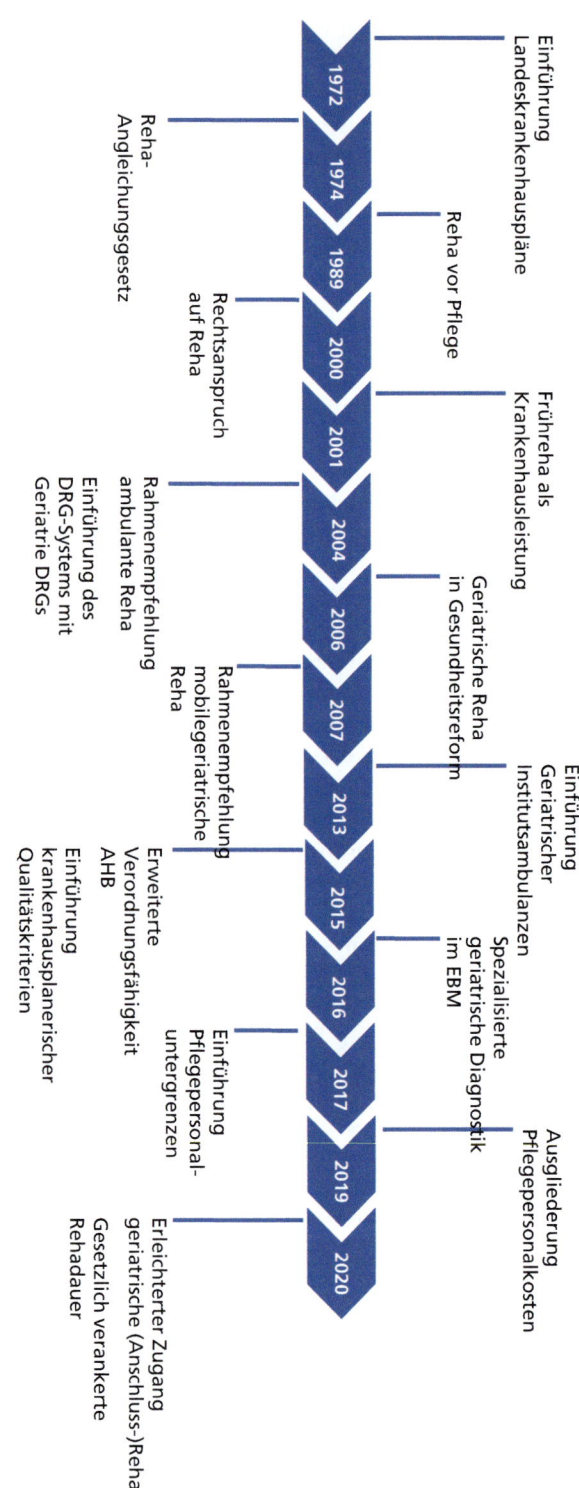

Abb. 17: Entwicklung der für die Geriatrie maßgeblichen ordnungspolitischen Rahmenbedingungen (eigene Darstellung)

Mit dem Gesetz zur Einführung eines pauschalierenden Entgeltsystems für psychiatrische und psychosomatische Einrichtungen (PsychEntgG) wurde im Jahre 2013 der § 118a SGB V »Geriatrische Institutsambulanzen« geschaffen. Der § 118a SGB V zielt primär auf eine bessere Versorgung derjenigen Patientinnen und Patienten ab, die aufgrund ihrer geriatrietypischen Multimorbidität einen dringenden ambulanten Versorgungsbedarf haben, die aber aufgrund der Art, Schwere und Komplexität ihrer Krankheitsverläufe mit den verfügbaren Qualifikationen und Versorgungsstrukturen nicht adäquat ambulant im Rahmen der vertragsärztlichen Strukturen versorgt werden können. Geriatrische Institutsambulanzen werden als berufsübergreifender geriatrischer Dienst angeboten, der über geriatrische, therapeutische und rehabilitative Angebote verfügt. Ziel ist es, eine Verbesserung der geriatrischen wohnortnahen Versorgung dadurch zu erreichen, dass eine zielgerichtete Nutzung der geriatrischen Kompetenzen der Krankenhäuser zur Unterstützung der hausärztlichen Versorgung erfolgt.

Einrichtung Geriatrischer Institutsambulanzen (GIA)

▶ Abbildung 17 stellt die Entwicklung der für die Geriatrie maßgeblichen ordnungspolitischen Rahmenbedingungen chronologisch dar. Die jüngsten gesundheits- und versorgungspolitischen Entwicklungen seit der 3. Auflage des Weißbuchs Geriatrie des Jahres 2016 werden in den nachfolgenden Kapiteln umfassend diskutiert.

5.1   Krankenhäuser

Übergangspflege im Krankenhaus

Mit dem Krankenhausstrukturgesetz (KHSG) vom 10. Dezember 2015 wurde in § 39 Absatz 1a SGB V ein Anspruch der Patientinnen und Patienten auf ein umfassendes Entlassmanagement festgeschrieben. Die Krankenhausbehandlung soll danach auch ein Entlassmanagement zur Unterstützung einer sektorenübergreifenden Versorgung der Versicherten beim Übergang in die Versorgung nach Krankenhausbehandlung umfassen. Dazu gehört auch die Möglichkeit für die Krankenhäuser, die in § 92 Absatz 1 Satz 2 Nummer 6 SGB V genannten Leistungen (Verordnung von Arznei-, Verband-, Heil- und Hilfsmitteln, Krankenhausbehandlung, häuslicher Krankenpflege und Soziotherapie) zu verordnen und die Arbeitsunfähigkeit festzustellen, soweit dies für die Versorgung der Versicherten unmittelbar nach der Entlassung erforderlich ist. Ziel des Entlassmanagements ist es, Patientinnen und Patienten eine lückenlose medizinische beziehungsweise pflegerische Anschlussversorgung zu sichern. Die Kontinuität der Versorgung soll gewährleistet, die Patientinnen und Patienten sowie ihre Angehörigen sollen entlastet, die Kommunikation zwischen den beteiligten Versorgungsbereichen verbessert und der sogenannte »Drehtüreffekt« vermieden werden.

> Die Planung einer strukturierten, qualifizierten und bedarfsgerechten Weiterversorgung bereits während des stationären Aufenthalts ist ein wesentlicher und unverzichtbarer Bestandteil geriatrischer Behandlung. Entsprechend war ein umfassendes Entlassmanagement bereits vor der gesetzlichen Verpflichtung im Bereich der Geriatrie etabliert.

Einführung eines patientenindividuellen Entlassmanagements

Die Einzelheiten des Entlassmanagements sollten die Partner der Selbstverwaltung in einer Rahmenvereinbarung bis Ende 2015 regeln. Nachdem trotz intensiver Verhandlungen keine Einigung erzielt werden konnte, wurde unter Beteiligung des erweiterten Bundesschiedsamtes im Oktober 2016 eine Rahmenvereinbarung verabschiedet. Nachdem die Deutsche Krankenhausgesellschaft zunächst gegen diese Vereinbarung Klage erhoben hat, konnten sich die Vertragsparteien nach weiteren Gesprächsverhandlungen – auch unter Einbindung des Bundesgesundheitsministeriums und einer darauf erfolgten Gesetzesänderung – auf eine »Änderungsvereinbarung zum Rahmenvertrag Entlassmanagement« einigen. Der Rahmenvertrag ist mit den entsprechenden Änderungen zum 1. Oktober 2017 in Kraft getreten und wurde mittlerweile bereits sieben Mal fortgeschrieben.

Der Rahmenvertrag zum Entlassmanagement stellt die Bedürfnisse der Patientinnen und Patienten in den Fokus. Das standardisierte Entlassmanagement soll nach einem stationären Aufenthalt eine bedarfsgerechte, kontinuierliche, ressourcen- und teilhabeorientierte Weiterversorgung der Patientinnen und Patienten in die nachfolgenden Versorgungsbereiche gewährleisten. Patientinnen und Patienten sowie Ihre Angehörigen sollen eng in versorgungsrelevante Prozesse eingebunden werden. Dabei muss die Zusammenarbeit zwischen dem ärztlichen, therapeutischen, sozialen und pflegerischen Dienst sowie weiteren am Entlassmanagement beteiligten Berufsgruppen sichergestellt sein.

> Insbesondere Kliniken für Geriatrie sehen sich jedoch regelmäßig mit der Herausforderung konfrontiert, dass ihre Patientinnen und Patienten zwar nicht mehr vollstationär und/oder akut-medizinisch behandlungsbedürftig sind, aber einer Anschlussbehandlung bedürfen, die jedoch zeitnah nicht zur Verfügung steht. Die vorübergehende Unterbringung in Einrichtungen der Kurzzeitpflege oder die Entlassung in die Häuslichkeit scheiden oftmals aus – da entweder keine kurzfristigen Pflegekapazitäten in nahegelegenen Einrichtungen zur Verfügung stehen oder weil die häusliche Pflege nicht möglich ist. Zudem ist oft noch keine (ausreichende) Rehabilitationsfähigkeit gegeben, sodass auch diesbezüglich eine »Zwischenversorgung« organisiert werden muss – zumindest, wenn der sehr engen Auslegung des Begriffs der

> Rehabilitationsfähigkeit der Krankenkassen bzw. des Medizinischen Dienstes gefolgt wird.
> Oftmals verbleiben diese Patientinnen und Patienten in der Geriatrie, bis geeignete Plätze in der weiteren Versorgung frei sind. Diese Behandlungskosten wurden von der Kostenträgern bislang jedoch nicht übernommen, vielmehr wurde hierdurch regelhaft eine sekundäre Fehlbelegung begründet.

Hinsichtlich der Anschlussversorgung in eine fachspezifische Rehabilitation hat das Bundessozialgericht (BSG) mit Urteil vom 19. November 2019 (B 1 KR 13/19 R) klargestellt, dass für den Fall, dass Versicherte keiner akutstationären Krankenhausbehandlung mehr bedürfen, aber eine stationäre medizinische Rehabilitation ohne Unterbrechung erforderlich ist und seitens des Kostenträgers kein Platz zur Verfügung gestellt wird, das Krankenhaus einen Vergütungsanspruch für die stationäre medizinische »Notfall-Rehabilitation« hat.

Der Gesetzgeber hat darauf u. a. mit dem neuen § 39e SGB V im Gesundheitsversorgungweiterentwicklungsgesetz (GVWG) vom 19. Juli 2021 reagiert, mit dem der Anspruch der Patientinnen und Patienten auf Übergangspflege eingeführt wurde. Demnach haben Patientinnen und Patienten je Krankenhausbehandlung für längstens zehn Tage einen Anspruch auf Übergangspflege im Krankenhaus. Voraussetzung für die Übergangspflege ist u. a., dass im unmittelbaren Anschluss an eine Krankenhausbehandlung erforderliche Leistungen der häuslichen Krankenpflege, der Kurzzeitpflege, Leistungen zur medizinischen Rehabilitation oder Pflegeleistungen nach dem Elften Buch Sozialgesetzbuch (SGB XI) nicht oder nur unter erheblichem Aufwand sichergestellt werden können. Die Übergangspflege hat darüber hinaus in dem Krankenhaus stattzufinden, in dem auch die Krankenhausbehandlung erfolgt ist. Die Einzelheiten der Versorgung mit Leistungen der Übergangspflege und die Vergütung sind in Verträgen auf Landesebene zu regeln (§ 132m SGB V).

Patientenanspruch auf Übergangspflege

Aus Sicht des Bundesverbandes Geriatrie ist es ausdrücklich zu begrüßen, dass Krankenhäuser mit dem neuen § 39e SGB V in die Lage versetzt werden, Leistungen der Übergangspflege erbringen zu dürfen und diese durch die Kostenträger vergüten zu lassen. Da die Krankenhäuser jedoch stark ausgelastet und die Pflegefachpersonen in der Regel überlastet sind, wird die Übergangspflege in Krankenhäusern perspektivisch nur durch zusätzliche Stellen in der Pflege im Krankenhaus realisierbar sein. Diese müssen gesichert finanziert sein. Zudem ist der Pflegepersonalschlüssel in der stationären Langzeit- und Kurzzeitpflege nicht mit dem Pflegepersonalschlüssel im akutstationären Bereich gleichzusetzen. Gleichzeitig muss eine auskömmliche Finanzierung zur Vorhaltung der allgemeinen Krankenhausstrukturen beachtet werden. Die allgemeinen Vorhaltekosten im Bereich der akutstationären Krankenhausversorgung unterscheiden sich erheblich von den Vorhaltekosten im Bereich der stationären Langzeit- und Kurzzeitpflege. Diesem Umstand muss bei der Refinanzierung von Leistungen zur Übergangspflege im Krankenhaus hinreichend Rechnung getragen werden.

> Die Übergangspflege im Krankenhaus kann ein geeignetes Instrument sein, um Versorgungslücken, die die Kliniken für Geriatrie faktisch schon heute schließen, rechtlich abzusichern und adäquat zu finanzieren. Der Erfolg wird davon abhängen, ob die Vertragsparteien auf Landesebene zu einer wirtschaftlich ausreichenden Vereinbarung finden.

Pflegepersonaluntergrenzen, Pflegepersonalbemessungsinstrument

erstmalige Festsetzung von Pflegepersonaluntergrenzen

Mit dem Gesetz zur Modernisierung der epidemiologischen Überwachung übertragbarer Krankheiten vom 17. Juli 2017 wurde mit dem § 137i SGB V die Einführung von Pflegepersonaluntergrenzen in pflegesensitiven Bereichen in Krankenhäusern veranlasst. Die Selbstverwaltungspartner wurden mit der Ausarbeitung und Festlegung der Pflegepersonaluntergrenzen in pflegesensitiven Bereichen beauftragt. Hierbei sollten insbesondere der Deutsche Pflegerat e. V. (DPR), Vertreter der für Personalfragen der Krankenhäuser maßgeblichen Gewerkschaften und Arbeitgeberverbände, die in § 2 Absatz 1 der Patientenbeteiligungsverordnung genannten Organisationen sowie die Arbeitsgemeinschaft der Wissenschaftlichen Medizinischen Fachgesellschaften e. V. qualifiziert beteiligt werden. Bis spätestens zum 30. Juni 2018 mit Wirkung zum 1. Januar 2019 sollte eine Einigung über die Festlegung von Pflegepersonaluntergrenzen erzielt werden, anderenfalls hatte das Bundesministerium für Gesundheit nach Fristablauf durch Rechtsverordnung ohne Zustimmung des Bundesrates die entsprechenden Pflegepersonaluntergrenzen festzulegen. Da es zu keiner fristgerechten Einigung gekommen ist, wurden die Untergrenzen per Ersatzvornahme erstmalig durch das Bundesgesundheitsministerium (BMG) mit der Pflegepersonaluntergrenzen-Verordnung (PpUGV) festgesetzt. Die Verordnung wurde durch den Bundesgesundheitsminister Jens Spahn im Oktober 2018 unterzeichnet und trat am 11. Oktober 2018 in Kraft. Die Pflegepersonaluntergrenzen gelten seit dem 1. Januar 2019. Erklärtes Ziel der Verordnung ist die Sicherung des Patientenschutzes und die Verbesserung der Qualität der pflegerischen Patientenversorgung. Zu diesem Zweck legte die Verordnung zunächst verbindliche Untergrenzen als maximale Anzahl von Patientinnen bzw. Patienten pro Pflegekraft für die als pflegesensitiv identifizierten Bereiche Intensivmedizin, Geriatrie, Unfallchirurgie und Kardiologie fest.

Mit dem Pflegepersonal-Stärkungsgesetz (PpSG) vom 11. Dezember 2018 und dem Gesetz für mehr Sicherheit in der Arzneimittelversorgung (GSAV) vom 9. August 2019 wurde der Auftrag zur Weiterentwicklung von Pflegepersonaluntergrenzen in pflegesensitiven Krankenhausbereichen gesetzlich verankert. Gemäß § 137i SGB Absatz 1 SGB V überprüfen der GKV-Spitzenverband und die Deutsche Krankenhausgesellschaft jährlich bis zum 31. August im Benehmen mit dem Verband der Privaten Krankenversicherung die festgelegten Pflegepersonaluntergrenzen und vereinbaren mit Wirkung zum 1. Januar eines Jahres eine Weiterentwicklung der festgelegten pflegesensitiven Bereiche in Krankenhäusern sowie der zugehörigen Pflegepersonaluntergrenzen. Darüber hinaus legen sie bis zum 1. Januar eines Jahres weitere pflegesensitive Bereiche in Krankenhäusern fest.

Für die Geriatrie gilt gemäß § 3 der am 9. November 2021 erlassenen Verordnung zur Festlegung von Pflegepersonaluntergrenzen in pflegesensitiven Bereichen in Krankenhäusern für das Jahr 2022 (PpUGV) eine Verhältniszahl (schichtbezogen als Verhältnis von Patientinnen und Patienten zu einer Pflegekraft) in der Tagschicht von 10 zu 1 und in der Nachtschicht eine Verhältniszahl von 20 zu 1. Dabei darf gemäß der Verordnung der Anteil der Pflegehilfskräfte an der Gesamtzahl der Pflegekräfte in der Geriatrie in der Tagschicht 15 % und in der Nachtschicht 20 % nicht überschreiten. Als Tagschicht ist dabei der Zeitraum von 06:00–22:00 Uhr definiert, die Nachtschicht findet von 22:00–06:00 Uhr statt. Wenn eine Schicht aufgrund der Arbeitszeitgestaltung eines Krankenhauses sowohl der Tag- als auch der Nachtschicht unterfällt, kann das vorgehaltene Personal anteilig den Schichten zugeordnet werden. Bei verschiedenen Pflegepersonaluntergrenzen auf einer Station (Bsp. Geriatrie und Unfallchirurgie – Alterstraumatologisches Zentrum (ATZ)) ist die niedrigere Personaluntergrenze einzuhalten.

feste Verhältniszahlen von Patientinnen und Patienten zu Pflegekräften in der Geriatrie

> Die festgelegten Pflegepersonaluntergrenzen sind eventuell dazu geeignet, unerwünschte pflegebezogene Ereignisse zu vermeiden. Angesichts des niedrigen Personalansatzes in der Verordnung können sie nach Ansicht des Bundesverbandes Geriatrie in dieser Ausgestaltung jedoch nicht zur Verbesserung der Qualität der pflegerischen Patientenversorgung sowie zur angestrebten spürbaren Entlastung der Pflegekräfte beitragen. Mit der kontinuierlichen Ausweitung der Pflegepersonaluntergrenzen ergibt sich zudem ein großer Mehrbedarf an Pflegefachkräften, die auf dem Arbeitsmarkt nicht zur Verfügung stehen. Die administrierten Pflegeeinsatzvorgaben können häufig daher nur durch Personalverschiebungen zu Lasten anderer Fachbereiche eingehalten werden, da durch Untergrenzen keine Pflegekräfte geschaffen werden können, die am Arbeitsmarkt real nicht verfügbar sind. Ebenso kommt es zu temporären »Bettenstilllegungen«, da nicht ausreichend Pflegekräfte zur Verfügung stehen, was hinsichtlich des bestehenden Versorgungsbedarfs sehr kritisch zu sehen ist.
>
> Dabei zeichnet sich deutlich der Trend ab, dass diese »Umverteilung von Pflegefachkräften« in den einzelnen Krankenhäusern vermehrt ausschließlich nach wirtschaftlichen Erwägungen erfolgt. D. h. Leistungsbereiche mit einem hohen wirtschaftlichen Benefit erhalten

> Pflegepersonal zu Lasten von Versorgungsbereichen, die wirtschaftlich keine vergleichbaren Erlöse erbringen. Damit wird der »indirekte Effekt« der Pflegepersonaluntergrenzen für die Geriatrie unmittelbar versorgungsrelevant.

Durch einen krankenhausindividuellen Verteilungsschlüssel auf Ganzhausebene könnte diesem Effekt kurzfristig entgegengewirkt werden. Auch durch die Einführung eines Pflegepersonalbemessungsinstruments und dessen Anwendung auf Fachbereichsebene könnten diese Verteilungsungerechtigkeiten des Pflegepersonals aus Sicht des Bundesverbandes Geriatrie beseitigt werden, weshalb der mit dem Gesundheitsversorgungsweiterentwicklungsgesetz (GVWG) vom 19. Juli 2021 neu eingeführte § 137k SGB V zu begrüßen ist.

Auf der Grundlage des § 137k SGB V haben die Vertragsparteien auf Bundesebene den gesetzlichen Auftrag erhalten, im Einvernehmen mit dem Bundesministerium für Gesundheit (BMG) die Entwicklung und Erprobung eines wissenschaftlich fundierten Verfahrens zur Personalbemessung in der Pflege im Krankenhaus bis zum Ende des Jahres 2024 sicherzustellen. Gemäß dem Koalitionsvertrag für die Zeit von 2021 bis 2025 soll zur verbindlichen Personalbemessung im Krankenhaus kurzfristig zudem die Pflegepersonalregelung 2.0 (PPR 2.0) als Übergangsinstrument eingeführt werden. Im Juni 2022 hat der Bundesgesundheitsminister angekündigt, die gesetzlichen Regelungen zur Umsetzung dieses politischen Auftrags im zweiten Halbjahr 2022 zu schaffen, sodass voraussichtlich am 1. Januar 2023 die Einführung der PPR 2.0 starten wird.

Pflegepersonalregelung 2.0 (PPR 2.0) als Übergangsinstrument

> Aus Sicht des Bundesverbandes Geriatrie muss ein zukünftiges Pflegepersonalbemessungsinstrument die Indikatoren für die zentralen aufwandstreibenden Größen für den Pflege-, Unterstützungs- und Behandlungsbedarf auf der Grundlage des aktuellen Gesundheitszustandes der Patientinnen und Patienten abbilden, darf aber kein Abbild eines individuellen »Pflegeplans« sein. Zudem müssen die Inhalte des Pflegepersonalbemessungsinstrumentes aus der primären Patientendokumentation abgeleitet werden können und einen Ganzhausansatz unterstützen. Eine fallbezogene Einzelleistungserfassung ist angesichts des damit verbundenen Verwaltungsaufwands grundsätzlich abzulehnen. Eine Personaluntergrenze kann langfristig nur das Ergebnis des Pflegepersonalbemessungsinstruments sein.

Ausgliederung der Pflegpersonalkosten, Besondere Einrichtung

Mit dem am 1. Januar 2019 in Kraft getretenen Pflegepersonal-Stärkungsgesetz (PpSG) wurde in § 17b Absatz 4 KHG verankert, dass die Pflegepersonalkosten für die unmittelbare Patientenversorgung auf bettenführenden Stationen ab dem Jahr 2020 aus dem DRG-System ausgegliedert werden. Intention war dabei, die Pflegepersonalkosten in eine von den Fallpauschalen unabhängige und krankenhausindividuelle Pflegepersonalkostenvergütung zu überführen. Das aG-DRG-Entgeltsystem vergütet daher seit 2020 grundsätzlich alle Leistungsbestandteile der bisherigen Fallpauschalen mit Ausnahme der Pflege am Bett.

Der GKV-Spitzenverband und der Verband der Privaten Krankenversicherung wurden mit dem PpSG (§ 17b Absatz 4 KHG) vom Gesetzgeber beauftragt, gemeinsam mit der Deutschen Krankenhausgesellschaft auf der Basis eines Konzeptes des Instituts für das Entgeltsystem im Krankenhaus (InEK) die Ausgliederung vorzunehmen und erstmals für das Jahr 2020 entsprechende Vergütungskataloge zu vereinbaren. Grundlage für die erstmalige Abgrenzung der Pflegepersonalkosten im Umstellungsjahr 2020 bildeten die zwischen den Vertragsparteien geschlossene Pflegepersonalkostenabgrenzungsvereinbarung vom 18. Februar 2019 in Verbindung mit dem InEK-Konzept vom 7. März 2019. Weitere Vorgaben wurden in der Vereinbarung von Grundsätzen für die Systementwicklung 2020 (DRG-Grundlagenvereinbarung) verankert.

Die erstmalige Ausgliederung der Pflegepersonalkosten stellte einen wesentlichen Eingriff in die Systematik der Weiterentwicklung des DRG-Systems dar. Zur Erstellung des aG-DRG-Katalogs und der Kalkulation der Fallkosten hat das InEK für das Systemjahr 2020 erstmals die Pflegepersonalkosten auf Fallebene ausgegliedert. Ein Vergleich mit dem DRG-Katalog 2019 zeigt, dass diese Ausgliederung nicht nur Einfluss auf die einzelnen DRGs hat – die wiederum in sehr unterschiedlichen Maßen betroffen sind – sondern auch auf die Berechnung der Zusatzentgelte, sofern in diesen Pflegepersonalkosten enthalten sind. Zudem ergeben sich Konsequenzen hinsichtlich der Sortierreihenfolge innerhalb einer Basis-DRG. Die individuellen Höhen der Pflegepersonalkostenanteile der einzelnen DRGs haben Auswirkungen auf die Ausgliederung der Pflegepersonalkosten und damit unterschiedliche Folgen für die einzelnen DRGs.

Eingriff in die Systematik des DRG-Systems

Exkurs: Aktivierend-therapeutische Pflege in der Geriatrie (ATP-G)

Ein wichtiger Bestandteil des geriatrischen Behandlungskonzeptes ist die ATP-G. ATP-G bezieht sich auf Menschen mit Unterstützungs- und Pflege- sowie (Früh-)Rehabilitationsbedarf, geht über die Grundpflege hinaus und ist mit Behandlungspflege nicht zu vergleichen. Entscheidende Beachtung finden vorhandene Fähigkeiten und Fertigkeiten sowie aktuelle gesundheitliche Einschränkungen. Herausragendes Ziel ist das Wiedererlangen oder Erhalten der Alltagskompetenzen des betroffenen Menschen. Aktivierend-therapeutische Pflege ist ein eigenständiges Pflegekonzept mit prägenden, handlungsleitenden Elementen. Zwar ist auch hier der Pflegeprozess der versorgungsleitende theoretische Ansatz mit den einzelnen

Teilschritten Informationssammlung – Zielbestimmung – Maßnahmenplanung – Durchführung – Evaluation, jedoch gibt es bedeutende Unterschiede. Die Informationssammlung beginnt beispielsweise mit der Ermittlung der Ressourcen, über die die zu pflegende Person (noch) verfügt. Das können physische, kognitive, emotionale oder auch soziale Fähigkeiten und/oder Fertigkeiten sein. Darauf aufbauend wird der aktivierend-therapeutische Pflegeprozess in allen pflegerischen Settings ganzheitlich gestaltet. Wenn möglich, werden Bezugspersonen in den ATP-G-Prozess einbezogen. Weiteres prägendes Merkmal aktivierend-therapeutischer Arbeit ist das interdisziplinäre Zusammenspiel verschiedener Berufsgruppen im Versorgungsprozess, d. h. pflegerische und therapeutische Arbeit richten sich mit- und aneinander aus, ärztliche Behandlung beeinflusst ebenso. Ein gravierender Unterschied zwischen ATP-G und anderen Pflegekonzepten ist, dass die Patientinnen und Patienten angeleitet werden, sich (wieder) selbstständig im Alltag zu versorgen. Dies wird kontinuierlich trainiert und auf- und ausgebaut. Diese Herangehensweise braucht deutlich mehr Zeit und Personal sowie Empathie und Motivation(sfähigkeit). Das ATP-G-Konzept definiert eine Klassifikation des Pflegebedarfs in Form von vier Bedarfsgruppen. Im Abgleich mit verschiedenen Pflegemodellen und -theorien entwickelten sich die prägenden Handlungs- und Pflegeschwerpunkte: Aspekte der Beziehungsarbeit, Bewegung im Sinne von Positionswechsel bzw. Positionierung und Transfer/Aufstehen/Stehen/Gehen sowie Selbstversorgung mit den spezifischen Pflegekomplexen Körperpflege, Kleiden, Nahrungs- und Flüssigkeitsaufnahme mit bzw. ohne Kau- und Schluckstörungen sowie Ausscheidungen. Das ATP-G-Konzept ist inzwischen mehrfach wissenschaftlich evaluiert und bestätigt worden, verschiedene Fachbücher erörtern das Thema intensiv und ordnen es ein. Pflege ist ein immanenter Teil geriatrischer Arbeit und ATP-G ein entscheidendes Merkmal geriatrischer Versorgung in Abgrenzung zu anderen medizinischen Fachgebieten. Die bestehenden geriatriespezifischen DRGs sind im Vergleich zu DRGs anderer medizinischer Disziplinen durch einen hohen Pflegepersonalkostenanteil in Höhe von durchschnittlich etwa 30 % gekennzeichnet.

<small>Aktivierend-therapeutische Pflege: Kernelement der Geriatrie</small>

Die Ausgliederung der Pflegepersonalkosten führt generell zu einer Reduktion der durchschnittlichen Fallkosten innerhalb einer Fallpauschale, was im Ergebnis zu einer Absenkung der Bewertungsrelation führt. Es zeigt sich dabei, dass Bewertungsrelationen der geriatriespezifischen Fallpauschalen im Vergleich zu anderen Fallpauschalen deutlicher absinken, da diese über höhere Pflegepersonalkostenanteile verfügen. Da Fallpauschalen mit einer hohen Bewertungsrelation in der Regel vor solchen mit einer niedrigeren Bewertungsrelation einsortiert werden, ist eine Neusortierung der Fallpauschalen die Folge und geriatriespezifische Fallpauschalen können langfristig in der Sortierreihenfolge tendenziell einen hinteren Platz einnehmen. In der weiteren Konsequenz kann die Anzahl der zu kodierenden geriatriespezifischen Fallpauschalen zukünftig abnehmen. Dieser Prozess ist bereits heute in der Praxis erkennbar. Für das DRG-System 2020 ist aufgrund fehlender Kostenunterschiede innerhalb der Basis-DRG B44 *Geriatrische frührehabilitative Komplexbehandlung bei Krankheiten und Störungen des Nervensystems* eine Kondensation der DRG B44A und B44B erfolgt.

> Vor diesem Hintergrund kann die Abrechnung geriatrischer Fallpauschalen aus krankenhausbetriebswirtschaftlicher Perspektive und systemimmanent zukünftig an Attraktivität verlieren. Zu erwarten ist, dass Krankenhäuser auch bei unverändertem Patientenklientel und identischem Leistungsangebot weniger geriatrische Fallpauschalen kodieren, als die Fallzahl geriatrischer Patientinnen und Patienten und ihre quantitative Entwicklung dies vermuten lassen. Werden versorgungspolitisch keine Gegenmaßnahmen eingeleitet, besteht daher die Gefahr, innerhalb des bestehenden Fallpauschalen-Systemmechanismus der Geriatrie als gleichermaßen etablierte wie notwendige altersmedizinische Versorgung ihre Finanzierungs- und Vergütungsgrundlage zu entziehen. Zwangsläufig würde sich damit eine Unterversorgung geriatrischer Patientinnen und Patienten abzeichnen.

Um dieser Gefährdung der wirtschaftlichen Basis der geriatriespezifischen Versorgung im Krankenhaus aktiv sachgerecht entgegen zu wirken, strebt der Bundesverband Geriatrie eine Finanzierbarkeit der geriatriespezifischen Leistungen über das Instrument der »Besonderen Einrichtung« an. Der in § 17b Absatz 1 Satz 10 KHG normierte Ausnahmetatbestand der Besonderen Einrichtungen bildet aus Sicht des Bundesverbandes Geriatrie die rechtliche Grundlage und die gleichermaßen geeignete wie notwendige Alternative für Kliniken für Geriatrie zum DRG-System und der ausgelagerten Pflegepersonalkostenfinanzierung. Auf diese Weise kann auch in Zukunft eine bedarfsnotwendige Vergütung sowie eine versorgungspolitische Absicherung der geriatriespezifischen Versorgung in Krankenhäusern gewährleistet werden. Gemäß § 17b Absatz 1 Satz 10 KHG können Besondere Einrichtungen, deren Leistungen im bestehenden Entgeltsystem insbesondere aus medizinischen Gründen, wegen einer Häufung von schwerkranken Patientinnen und Patienten oder aus Gründen der Versorgungsstruktur nicht sachgerecht abgebildet werden, zeitlich befristet aus dem Vergütungssystem ausgenommen werden. Der GKV-Spitzenverband und der Verband der Privaten Krankenversicherung haben gemeinsam mit der Deutschen Krankenhausgesellschaft dazu entsprechend ihrem gesetzlichen Auftrag nach § 17b Absatz 2 KHG eine Vereinbarung zur näheren Ausgestaltung geschlossen (Vereinbarung zur Bestimmung von Besonderen Einrichtungen – VBE). Es ist das Ziel bzw. die Forderung des Bundesverbandes, dass der Versorgungsbereich der Geriatrie zukünftig mit in den Anwendungsbereich der Vereinbarung aufgenommen wird.

alternative Finanzierungsoption: Besondere Einrichtung

OPS-Strukturprüfungen

Konfliktpotenzial: Abrechnungsprüfungen

Die geriatrische frührehabilitative Komplexbehandlung gemäß OPS 8-550 sowie die teilstationäre geriatrische Komplexbehandlung gemäß OPS 8-98a gehen über den organzentrierten Behandlungsansatz hinaus und bieten im Sinne eines therapeutisch-rehabilitativen Gesamtkonzeptes zusätzlich die Behandlung in einem multiprofessionellen Team, weshalb diese spezielle gesundheitliche Versorgung hochbetagter Patientinnen und Patienten als Komplexbehandlung im DRG-System ausgewiesen ist. Die Auslegung der in den OPS definierten Mindestanforderungen an die patientenbezogene Prozessqualität sowie an die krankenhausbezogene Strukturqualität birgt aufgrund der Vielfältigkeit in der Praxis jedoch im Bereich der Abrechnungsprüfung durch die Krankenkassen ein erhebliches Konfliktpotential. Die in den letzten Jahren kontinuierlich angestiegenen Abrechnungsstreitigkeiten führen daher zu einem erheblichen administrativen Aufwand. Hierdurch geht u. a. auch »Zeit für die Patientinnen und Patienten« verloren.

Zur Steigerung der Effektivität und Effizienz der Krankenhausabrechnungsprüfung hat der Deutsche Bundestag im November 2019 das MDK-Reformgesetz beschlossen, das in weiten Teilen zum 1. Januar 2020 in Kraft getreten ist. Hintergrund für dieses Gesetz war zudem auch die zunehmende Infragestellung der Unabhängigkeit der Medizinischen Dienste der Krankenversicherung (MDK) und eine Vielzahl von Streitigkeiten aufgrund von Abrechnungsprüfungen. Erklärtes Ziel der Gesetzesinitiative war daher unter anderem die Stärkung der Medizinischen Dienste der Krankenversicherung und die Weiterentwicklung der Krankenhausabrechnungsprüfung.

> Ein wesentlicher, geriatrierelevanter Baustein zur Weiterentwicklung der Krankenhausabrechnungsprüfung bildet die Einführung eines zweistufigen Prüfregimes bestehend aus der Prüfung von krankenhausbezogenen Strukturmerkmalen gemäß § 275d SGB V und der Prüfung von patientenbezogenen Mindestmerkmalen im Einzelfall gemäß § 275c SGB V. Dieser zweistufige Prüfansatz stellt einen Paradigmenwechsel in der Krankenhausabrechnungsprüfung dar. Erstmals werden damit rechtsverbindliche Regelungen für Strukturprüfungen geschaffen. Die Einhaltung dieser Regelungen wird dabei auf abstraktstruktureller Ebene und losgelöst vom patientenindividuellen Einzelfall geprüft. Statt einer Prüfung in einer Vielzahl von Einzelfällen wird die Erfüllung von strukturellen Voraussetzungen in einer jährlichen Strukturprüfung gebündelt. Im Ergebnis sollen die Aufwendungen im Rahmen der Krankenhausabrechnungsprüfung reduziert und die Planungssicherheit der Krankenhäuser sowie Krankenkassen hinsichtlich der Abrechnungsbefugnis gestärkt werden.

Der in diesem Zusammenhang neu geschaffene § 275d SGB V verpflichtet Krankenhäuser, die Einhaltung von Strukturmerkmalen durch den Medizinischen Dienst (MD) begutachten zu lassen, bevor Leistungen mit den Krankenkassen vereinbart und abgerechnet werden können. Grundsätzlich ist im Rahmen dieser Strukturprüfung die Einhaltung der im OPS definierten Strukturmerkmale vorzuweisen. Sofern Krankenhäuser die Einhaltung der Strukturvoraussetzungen des jeweiligen Operationen- und Prozedurenschlüssels innerhalb der hausinternen Organisationsstruktur nachweisen können, erhalten sie gemäß § 275d Absatz 2 SGB V eine Bescheinigung über das Ergebnis der Prüfung zur Vorlage bei den Landesverbänden der Krankenkassen und den Ersatzkassen. Im Rahmen dieser vorgelagerten Strukturprüfung erhalten die Krankenhäuser damit eine generelle Abrechnungsbefugnis für zukünftige Behandlungsfälle. In der Vergangenheit erfolgte diese Prüfung retrospektiv nach Abschluss des jeweiligen Behandlungsfalls, weshalb Krankenhäuser häufig Rechnungskürzungen für bereits erbrachte Leistungen zu verbuchen hatten. Aufgrund einer Vielzahl unbestimmter Rechtsbegriffe und definitorischer Unklarheiten innerhalb der Klassifikationssysteme des DRG-Systems führte dieser retrospektive Prüfansatz aus betriebswirtschaftlicher Sicht in der Vergangenheit zu einer hohen Planungsunsicherheit auf Seiten der Krankenhäuser und Krankenkassen. Diese Planungsunsicherheit wurde insbesondere durch das Fehlen rechtsverbindlicher Regelungen zur Durchführung von Strukturprüfungen sowie einheitlicher Definitionen der Struktur- und Prozessmerkmale hervorgerufen. Vor diesem Hintergrund wurde der klassifikatorische Aufbau der Komplexbehandlungen mit Einführung der Strukturprüfungen gemäß § 275d SGB V grundlegend durch das BfArM restrukturiert. Im Zusammenhang mit den Neuregelungen des § 275d SGB V ist innerhalb des Klassifikationssystems des Operationen- und Prozedurenschlüssels im Jahre 2021 bei einer Vielzahl von Kodes eine Aufteilung der genannten Mindestmerkmale in krankenhausbezogene Strukturmerkmale und patientenbezogene Mindestmerkmale erfolgt. Eine derartige Aufteilung der Mindestmerkmale ist dabei auch für die geriatriespezifische frührehabilitative Komplexbehandlung sowie die teilstationäre geriatrische Komplexbehandlung erfolgt.

Grundsätzlich gilt, dass Krankenhäuser, die die strukturellen Voraussetzungen nicht erfüllen, die Leistungen gemäß § 275d Absatz 4 SGB V ab dem Jahr 2022 nicht vereinbaren und nicht abrechnen dürfen. Fehlende oder negative Struktur-Bescheinigungen reduzieren daher das Leistungsspektrum des Krankenhauses.

vorgelagerte Strukturprüfung Abrechnungsbefugnis für Krankenhäuser

5.2 Aktuelle gesundheits- und versorgungspolitische Entwicklungen in der Rehabilitation

Rehabilitationsmaßnahmen für pflegende Angehörige

Am 1. Januar 2019 ist das Gesetz zur Stärkung des Pflegepersonals (Pflegepersonal-Stärkungsgesetz – PpSG) in Kraft getreten. Mit diesem Gesetz wurde auch § 40 SGB V geändert, wodurch pflegenden Angehörigen nunmehr ein erleichterter Zugang zu stationären Rehabilitationsleistungen ermöglicht ist. Demnach erbringt die Krankenkasse für pflegende Angehörige stationäre Rehabilitation unabhängig davon, ob eine ambulante Rehabilitation im Sinne des § 40 Absatz 1 SGB V ausreichend ist. Die Krankenkasse kann für pflegende Angehörige diese stationäre Rehabilitation mit Unterkunft und Verpflegung auch in einer nach § 37 Absatz 3 SGB IX zertifizierten Rehabilitationseinrichtung erbringen, mit der ein Vertrag nach § 111a SGB V besteht. Wählen Versicherte eine andere zertifizierte Einrichtung, so haben sie die dadurch entstehenden Mehrkosten zur Hälfte zu tragen; dies gilt nicht für solche Mehrkosten, die im Hinblick auf die Beachtung des Wunsch- und Wahlrechts nach § 8 SGB IX von den Krankenkassen zu übernehmen sind. Für die Indikation einer medizinischen Rehabilitation müssen auch bei pflegenden Angehörigen Rehabilitationsbedürftigkeit und Rehabilitationsfähigkeit vorliegen sowie eine positive Rehabilitationsprognose gegeben sein.

erleichterter Zugang zu stationären Rehabilitationsleistungen für pflegende Angehörige

Entlassmanagement

Nach einem lang währenden Verhandlungs- und Abstimmungsprozess zwischen dem GKV-Spitzenverband, der Kassenärztlichen Bundesvereinigung (KBV) und den elf für die Erbringung von Leistungen zur medizinischen Rehabilitation maßgeblichen Verbänden auf Bundesebene (Reha-Leistungserbringerverbände) haben sich die Vertragspartner am 15. Januar 2019 vor dem erweiterten Bundesschiedsamt über einen Rahmenvertrag zum Entlassmanagement von stationären medizinischen Rehabilitationseinrichtungen geeinigt. Der Rahmenvertrag Entlassmanagement-Reha ist am 1. Februar 2019 in Kraft getreten. Bestandteile des im Rahmenvertrag geregelten Entlassmanagements sind insbesondere die Feststellung und Dokumentation des medizinischen Versorgungsbedarfs, der im Anschluss an die Rehabilitation besteht, sowie die Einleitung der medizinischen und pflegerischen Anschlussversorgung, sofern ein solcher Versorgungsbedarf festgestellt wurde. Dazu haben die Rehabilitationseinrichtungen Hilfestellungen und Beratungen bei der Beantragung von Leistungen der Kranken- und/oder Pflegekasse beziehungsweise bei der Kontaktanbahnung zur Selbsthilfe zu erbringen. Darüber hinaus regelt der Rahmenvertrag das zukünftige Verordnungsrecht. Die Rehabilitationseinrichtungen dürfen da-

Rahmenvertrag zum Entlassmanagement von stationären medizinischen Rehabilitationseinrichtungen

nach für einen Zeitraum von bis zu sieben Tagen Arznei- und Verbandsmittel, Heil- und Hilfsmittel, häusliche Krankenpflege, Soziotherapie sowie Krankenhausbehandlung verordnen. Ferner dürfen die Rehabilitationseinrichtungen die Arbeitsunfähigkeit feststellen. Ziel des Entlassmanagements ist es, Rehabilitanden eine lückenlose medizinische beziehungsweise pflegerische Anschlussversorgung zu sichern, was insbesondere auch im Bereich der Geriatrie von besonderer Bedeutung ist. Gerade die sehr komplexe Leistung der geriatrischen Rehabilitation hat in der Regel direkte Bezüge zur Nachversorgung, sodass dem Entlassmanagement in der Geriatrie eine entsprechend hohe Bedeutung zukommt. Ziel des Rahmenvertrags ist es, die sachgerechte Anschlussversorgung nach stationären Rehabilitationsleistungen an dem bisherigen Behandlungsprozess auszurichten und die Angebote der gesundheitlichen und pflegerischen Versorgung zum Wohle der Rehabilitanden wirkungsvoll aufeinander abzustimmen.

Anschluss von Rehabilitationseinrichtungen an die Telematikinfrastruktur

Mit dem im Herbst 2020 in Kraft getretenen Patientendatenschutzgesetz (PDSG) können sich ambulante und stationäre Rehabilitationseinrichtungen seit dem 1. Januar 2021 an die Telematikinfrastruktur (TI) im Gesundheitswesen anschließen. Die TI ermöglicht den elektronischen Datenaustausch zwischen Versicherten, Krankenkassen und Leistungserbringern und den Betrieb digitaler Anwendungen in der Gesundheitsversorgung. Um sich an das System anzubinden, benötigen Rehabilitationseinrichtungen zahlreiche neue Hard- und Softwarekomponenten. Entsprechende Anschaffungs- und Betriebskosten werden von den Krankenkassen und Trägern der Deutschen Rentenversicherung – zumindest anteilig – ersetzt. Anders als Krankenhäuser sind Rehabilitationseinrichtungen bisher nicht zum Anschluss an die TI verpflichtet. Künftig wird aber der Datenaustausch zwischen allen Beteiligten im Gesundheitswesen primär digital erfolgen müssen, sodass ein zeitnaher Anschluss auch der geriatrischen Rehabilitationseinrichtungen sinnvoll ist.

Vorsorge- und Rehabilitationseinrichtungen, mit denen ein Versorgungsvertrag nach § 111 Absatz 2, § 111a oder § 111c SGB V besteht, können sich demnach an die TI anbinden. Das Gleiche gilt grundsätzlich auch für Leistungserbringer der medizinischen Rehabilitation der gesetzlichen Rentenversicherung. Gemäß § 381 SGB V vereinbaren der Spitzenverband Bund der Krankenkassen, die Deutsche Rentenversicherung Bund, die für die Wahrnehmung der Interessen der Vorsorgeeinrichtungen und Rehabilitationseinrichtungen maßgeblichen Bundesverbände und die für die Wahrnehmung der Interessen der Rehabilitationseinrichtungen maßgeblichen Vereinigungen der gesetzlichen Rentenversicherung das Nähere zum Ausgleich der den Einrichtungen entstehenden Kosten. Dabei gilt sowohl für die Rehabilitationseinrichtungen der gesetzlichen Rentenversicherung als auch für die von den Krankenkassen zu finanzierenden Einrichtungen das Verfahren zur Verhandlung und Anpassung von Vergütungssätzen.

Die Anbindung erfolgt schrittweise und freiwillig; perspektivisch ist eine Verpflichtung zur Anbindung beabsichtigt. Die für die Nutzung der TI erforderlichen Kosten umfassen insbesondere erstmalige Ausstattungskosten sowie die im laufenden Betrieb entstehenden Kosten. Zum Redaktionsschluss dieses Buchs sind die Verhandlungen zwischen Kostenträgern und Leistungserbringern weitestgehend, aber nicht final abgeschlossen. Demnach konnte eine eigene Finanzierungsvereinbarung für Rehabilitationseinrichtungen mit einer pauschalen Finanzierung für die Anpassung der hausinternen IT-Infrastruktur erzielt werden, das Finanzierungsvolumen ist dabei u. a. abhängig von der Anzahl der aufgestellten Betten bzw. Plätze.

Intensivpflege- und Rehabilitationsstärkungsgesetz (GKV-IPReG)

Mit dem Ende 2020 in Kraft getretenen Intensivpflege- und Rehabilitationsstärkungsgesetz (GKV-IPReG) erfährt die geriatrische Rehabilitation durch den Bundesgesetzgeber eine deutliche Aufwertung. Dies betrifft unter anderem Regelungen zur Bewilligung geriatrischer Rehabilitationsmaßnahmen ohne weitere Prüfung der medizinischen Notwendigkeit durch die Krankenkassen bei Antragstellungen aus dem Bereich der niedergelassenen Ärzteschaft und die gesetzgeberische Bestätigung der Dauer der geriatriespezifischen Rehabilitation von 20 Behandlungstagen im ambulanten und drei Wochen im stationären Bereich.

dreiwöchige Rehabilitationsdauer in der Geriatrie als Regelfall

Gemäß § 40 Absatz 3 SGB V gilt nun, dass Leistungen zur ambulanten medizinischen Rehabilitation für längstens 20 Behandlungstage, Leistungen der stationären medizinischen Rehabilitation für längstens drei Wochen erbracht werden sollen – mit Ausnahme von Leistungen der geriatrischen Rehabilitation, die als ambulante Leistungen in der Regel für 20 Behandlungstage oder als stationäre Leistungen in der Regel für drei Wochen erbracht werden sollen. Eine Verlängerung dieser Leistungen ist möglich, wenn dies aus medizinischen Gründen dringend erforderlich ist. Damit wurde eine dreiwöchige Rehabilitationsdauer in der Geriatrie durch den Gesetzgeber als »Regelfall« definiert.

Wegfall der Bindung der Vergütungssatzsteigerungen an die jährliche Veränderungsrate

Ferner hat mit dem GKV-IPReG der Gesetzgeber den Wegfall der Bindung der Vergütungssatzsteigerungen an die jährliche Veränderungsrate als eine – aus Sicht des Bundesverbandes Geriatrie – elementare Grundlage für eine zukünftig auskömmlichere Anpassung der Vergütungssätze beschlossen. Darüber hinaus gilt, dass die nachweisliche Bezahlung von Gehältern bis zur Höhe tarifvertraglicher Vergütungen sowie entsprechender Vergütungen nach kirchlichen Arbeitsrechtsregelungen nicht als unwirtschaftlich abgelehnt werden können. Für Vergütungsvereinbarungen gilt § 71 SGB V (Bindung an die Veränderungsrate) somit künftig nicht mehr.

> Somit eröffnen sich mit Blick auf Vergütungssatzverhandlungen wie auch Schiedsstellenverfahren perspektivisch neue Spielräume, waren Vergütungssätze für Rehabilitationseinrichtungen bisher durch die Bindung an die jährliche Veränderungsrate nach oben »faktisch« gedeckelt, ist diese strukturelle Benachteiligung der Leistungserbringer gegenüber den Kostenträgern nun entfallen und die Verhandlungsposition der Einrichtungsträger tendenziell gestärkt. Angesichts kontinuierlich steigender Kosten insbesondere für Personal und Energie zeichnet sich somit ein Weg zu langfristig höheren Vergütungssätzen in der geriatrischen Rehabilitation ab (▶ Kap. 6).

Zudem sind gemäß dem neu gefassten § 111 Absatz 7 SGB V der Spitzenverband Bund der Krankenkassen und die für die Erbringer von Leistungen zur medizinischen Rehabilitation maßgeblichen Verbände auf Bundesebene aufgefordert, in Rahmenempfehlungen das Nähere zu Inhalt, Umfang und Qualität von Leistungen zur medizinischen Rehabilitation sowie Grundsätze einer leistungsgerechten Vergütung und der Strukturen dieser Leistungen und die Anforderungen an ein Nachweisverfahren zur Zahlung von Vergütungen zu vereinbaren. Nach § 111b Absatz 6 SGB V sind der Spitzenverband Bund der Krankenkassen und die für die Erbringer von Leistungen zur medizinischen Rehabilitation maßgeblichen Verbände auf Bundesebene zusätzlich aufgefordert, eine Schiedsstelle zu bilden, die unter anderem in Angelegenheiten der nach § 111 Absatz 7 SGB V zu vereinbarenden Rahmenempfehlungen entscheidet. Hinsichtlich der personellen Besetzung der nach § 111b Absatz 6 SGB V einzurichtenden Schiedsstelle konnte zwischen den verhandelnden Parteien Einigkeit erzielt werden.

Rahmenempfehlungen zu Inhalt, Umfang und Qualität von Leistungen zur medizinischen Rehabilitation

Ende 2020 hat sich aus den oben genannten Verhandlungsparteien eine gemeinsame Arbeitsgruppe formiert, wobei auf Seiten der Leistungserbringerverbände der Bundesverband Geriatrie die Federführung übernommen hat. In den darauffolgenden Monaten hat diese Arbeitsgruppe sich in intensiven Verhandlungen zu den Inhalten der zu vereinbarenden Rahmenempfehlungen ausgetauscht, Textelemente entwickelt und abgestimmt. Einen wesentlichen Bestandteil dieser Rahmenempfehlungen stellen Ausführungen zu indikationsspezifischen Leistungs- und Personalvorgaben dar, die zum Redaktionsschluss dieses Buches noch weiter erarbeitet und abgestimmt werden.

> Die Vereinbarung von Inhalt, Umfang und Qualität von Leistungen zur medizinischen Rehabilitation sowie insbesondere zu Grundsätzen einer leistungsgerechten Vergütung und der Strukturen dieser Leistungen auf dem Verhandlungsweg stellt ein Novum im deutschen Gesundheitswesen dar, derart weitreichende und vom Gesetzgeber definierte Aufträge zur Mit- und Ausgestaltung von Leistungsinhalten, -umfängen und -qualitäten und insbesondere auch deren Vergütungs-

> grundsätze waren bisher nicht gegeben. Zugleich offenbaren diese intensiven und weitreichenden Verhandlungsmodi auch Regelungsdefizite im Gesetz, die den Verhandlungsverlauf erschweren und damit verzögern, sodass zum Redaktionsschluss dieses Buchs noch keine konsentierten Rahmenempfehlungen vorliegen.

Aufgrund der grundsätzlichen Bedeutung der Themen gestalten sich die Verhandlungen entsprechend schwierig und werden sehr stark von den Individualinteressen der jeweiligen Verhandlungspartner bestimmt. Insofern ist mit einer hohen Wahrscheinlichkeit zu erwarten, dass die Schiedsstelle als Konfliktlösungsmechanismus angerufen werden muss.

Prüfung der medizinischen Erforderlichkeit entfällt bei vertragsärztlich verordneter geriatrischer Rehabilitation

Zudem wurde mit dem GKV-IPReG in § 40 Absatz 3 Satz 2 und 3 SGB V geregelt, dass von der Krankenkasse bei einer vertragsärztlich verordneten geriatrischen Rehabilitation nicht überprüft wird, ob diese medizinisch erforderlich ist, sofern die geriatrische Indikation durch dafür geeignete Abschätzungsinstrumente vertragsärztlich überprüft wurde. Der Krankenkasse ist bei der Übermittlung der Verordnung die Anwendung der geeigneten Abschätzungsinstrumente nachzuweisen und das Ergebnis der Abschätzung beizufügen. Hierzu hat der Gemeinsame Bundesausschuss (G-BA) gemäß § 40 Absatz 3 Satz 10 SGB V das Nähere zu Auswahl und Einsatz geeigneter Abschätzungsinstrumente geregelt. Zudem wurde der G-BA beauftragt festzulegen, in welchen Fällen Anschlussrehabilitationen nach § 40 Absatz 6 Satz 1 SGB V ohne vorherige Überprüfung der Verordnung durch die Krankenkassen erbracht werden können. Diese Vorgaben wurden fristgerecht vom G-BA erarbeitet, wobei von der Möglichkeit Gebrauch gemacht wurde, u. a. auch für den Bereich der geriatrischen Anschlussrehabilitation Verfahrenserleichterungen zu schaffen. Die dadurch bedingten Anpassungen der Rehabilitations-Richtlinie traten zum 1. Juli 2022 in Kraft.

Kriterien zur Zuweisung in eine geriatrische Rehabilitation

Gemäß dem neuen § 15 Geriatrische Rehabilitation der Rehabilitations-Richtlinie gilt nun, dass die Vertragsärztinnen und -ärzte im Verfahren zur Verordnung einer geriatrischen Rehabilitation im Verordnungsformular Muster 61 die Indikation einer medizinischen Rehabilitation gemäß § 7 Absatz 1 (Rehabilitationsbedürftigkeit, Rehabilitationsfähigkeit, positive Rehabilitationsprognose und Rehabilitationsziele) dokumentieren. Für die Zuweisung in eine geriatrische Rehabilitation, bei der die Krankenkasse die medizinische Erforderlichkeit nicht überprüft, sind verschiedene Kriterien abzuklären und im Verordnungsformular Muster 61 darzulegen. Dazu gehört u. a. das Bestehen eines erhöhten Lebensalters (70 Jahre oder älter) und das Vorliegen von mindestens einer rehabilitationsbegründenden Funktionsdiagnose und zwei geriatrietypischen Diagnosen. Die neu eingeführte Anlage II zur Rehabilitations-Richtlinie benennt überdies Voraussetzungen für Funktionstests im Rahmen der Verordnung von geriatrischer Rehabilitation im Muster 61:

- mindestens zwei Funktionstests aus unterschiedlichen Schädigungsbereichen
- Funktionstests, die die Schädigungen medizinisch am besten abbilden
- 1 Funktionstest für die rehabilitationsbegründende Funktionsdiagnose
- Funktionstests nicht älter als sechs Wochen
- Ergebnisse der Funktionstests im Verordnungsformular Muster 61

Hinsichtlich der Anschlussrehabilitationen regelt der neue § 16 der Rehabilitations-Richtlinie, in welchen Fällen Anschlussrehabilitation im Anschluss an eine Krankenhausbehandlung ohne vorherige Überprüfung der Krankenkasse erbracht werden kann. Es sind insbesondere solche Indikationen berücksichtigt, bei denen bereits prästationär beeinträchtigte Teilhabe bestand, der Krankenhausaufenthalt durch schwere Komplikationen belastet oder eine positive Prognose für die Wiedererlangung oder Verbesserung individueller Teilhabe nur durch komplexe Maßnahmen zu erreichen ist. Es gilt, dass bei bestehender Rehabilitationsbedürftigkeit, Rehabilitationsfähigkeit und einer positiven Rehabilitationsprognose und dem Vorliegen einer in der Rehabilitations-Richtlinie explizit genannten Indikationsgruppen die medizinische Erforderlichkeit der Rehabilitation durch die Krankenkasse nicht überprüft wird. Dies betrifft z. B. Erkrankungen des Herzens und des Kreislaufsystems, konservativ und operativ behandelte Erkrankungen des Bewegungsapparates oder Krankheiten der Atmungsorgane einschließlich Operationen. Eine weitere Fallkonstellation im Sinne des § 16 der Rehabilitations-Richtlinie ist die geriatrietypische Multimorbidität bei zugleich erhöhtem Lebensalter (70 Jahre oder älter). Für die Darlegung der Fallkonstellation ist das Vorliegen der Indikation für eine Anschlussrehabilitation einschließlich der damit einhergehenden Beeinträchtigungen der Aktivitäten und Teilhabe im ärztlichen Befundbericht zu dokumentieren. Somit betreffen die Erleichterungen hinsichtlich der Einleitung einer Anschlussrehabilitation auch den Bereich der Geriatrie.

Änderungen der Rehabilitations-Richtlinie

Pflegeberufegesetz und Pflegeausbildung in Rehabilitationseinrichtungen

Erklärtes Ziel des zum 1. Januar 2020 in Kraft getretenen Pflegeberufegesetzes (PflBG) war die grundlegende Reformierung der Ausbildung für Pflegefachkräfte, um diese an die aktuellen pflegerischen Herausforderungen anzupassen, ansprechender für den zukünftigen Nachwuchs zu gestalten und damit dem Fachkräftemangel in der Pflege zu begegnen. Bereits damals blieb die Gelegenheit, die Träger von Rehabilitationseinrichtungen als etablierter Versorgungszweig in die praktische Ausbildung von Pflegefachkräften auch weiterhin regelhaft einzubinden, durch den Gesetzgeber ungenutzt. Vorsorge- und Rehabilitationseinrichtungen werden im PflBG nicht als Ausbildungsträger benannt, was aus Sicht des Bundesverbandes Geriatrie im Widerspruch zur vom Gesetzgeber aus-

Einbindung von Vorsorge- und Rehabilitationseinrichtungen in Pflegeausbildung

drücklich gewünschten Schaffung weiterer Ausbildungskapazitäten in der Pflege steht. Das Ausklammern von Rehabilitationseinrichtungen aus der Pflegeausbildung steht damit auch der grundsätzlichen Intention des Gesetzgebers, mit dem PflBG in einer generalistischen Ausbildung bestehende Ausbildungsordnungen zu bündeln, entgegen.

> Dabei besteht schon heute in – nicht nur geriatrischen – Rehabilitationseinrichtungen ein hoher Bedarf an Pflegepersonal, der durch den zunehmenden Fachkräftemangel ebenso wie in anderen Versorgungsformen absehbar an Dynamik gewinnen wird. Die Einbindung von Trägern von Rehabilitationseinrichtungen in die Pflegeausbildung kann diesen die Chance bieten, qualifiziertes und für die Pflege in der Rehabilitation frühzeitig sensibilisiertes Personal dauerhaft zu binden und zugleich einen sich abzeichnenden Wettbewerb um Pflegepersonal zwischen Krankenhäusern und Rehabilitationseinrichtungen abmildern. Eine Gleichrangigkeit hinsichtlich der Ausbildung von Pflegepersonal – einschließlich aller Rechte und Pflichten der Einrichtungsträger – kann derartigen Effekten entgegenwirken.

Der Koalitionsvertrag der aktuellen Legislaturperiode hat die sich abzeichnenden Herausforderungen im Zusammenhang mit dem Pflegepersonalmangel offensichtlich erkannt und die Absicht zur Schaffung der Voraussetzungen zur Pflegeausbildung formuliert: »Die Pflegeausbildung soll in Einrichtungen der Eingliederungshilfe und der Rehabilitation ermöglicht werden, soweit diese die Voraussetzungen erfüllen.«[23] Leider ist festzuhalten, dass bis zum Redaktionsschluss dieses Buches Mitte 2022 der Gesetzgeber die Vorgabe des Koalitionsvertrages noch nicht umgesetzt hat.

Für die geriatrische Rehabilitation ist es elementar, in die Ausbildung direkt eingebunden zu sein. Nur so kann frühzeitig das Interesse für die Geriatrie geweckt und das Tätigkeitsfeld praktisch vorgestellt werden – beides wichtige Faktoren für die Gewinnung neuer Pflegkräfte für die geriatrische Rehabilitation. Zudem hat nicht erst die COVID-19-Pandemie den massiven Mangel an Pflegekräften und Pflegefachkräften offengelegt, sodass der Ausschluss der Rehabilitation im Ausbildungsbereich völlig unverständlich ist.

---

23 MEHR FORTSCHRITT WAGEN, Koalitionsvertrag 2021–2025

5.3 Nicht-vollstationäre Versorgungsformen

Niedergelassene (fach-)ärztliche Versorgung

Die Notwendigkeit der regelhaften, kooperativen konzeptionell-planerischen sowie praktischen Einbindung der niedergelassenen Ärzteschaft in die Behandlungsverläufe geriatrischer Patientinnen und Patienten ergibt sich aus den – bedingt durch das fortgeschrittene Alter – häufig langjährig gewachsenen Arzt-Patienten-Kontakten und der – regelmäßig erforderlichen – ambulanten Weiterversorgung im Anschluss an die (teil-)stationäre geriatrische Behandlung. Damit kommt insbesondere der niedergelassenen Hausärzteschaft eine Schlüsselrolle zu; so benennt auch das bundesweite Geriatriekonzept des Bundesverbandes Geriatrie den niedergelassenen Hausarzt als »Basisversorger« (▶ Kap. 3) geriatrischer Patientinnen und Patienten.

Hausarzt als »Basisversorger«

In diesem Sinne weist bereits der vom Bundesverband Geriatrie entwickelte und in der ersten Auflage des Weißbuchs Geriatrie vorgestellte geriatrische Versorgungsverbund der Rolle des Hausarztes eine hohe Bedeutung zu. Um die Leistungen des geriatrischen Versorgungsverbunds frühzeitig indikations- und bedarfsgerecht vermitteln zu können, müssen ältere Patientinnen und Patienten mit entsprechender Vulnerabilität, Multimorbidität und/oder Behinderung frühzeitig zu Beginn der Behandlung als geriatrisch identifiziert werden. Das Screening muss daher regelhaft in der niedergelassenen Praxis oder in der Notaufnahme (Aufnahmestation) des Krankenhauses erfolgen können. Gleichzeitig werden so auch betagte Patientinnen und Patienten als nicht speziell geriatrisch behandlungsbedürftig identifiziert und eine unnötige Medizinalisierung vermieden.

Bereits seit der ersten Auflage des Weißbuchs Geriatrie wird in diesem Zusammenhang und hinsichtlich der Ausführungen zum geriatrischen Versorgungsverbund auf die Relevanz des Screenings und seine Bedeutung als Entscheidungsgrundlage für den weiteren Behandlungspfad beginnend mit der Notaufnahme im Krankenhaus oder der Direkteinweisung aus dem ambulanten Bereich verwiesen. Heute stehen verschiedene Screeninginstrumente zur Verfügung, die standardisiert eingesetzt werden können.

Zum 1. Juli 2016 wurde die spezialisierte geriatrische Diagnostik in den Einheitlichen Bewertungsmaßstab (EBM) – dem Vergütungssystem der vertragsärztlichen und vertragspsychotherapeutischen Versorgung in Deutschland, mit dem ambulante und belegärztliche Leistungen in der gesetzlichen Krankenversicherung abgerechnet werden – aufgenommen. Spezialisierte geriatrische Vertragsärztinnen und -ärzte sowie GIA, die zur ambulanten Versorgung ermächtigt sind, können diese Leistungen abrechnen. Voraussetzung hierfür ist eine Genehmigung durch die zuständige Kassenärztliche Vereinigung (KV). Näheres hierzu regelt die Vereinbarung von Qualitätssicherungsmaßnahmen nach § 135 Absatz 2 SGB V

spezialisierte geriatrische Diagnostik im Einheitlichen Bewertungsmaßstab (EBM) zur spezialisierten geriatrischen Diagnostik (Qualitätssicherungsvereinbarung Spezialisierte geriatrische Diagnostik).

Mit dieser am 1. Juli 2016 in Kraft getretenen Qualitätssicherungsvereinbarung soll die Qualität der Versorgung geriatrischer Patientinnen und Patienten in der vertragsärztlichen Versorgung durch Vertragsärztinnen und -ärzte, ermächtigte Krankenhausärztinnen und -ärzte sowie ermächtigte Einrichtungen gesichert werden. Ziel der Vereinbarung ist die Sicherstellung einer speziellen Diagnostik geriatrischer Patientinnen und Patienten mit einem daraus abgeleitetem Behandlungsplan für die überweisenden Vertragsärztinnen und -ärzte, der die Multimorbidität mit Schwere und Komplexität, aber auch den persönlichen Lebenskontext der geriatrischen Patientinnen und Patienten berücksichtigt. Die Vereinbarung regelt die fachlichen, organisatorischen, räumlichen und apparativen Voraussetzungen für die Ausführung und Abrechnung von Leistungen der Versorgung geriatrischer Patientinnen und Patienten in der vertragsärztlichen Versorgung.

Qualitätssicherungsvereinbarung Spezialisierte geriatrische Diagnostik

Die Vorgaben der Vereinbarung umfassen insbesondere die Durchführung geeigneter geriatrischer Assessmentverfahren (z. B. Selbstversorgungsfähigkeit, Mobilität, Kognition, Emotion, Ernährung, Schmerz, instrumentelle Aktivitäten), die systematische Erhebung relevanter Kontextfaktoren unter Verwendung eines Sozialassessments in mindestens fünf Bereichen (z. B. soziales Umfeld, Wohnumfeld, häusliche/außerhäusliche Aktivitäten, Pflege-/Hilfsmittelbedarf) sowie weitere syndrombezogene geriatrische Untersuchungen oder vertiefende Assessmentverfahren, um Hinweise für Funktionsstörungen und Risiken der geriatrischen Patientinnen und Patienten zu erkennen, sowie die Bewertung der geriatrischen Syndrome. In Abhängigkeit vom patientenindividuellen Bedarf finden die Assessments unter Einbindung von mindestens einer der folgenden Berufsgruppen statt: Physiotherapeutinnen und -therapeuten, Ergotherapeutinnen und -therapeuten, Logopädinnen und Logopäden. Ärztinnen und Ärzte sind verpflichtet, anhand der Testergebnisse und Untersuchungen einen schriftlichen Behandlungsplan für die überweisenden Vertragsärztinnen und -ärzte zu erstellen.

Der von der GIA zu erstellende Behandlungsplan definiert unter Berücksichtigung der Erkrankung und der persönlichen Lebenssituationen der Patientinnen und Patienten allgemeine und persönliche Behandlungsziele. Darauf aufbauend beinhaltet er Empfehlungen für die medikamentöse Therapie sowie ggf. zu Heil- und Hilfsmitteln. Zudem schließt der Behandlungsplan auch Empfehlungen zur ggf. notwendigen weiteren Diagnostik und Überwachung mit ein. Der Behandlungsplan kann auch Aspekte der psychosozialen Versorgung und die Information über geeignete Beratungsangebote und Hilfsangebote sowie Kontakte zu Selbsthilfeeinrichtungen für Patientinnen und Patienten sowie ihre Bezugspersonen umfassen. Vor jeder spezialisierten geriatrischen Diagnostik muss zunächst geklärt werden, ob eine patientenindividuelle Eignung vorliegt. Die Qualitätssicherungsvereinbarung sieht vor, dass diese Abklärung ohne Patientenkontakt zwischen der spezialisierten geriatrischen Praxis und der überweisenden Vertragsärztin bzw. dem Vertragsarzt stattfindet. Damit begründet die Vereinbarung eine für die niedergelassene Hausärztin bzw. den Hausarzt mit Blick auf die geriatriespezifische Patientenallokation maßgebliche Rolle im Sinne einer »Lotsen- und Zuweisungsfunktion« sowie der zentralen »Basisversorgung«. Von den Regelungen zur spezialisierten geriatrischen Diagnostik unberührt bleiben bestehende hausärztliche geriatrische Gebührenordnungspositionen (GOP); diese sind in der Hausarztpraxis für solche Patientinnen und Patienten berechnungsfähig, die einen geriatrischen Versorgungsbedarf aufweisen.

Grundsätzlich muss aus versorgungspolitischer und -struktureller Sicht auch bei der nicht-vollstationären spezifischen Versorgung geriatrischer Patientinnen und Patienten der Grundsatz »ambulant vor stationär« im Sinne des § 39 SGB V mit dem Ziel der Vermeidung von Krankenhausaufnahmen und der Optimierung von Behandlungsverläufen gelten. Demnach ist die vollstationäre Behandlung im Krankenhaus – nicht ausschließlich für geriatrische Patientinnen und Patienten – gerechtfertigt und erforderlich, wenn das Behandlungsziel nicht durch teilstationäre, vor- und nachstationäre oder ambulante Behandlung einschließlich häuslicher Krankenpflege erreicht werden kann. Aus der Perspektive der geriatrischen Patientinnen und Patienten sind die ambulante wohnortnahe Versorgung, die häufig auf langjährig gewachsenen und vertrauten Kontakten zur Hausärztin bzw. zum Hausarzt beruht, der möglichst lange Erhalt von Mobilität und Selbstständigkeit und ein Leben in der gewohnten häuslichen Umgebung Gründe für ein nachvollziehbares Interesse an einer gleichermaßen flächendeckenden wie wohnortnahen haus- und fachärztlichen Versorgung. Dabei finden sich im vertragsärztlichen Bereich relativ wenige besondere geriatriespezifische Angebote.

Vor diesem Hintergrund haben sich innerhalb dieses Settings der für geriatrische Patientinnen und Patienten relevanten Versorgungslandschaft in den vergangenen Jahren einige wenige geriatrische Schwerpunktpraxen etabliert, unter anderem auf Grundlage des § 140a SGB V (»Besondere Versorgung«). Verträge gemäß § 140a SGB V ermöglichen eine leistungssektorenübergreifende oder eine interdisziplinär fachübergreifende Versorgung sowie besondere Versorgungsaufträge unter Beteiligung der Leistungserbringer oder deren Gemeinschaften. Die Gesamtzahl dieser Einrichtungen ist sehr niedrig, sodass geriatrische Schwerpunktpraxen bis heute einen eher modellhaften Charakter haben.

ambulante Versorgung durch geriatrische Schwerpunktpraxen

> Der anhaltende und zukünftig sicher weiter fortschreitende Trend zur Ambulantisierung des deutschen Gesundheitswesens, die konsequente Umsetzung des sozialgesetzlich verbrieften Grundsatzes – und des daraus abzuleitenden Patientenanspruchs – »ambulant vor stationär«, erfordern weitere gesundheitspolitische Maßnahmen, um hierbei die geriatriespezifischen Aspekte der Versorgung ausreichend sicherzustellen.
> Angesichts des demografischen Wandels und den sich bereits heute abzeichnenden und zunehmenden Lücken in der ambulanten Versor-

> gungsdichte muss neben der geriatriespezifischen Versorgung die Basisversorgung betagter und hochbetagter Personen insbesondere in strukturschwachen Regionen (»Landarztmangel«) durch neue Versorgungsansätze gesichert werden. Ohne eine kontinuierliche und wohnortnahe vertragsärztliche Versorgung fehlt ein wichtiger Versorgungsbaustein für geriatrische Patientinnen und Patienten.

Das vom Bundesverband Geriatrie entwickelte bundesweite Geriatriekonzept greift diese Herausforderungen im Bereich der geriatriespezifischen Versorgung als Unterstützung und Ergänzung der vertragsärztlichen Versorgung auf und betont die Notwendigkeit des konsequenten und flächendeckenden Auf- und Ausbaus ambulanter geriatriespezifischer Versorgungsstrukturen unter Berücksichtigung der niedergelassenen Ärzteschaft (▶ Kap. 3).

Stationsersetzende Behandlungen

Mit dem MDK-Reformgesetz wurde 2020 zuletzt eine substanzielle Erweiterung des Katalogs ambulant erbringbarer Leistungen gemäß § 115b SGB V (»AOP-Katalog«) beschlossen. Demnach soll dieser Katalog aktualisiert, um stationsersetzende Behandlungen ergänzt und zukünftig regelmäßig an den Stand der medizinischen Erkenntnisse angepasst werden. Gemäß § 115b Absatz 1a SGB V wurden der Spitzenverband Bund der Krankenkassen, die Deutsche Krankenhausgesellschaft und die Kassenärztlichen Bundesvereinigungen beauftragt, bis zum 30. Juni 2020 das Verfahren für die Vergabe eines gemeinsamen Gutachtens einzuleiten, in dem der Stand der medizinischen Erkenntnisse zu ambulant durchführbaren Operationen, stationsersetzenden Eingriffen und stationsersetzenden Behandlungen untersucht wird. Im Ergebnis wurde am 1. April 2022 das »Gutachten nach § 115b Absatz 1a SGB V« durch das Institut für Gesundheits- und Sozialforschung (IGES) vorgelegt.

AOP-Katalog Die Übersicht über die für eine Erweiterung des AOP-Katalogs empfohlenen Leistungen ist für die Geriatrie bedeutsam. Hier wird der Vorschlag ausgesprochen, den OPS-Kode 8-98a »Teilstationäre geriatrische Komplexbehandlung« ohne weitere Neudefinitionen in den AOP-Katalog aufzunehmen. Dieser als teilstationäre Leistung definierte OPS-Kode sei im somatischen Bereich ambulanten Behandlungen im Krankenhaus gleichzusetzen. Darüber hinaus interessant für die Geriatrie ist die Empfehlung der Wissenschaftler, in die Kontextprüfung zur Begründung einer stationären Durchführung von AOP-Leistungen unter anderem die folgenden Merkmale für besonderen Betreuungsbedarf einzubeziehen: bestimmte gerontopsychiatrische Erkrankungen wie Demenz, aber auch komplexe Komorbidität, Frailty sowie soziale Begleitumstände.

> Das IGES-Gutachten soll die wissenschaftliche Grundlage dafür liefern, um künftig mehr Leistungen ambulant durchzuführen und abzurechnen. Im weiterentwickelten bundesweiten Geriatriekonzept wird diese Entwicklung mit den Ambulanten Geriatrischen Zentren berücksichtigt (▶ Kap. 3).

5.4 Weitere Versorgungskontexte und versorgungspolitische Herausforderungen

Geriatrie in der stationären Langzeit- und Kurzzeitpflege

Die Versorgung von Menschen in der stationären Langzeit- und Kurzzeitpflege wird – trotz zunehmenden Hilfsmöglichkeiten im ambulanten Bereich – immer bedeutender. Die Zahl der Pflegeheime stieg in Deutschland zwischen 2013 und 2019 von 13.030 auf 15.380[24] und die Zahl der Pflegebedürftigen von 2,63 Mio. auf 4,13 Mio.[25] Wie im Kapitel 7.1 dargestellt, wird sich diese Entwicklung aufgrund des demografischen Wandels mittelfristig weiter zuspitzen (▶ Kap. 7.1). Morbiditätsuntersuchungen charakterisieren Heimbewohnerinnen und -bewohner in der Langzeit- und Kurzzeitpflege als eine durchweg multimorbide Population, die in der Regel mehrere somatische und psychische Probleme aufweist und insbesondere unter typischen geriatrischen Syndromen wie Demenz, Bewegungseinschränkungen und Inkontinenz leidet.[26] Die Schwierigkeit der Therapiepriorisierung bei Multimorbidität zeigt sich dabei am stärksten in der Arzneimitteltherapie, deren Sicherheit seit einigen Jahren unter dem Stichwort Polypharmazie kritisch diskutiert wird.[27]

> Aufgrund des typischen geriatrischen Versorgungsbedarfs besteht in der stationären Langzeit- und Kurzzeitpflege daher neben der regelhaften Betreuung durch die Haus- oder Heimärztinnen und -ärzte ein quantitativer sowie medizinisch-fachlicher Bedarf an geriatriespezifischer Begleitung.

---

24 Statista 2022
25 Statista 2022
26 Van den Bussche 2009
27 Holt et al. 2010

Mit dem vierten Altenbericht aus dem Jahre 2002 hat die Bundesregierung erstmals die ärztliche sowie fachärztliche Versorgungsdichte in Pflegeheimen kritisch diskutiert und die Frage der Einführung von »Heimärztinnen bzw. -ärzten« aufgeworfen.[28] In den Folgejahren wurde die Versorgungssituation in verschiedenen Studien und Health Technology Assessments beleuchtet und zum Teil als Unter- bzw. Fehlversorgung beschrieben.[29] Auch in den Gutachten des Sachverständigenrates zur Begutachtung der Entwicklung des Gesundheitswesens wurde die Versorgungssituation in der stationären Langzeit- und Kurzzeitpflege wiederholt kritisch diskutiert.[30]

Als möglicher Lösungsansatz wurden im Jahre 2008 mit dem Gesetz zur strukturellen Weiterentwicklung der Pflegeversicherung (Pflege-Weiterentwicklungsgesetz) Regelungen zur Etablierung von »Heimärztinnen bzw. -ärzten« geschaffen, welche zusätzlich zur hausärztlichen Betreuung die fachspezifische Versorgung der Heimbewohnerinnen und Heimbewohner abbilden sollen. Mit dem neu geschaffenen § 119b SGB V wurde stationären Pflegeeinrichtungen erstmals ein bedarfsabhängiger Anspruch auf eine institutionelle Ermächtigung eingeräumt, die es dem Pflegeheim ermöglicht, Heimärztinnen und -ärzte einzustellen. Der Anspruch auf die Teilnahme an der vertragsärztlichen Versorgung von Pflegebedürftigen gemäß § 119b SGB V besteht jedoch nur, soweit eine ausreichende ärztliche Versorgung ohne einen in der Pflegeeinrichtung tätigen angestellten Heimarzt durch niedergelassene Ärztinnen und Ärzte im Rahmen der hausarztzentrierten Versorgung (§ 73b SGB V), der besonderen ambulanten ärztlichen Versorgung (§ 73c SGB V), der integrierten Versorgung (§ 140a SGB V) oder anderer Kooperationsverträge nicht gestellt werden kann. Von dieser Möglichkeit der Ermächtigung wurde allerdings bisher kaum Gebrauch gemacht, da festangestellte Ärztinnen und Ärzte für Pflegeeinrichtungen in der Regel nicht finanzierbar sind und hierdurch die freie Arztwahl berührt wird.

Auch andere Organisationsformen wie vertraglich gebundene niedergelassene Hausärztinnen und -ärzte oder Krankenhäuser oder koordinierende Hausärztinnen bzw. -ärzte auf Basis integrierter Versorgung, hausarztzentrierter Versorgung oder besonderer ambulanter ärztlicher Versorgung konnten sich nicht relevant für den Bereich der Heimmedizin entwickeln. Um die Hausbesuchstätigkeit bei Bewohnerinnen und Bewohnern in stationären Pflegeeinrichtungen, insbesondere durch an der fachärztlichen Versorgung teilnehmende Ärztinnen und Ärzte, oder den Abschluss von Kooperationsverträgen mit den genannten Einrichtungen weiter zu fördern, wurden die Gesamtvertragspartner auf Landesebene mit dem Gesetz zur Neuausrichtung der Pflegeversicherung (Pflege-Neuausrichtungs-Gesetz – PNG) im Jahre 2012 mit dem § 87a SGB V daher ermächtigt, auf Landesebene Zuschläge für besonders förderwürdige

---

28 Bmfsfj 2002
29 Hallauer et al. 2005; Schneider 2012; DIMDI 2013
30 SVR Gesundheit 2007, 2009, 2014

Leistungen oder Leistungserbringer auf der Grundlage bestimmter Anforderungen zu vereinbaren. Grundlage für die Gewährung von Zuschlägen ist die bundesweite Vereinbarung nach § 119b Absatz 2 SGB V zur Förderung der kooperativen und koordinierten ärztlichen und pflegerischen Versorgung in stationären Pflegeheimen, die zum 1. Januar 2014 in Kraft getreten ist. Bisher haben die Landesverbände der Krankenkassen jedoch nur sehr vereinzelt von der Förderungsmöglichkeit des § 87b Absatz 2 Satz 2 SGB V in Verbindung mit § 119b Absatz 2 SGB V Gebrauch gemacht.

Um die Versorgung von Versicherten im Pflegeheim weiter zu verbessern, wurde zuletzt mit dem Gesetz zur Stärkung des Pflegepersonals (Pflegepersonal-Stärkungsgesetz – PpSG) im Jahre 2018 die in § 119b Absatz 1 Satz 1 SGB V normierte Verpflichtung der Pflegeheime, Kooperationsverträge mit geeigneten vertragsärztlichen Leistungserbringern zu schließen, verbindlicher ausgestaltet, indem die bisherige »Soll-Regelung« durch eine »Muss-Regelung« ersetzt wurde.

Verpflichtung für Pflegeheime, Kooperationsverträge mit geeigneten vertragsärztlichen Leistungserbringern zu schließen

> Eine hohe Versorgungsqualität kann perspektivisch nur bei einer optimalen pflegerischen und ärztlichen Versorgung erreicht werden. Dies gelingt nur in einem Zusammenspiel von allen Beteiligten. Neben der hausärztlichen Versorgung bedarf es in der stationären Langzeit- und Kurzzeitpflege ergänzend einer fachspezifischen geriatrischen Mitbehandlung. Die fachspezifische Versorgung geriatrischer und multimorbider Pflegeheimbewohnerinnen und -bewohner sollte perspektivisch daher eine Basisversorgung darstellen. Sie benötigt hinsichtlich Organisation, Qualität und Vergütung eine Neuordnung, indem sie als ein eigenständiger Versorgungsbereich begriffen wird.

Das in Kapitel 3 beschriebene Geriatriekonzept beinhaltet konkrete Vorschläge für diesen Versorgungsbereich (▶ Kap. 3). So kann das Ambulante Geriatrische Zentrum (AGZ) eine zentrale Rolle bei der geriatriespezifischen (Mit-)Versorgung von Pflegeheimen übernehmen. Eine Option ist z. B. die bundesweite Etablierung eines spezialisierten geriatrischen Pflegeheim-Konsildienstes. Das AGZ schließt dabei mit Pflegewohnheimen und Einrichtungen der Kurzzeitpflege Kooperationsverträge in Analogie zu § 119b Absatz 1 Satz 1 SGB V ab, welche die Grundversorgung durch die Haus- bzw. Heimärztinnen und -ärzte geriatriespezifisch ergänzen. Dabei sollen keine Aufgaben wahrgenommen werden, die in den Tätigkeitsbereich der niedergelassenen Ärztinnen und Ärzte fallen. Das AGZ hält ein komplettes multiprofessionelles geriatrisches Behandlungsteam vor. Zudem werden bundesweit einheitlich definierte Strukturvorgaben im Sinne der Qualität und Quantität erfüllt. Mit ihrer interdisziplinären Ausrichtung sind AGZs besonders gut geeignet, zu einem aufgabenorientierten Miteinander beizutragen. Hierzu wird ein separates Konzept entwickelt, welches sowohl spezielle präventive Angebote z. B.

Ambulante Geriatrische Zentrum (AGZ) zur geriatriespezifischen (Mit-)Versorgung von Pflegeheimen zur Sturzprophylaxe enthält als auch – im Sinne von »Reha vor und bei Pflege« – niederschwellige therapeutische Angebote vorsieht.

Digitale Gesundheitsversorgung in der Geriatrie

Digitalisierung ist eine der zentralen Entwicklungen unserer Zeit und wird sowohl kurz-, als auch mittel- und langfristig einen Einfluss auf die Behandlung geriatrischer Patientinnen und Patienten haben. Mit der Digitalisierung der Medizin eröffnet sich für die Geriatrie ein völlig neues Tätigkeits- und Forschungsfeld, das für die Optimierung der Patientenbehandlung von großer Bedeutung ist. Angesichts bestehender und perspektivisch zunehmender Herausforderungen wie dem demografischen Wandel, dem Fachkräftemangel sowie der Unterversorgung in strukturschwachen Regionen ist die Digitalisierung eine Chance für eine innovative Gesundheitsversorgung. Die Gesundheitsversorgung der Zukunft wird eine noch stärker datengetriebene Gesundheitsversorgung sein. Eine bessere Nutzbarkeit von Gesundheitsdaten für Versorgung, Forschung und Planung unter Wahrung des Identitätsschutzes der betroffenen Personen stellt in einem heterogenen und stark gegliederten Gesundheitswesen jedoch eine besondere Herausforderung dar.

Um die Strukturen des Gesundheitssystems der Dynamik der digitalen Transformation und der Geschwindigkeit von Innovationsprozessen anzupassen, hat das Bundesministerium für Gesundheit mit dem Gesetz für eine bessere Versorgung durch Digitalisierung und Innovation (Digitale-Versorgung-Gesetz – DVG) vom 19. Dezember 2019 erste Rahmenbedingungen für eine digitale Gesundheitsversorgung in Deutschland geschaffen. Zur Verbesserung der Versorgung zielt das Gesetz unter anderem darauf ab, digitale Gesundheitsanwendungen zügig in die Versorgung zu bringen, die Anwendung von Telemedizin zu stärken und eine bessere Nutzbarkeit von Gesundheitsdaten für Forschungszwecke zu ermöglichen.

Leistungsanspruch der Versicherten auf digitale Gesundheitsanwendungen (DiGA)

Mit dem § 33a SGB V wurde erstmals ein Leistungsanspruch der Versicherten auf digitale Gesundheitsanwendungen (DiGA) geschaffen. Dieser umfasst Software und andere auf digitalen Technologien basierende Medizinprodukte mit gesundheitsbezogener Zweckbestimmung (z. B. Gesundheits-Apps). Zusätzlich wurde ein Verfahren beim Bundesinstitut für Arzneimittel und Medizinprodukte (BfArM) etabliert, mit dem über die Leistungserbringung in der Regelversorgung entschieden wird. Im Ergebnis wurde das DiGA-Verzeichnis gemäß § 139e SGB V geschaffen, welches erstattungsfähige digitale Gesundheitsanwendungen listet, die die maßgeblichen Anforderungen an Funktionstauglichkeit, Sicherheit, Qualität, Datenschutz und Datensicherheit erfüllen und einen positiven Versorgungseffekt nachweisen können. Gegenwärtig listet das DiGA-Verzeichnis 33 Anwendungen in multiplen Anwendungsbereichen. In der Aufbauphase stehen für die Altersgruppe der über 65-Jährigen aktuell die Anwendungsbereiche Diabetes mellitus, Schmerzstörungen und Adipositas im

Vordergrund. Eine Umfrage des Digitalverbandes Bitkom zum Digitaltag 2021 zeigt, dass rund 50 % der über 65-Jährigen regelmäßig nach Gesundheitsinformationen im Internet sucht und jeder Dritte davon bereits Gesundheits-Apps nutzt, jeder Zweite könnte sich dies in Zukunft mindestens vorstellen.[31] Telemedizinische Angebote wie Telekonsilien und Videosprechstunden haben in jüngster Zeit insbesondere durch die Corona-Pandemie einen erheblichen Aufschub erfahren. Mit den gesetzlichen Regelungen in § 87 Absatz 2a SGB V wurden Telekonsilien in der vertragsärztlichen und der sektorenübergreifenden Versorgung im größeren Umfang ermöglicht und extrabudgetär vergütet. Zudem wurden die Möglichkeiten der Inanspruchnahme einer Videosprechstunde vereinfacht.

Im Bereich der gesundheitlichen Versorgung betagter und hochbetagter Menschen können sich durch die digitale Gesundheitsversorgung perspektivisch vielfältige Anwendungsmöglichkeiten ergeben. Hierzu gehören insbesondere E-Health-Angebote wie digitale Informationssysteme, die elektronische Patientenakte oder virtuelle Sprechstunden. Der Einsatz von M-Health-Anwendungen wie Fitness-Armbänder oder digitale Lernspiele kann zur Förderung und Erhaltung der Autonomie und Lebensqualität beitragen. Die Nutzung von Monitoring-Apps kann das Selbstmanagement verbessern und die Häufigkeit von Krankenhausaufenthalten senken. Durch die Übermittlung und Auswertung von Mobilitäts- und Vitaldaten können Gesundheitszustand und Selbsthilfefähigkeit zuverlässig bewertet werden. Ein wichtiger Teil der technischen Entwicklungen ist auch das sogenannte Active and Assisted Living (AAL), bei dem vor allem die Sicherheit im eigenen Haushalt und selbstbestimmtes Wohnen im Vordergrund steht.[32]

> Insgesamt können digitale Gesundheitstechnologien die konventionelle Patientenversorgung ergänzen, Versorgungslücken kompensieren und zu einer Einsparung von Gesundheitskosten beitragen. Generell ist allerdings die wissenschaftliche Befundlage zur Akzeptanz von digitalen Gesundheitstechnologien wie auch zu ihrem Nutzen und ihren Risiken in der Geriatrie bislang lückenhaft und heterogen. Existierende Forschungsarbeiten beispielsweise zu E-Health-Angeboten legen in der Regel einen Schwerpunkt auf spezifische Krankheitsbilder oder spezifische Interventionsstrategien. Selten wird in den vorliegenden Untersuchungen nach dem Lebensalter oder der geriatriespezifischen Multimorbidität differenziert. Dieses wissenschaftliche Defizit gilt es auszugleichen.[33]

In einer regelmäßig fortgeschriebenen Digitalisierungsstrategie im Gesundheitswesen legt der Gesetzgeber mit dem Koalitionsvertrag 2021–

---

31 Bitkom 2021
32 H. J. Heppner, K.-H. Patzer, 2021
33 Bmfsfj 2020

2025 einen besonderen Fokus auf die Lösung von Versorgungsproblemen. Durch die Digitalisierung sollen Gesundheitseinrichtungen perspektivisch weiter von Dokumentationsaufwendungen entlastet und der regelhafte Einsatz telemedizinischer Leistungen inklusive der Arznei-, Heil- und Hilfsmittelverordnungen sowie Videosprechstunden, Telekonsile, Telemonitoring und die telenotärztliche Versorgung weiter gestärkt werden.

Entlastung von Gesundheitseinrichtungen durch Digitalisierung

> Der Nutzen und die Akzeptanz von digitalen Gesundheitstechnologien in der Geriatrie hängen jedoch stark davon ab, ob Betagte und Hochbetagte die digitalen Technologien kompetent bedienen können und in welchem Maße bei ihnen grundlegende Gesundheitskompetenzen vorhanden sind.

Dementsprechend müssen die weitere Gestaltung und die Einführung digitaler Gesundheitstechnologien den verschiedenen Bedarfen und Anforderungen gerade auch geriatrischer Patientinnen und Patienten gerecht werden. So kritisiert auch der achte Altersbericht des Bundesministeriums für Familie, Senioren, Frauen und Jugend aus dem Jahre 2021, dass E-Health-Anwendungen leicht zugänglich und bedienbar sein müssen. Zudem sollte die Datenübertragung sicher, vertrauenswürdig und verlässlich sein. Auch ist zu berücksichtigen, dass die Voraussetzungen für die digitale Teilhabe und Gesundheitsversorgung betagter und hochbetagter Menschen noch nicht überall gegeben sind. Häufig fehlt es am nötigen Wissen, an ratgebender Unterstützung oder an Geld, um sich digitale Geräte anzuschaffen. Auch bieten längst nicht alle Einrichtungen der Langzeit- und Kurzzeitpflege Internet für die Bewohnerinnen und Bewohner an. Nur wenn diese technischen und soziodemografischen Hürden kurzfristig beseitig werden, kann die Digitalisierung perspektivisch einen Mehrwert für die Geriatrie darstellen.

Digitale Infrastruktur im Gesundheitswesen

Mit der TI wird eine technisch sichere Basis geschaffen, mit der Qualität und Wirtschaftlichkeit im Gesundheitswesen durch die Nutzung von Informations- und Telekommunikationstechnik weiterentwickelt werden können. Diese soll die Grundlage für die Digitalisierung eines modernen Gesundheitssystems bilden sowie alle Akteure im Gesundheitswesen wie Ärztinnen und Ärzte, Heilmittelerbringer, Krankenhäuser, Rehabilitationseinrichtungen, Apotheken und Krankenkassen miteinander vernetzen und eine schnelle, sichere Kommunikation ermöglichen. Verantwortlich für den Aufbau, Betrieb und die Weiterentwicklung der TI ist die »Gesellschaft für Telematikanwendungen der Gesundheitskarte«, kurz »gematik«.

Vernetzung aller Akteure des Gesundheitswesens

> Mit der digitalen Infrastruktur im Gesundheitswesen eröffnen sich für die Geriatrie völlig neue Tätigkeitsfelder und Organisationsstrukturen, welche für die Optimierung der Patientenbehandlung von großer Bedeutung sind.

Hierzu zählt unter anderem die Einrichtung von Patientenportalen für ein digitales Aufnahme- und Entlassmanagement, die einen digitalen Informationsaustausch zwischen den Leistungserbringern und den Leistungsempfängern sowie zwischen den Leistungserbringern, den Pflege- oder Rehabilitationseinrichtungen und den Kostenträgern vor, während und nach der Behandlung ermöglichen. Auch die Einrichtung eines durchgehenden digitalen Medikationsmanagements zur Erhöhung der Arzneimitteltherapiesicherheit, das Informationen zu sämtlichen arzneibezogenen Behandlungen über den gesamten Behandlungsprozess zur Verfügung stellt, ist aus geriatrischer Sicht von besonderer Bedeutung. Insbesondere die Einrichtung einer durchgehenden, strukturierten elektronischen Dokumentation von Pflege- und Behandlungsleistungen hat in den letzten Jahren innerhalb der Geriatrie zunehmend an Bedeutung gewonnen, da insbesondere die abrechnungsspezifischen Rahmenbedingungen der OPS-Kodes 8-550 und 8-98a mit ihren strukturellen und prozessualen Mindestmerkmalen gesteigerte Anforderungen an eine abrechnungssichere Dokumentation stellen. Die Digitalisierung und damit einhergehende Automatisierung aller dafür geeigneten Verarbeitungs- und Auswertungsprozesse bergen in Zukunft zudem ein enormes Potential für eine benutzerfreundliche Ausgestaltung moderner Register. Hierzu gehört die automatisierte Datenübernahme aus KIS und vergleichbaren IT-Primärsystemen der Patientenversorgung und künftig auch aus der ePA gemäß § 341 ff. SGB V. Interoperabilität und Schnittstellen, wie sie derzeit auf gesetzlicher Grundlage gemäß §§ 371 ff. und §§ 384 ff. SGB V getroffen werden, spielen dabei für die Zukunft eine entscheidende Rolle.

strukturierte und abrechnungssichere elektronische Dokumentation hat in den letzten Jahren innerhalb der Geriatrie zunehmend an Bedeutung gewonnen

Prävention und Gesundheitsförderung in der Geriatrie

Prävention und Gesundheitsförderung sind insbesondere in einer alternden Gesellschaft wichtige Instrumente des Gesundheitswesens. Die individuelle Gesundheit sowie Teilhabe wird gefördert, gleichzeitig können durch die Vermeidung oder Stabilisierung von Krankheits- oder Pflegeaufwendungen wirtschaftliche Einsparungen im Gesundheitssystem erreicht werden. Sowohl betagte und hochbetagte als auch bereits pflegebedürftige Menschen profitieren im erheblichen Umfang von Maßnahmen der Prävention und der Gesundheitsförderung. Ein wesentliches Ziel der Prävention im Alter besteht darin, Risikofaktoren für körperliche und psychische Erkrankungen, Hinweise auf Fehl- oder Mangelernährung oder Suchtverhalten zu erkennen und zu beeinflussen. Im Mittelpunkt stehen hierbei besonders jene Einflussgrößen, die für die Gesundheit im Alter zentral und einer Veränderung zugänglich sind. Auch bei Personen mit erheblichen körperlichen und kognitiven Beeinträchtigungen sind durch geeignete Maßnahmen wie der geriatrischen (Früh-)Rehabilitation inklusive der aktivierend therapeutischen Pflege präventive gesundheitliche Effekte möglich. Insbesondere Maßnahmen der Sekundär- und Tertiärprävention kommen betagten und hochbetagten Menschen eine besondere Bedeutung zu. Die Weltgesundheitsorganisation (WHO) hat bereits im Jahre 1998 mit dem Band 5 der europäischen Schriftreihe »Gesundheit für alle im 21. Jahrhundert« auf die besondere Bedeutung der Prävention im Alter hingewiesen.[34]

Gesetz zur Stärkung der Gesundheitsförderung und der Prävention (Präventionsgesetz – PrävG)

Mit dem Gesetz zur Stärkung der Gesundheitsförderung und der Prävention (Präventionsgesetz – PrävG) vom 17. Juli 2015 wurden in Deutschland die strukturellen Voraussetzungen dafür geschaffen, dass Gesundheitsförderung und Prävention in jedem Lebensalter und in allen Lebensbereichen als gemeinsame Aufgabe der Sozialversicherungsträger unter Beteiligung der Unternehmen der privaten Krankenversicherung und der privaten Pflege-Pflichtversicherung unterstützt werden. Zudem wurde ein Rahmen für die Verbesserung der Zusammenarbeit der Akteure auf Bundes-, Landes- und kommunaler Ebene gesetzt. Mit dem § 20 Absatz 1 SGB V haben die Krankenkassen den gesetzlichen Auftrag erhalten, Leistungen zur Verhinderung und Verminderung von Krankheitsrisiken sowie zur Förderung des selbstbestimmten gesundheitsorientierten Handelns der Versicherten weiter auszubauen. Die gesetzlichen Regelungen zur primären Prävention und Gesundheitsförderung der Krankenkassen sind in den §§ 20, 20a, 20b und 20c SGB V verankert.

In § 20 Absatz 3 Nr. 7 SGB V wurde unter anderem das »gesunde altern« als ein Gesundheitsziel im Bereich der Gesundheitsförderung und der Prävention gesetzlich normiert. Da Leistungen zur Prävention auch

Leistungen zur Prävention sind auch nach Eintritt der Pflegebedürftigkeit einzusetzen

nach Eintritt der Pflegebedürftigkeit einzusetzen sind, um die Pflegebedürftigkeit zu überwinden, zu mindern sowie eine Verschlimmerung zu verhindern, haben die Pflegekassen mit dem § 5 SGB XI zudem den Auftrag erhalten, Leistungen zur Prävention und Gesundheitsförderung auch in der stationären Langzeit- und Kurzzeitpflege zu erbringen. Der GKV-Spitzenverband hat in diesem Zusammenhang zwei Leitfäden zur Prävention publiziert.[35] Diese legen die Kriterien für die Leistungen der Kranken- und Pflegekassen zur Prävention und Gesundheitsförderung fest.

Mit dem Zweiten Gesetze zur Stärkung der pflegerischen Versorgung und zur Änderung weiterer Vorschriften (Zweites Pflegestärkungsgesetz – PSG II) wurden die Pflegeversicherung und die pflegerische Versorgung durch einen neuen Pflegebedürftigkeitsbegriff und ein neues Begutachtungsinstrument zuletzt auf eine neue pflegefachliche Grundlage ge-

---

34 Weltgesundheitsorganisation 1999
35 »Handlungsfelder und Kriterien nach § 20 Abs. 2 SGB V« und »Prävention in stationären Pflegeeinrichtungen nach § 5 SGB XI«

stellt. In Folge des § 5 SGB XI wird im Rahmen der Begutachtung zur Feststellung von Pflegebedürftigkeit seither geprüft, ob und ggf. welche Maßnahmen der Primärprävention zur Verbesserung der gesundheitlichen Situation und zur Stärkung der gesundheitlichen Ressourcen und Fähigkeiten geeignet, notwendig und zumutbar sind[36].

> Trotz dieser gesetzlichen Initiativen haben sich für Betagte und Hochbetagte bisher keine regelhaften und flächendeckend etablierten geriatriespezifischen Präventionsansätze entwickelt. Oft werden diesbezüglich die individuellen Chancen bzw. die bestehenden Bedarfe nicht erkannt, sodass die Einführung von regelhaften Früherkennungsuntersuchungen im Alter sinnvoll ist.
>
> Chronische Erkrankungen und Multimorbidität können besonders im höheren Alter die Alltagskompetenz und Selbstständigkeit gefährden, weshalb fachspezifische Maßnahmen der Prävention und Gesundheitsförderung für Menschen mit geriatrischen Behandlungsbedarf von besonderer Bedeutung sind.

Kinder haben gemäß § 26 SGB V bis zur Vollendung des 18. Lebensjahres Anspruch auf Untersuchungen zur Früherkennung von Krankheiten, die ihre körperliche, geistige oder psychosoziale Entwicklung in nicht geringfügigem Maße gefährden. Die Untersuchungen umfassen, sofern medizinisch angezeigt, eine Präventionsempfehlung für Leistungen zur verhaltensbezogenen Prävention nach § 20 Absatz 5 SGB V, die sich altersentsprechend an das Kind oder die Eltern oder andere Sorgeberechtigte richten kann. In Analogie zu den gesetzlich verankerten Gesundheitsuntersuchungen für Kinder und Jugendliche besteht ebenfalls ein Bedarf an geriatriespezifischen U-Untersuchungen (z. B. »Ü-70«, Ü-80«). Geriatriespezifische präventive Maßnahmen müssen dabei systematisch entwickelt werden, um möglichst viele Betagte und Hochbetagte möglichst effektiv zu erreichen. Generell gilt für alle präventiven Maßnahmen, dass sie sich nur sinnvoll konzipieren, durchführen und im Sinne von Wirksamkeitsprüfung, Qualitätssicherung und Qualitätsverbesserung evaluieren lassen, wenn ihnen ein klar umrissenes Wirkmodell zugrunde liegt.[37]

> Vor diesem Hintergrund ist aus der Fachlichkeit der Geriatrie ein geriatriespezifisches Versorgungsmodell zu entwickeln, welches alle Schritte der Konzeption, Entwicklung, Durchführung und Evaluation von präventiven Maßnahmen umfasst. Auf dieser Grundlage muss für Betagte und Hochbetagte ein gesetzlicher Anspruch auf geriatriespezi-

---

36 Richtlinien des GKV-Spitzenverbandes zur Feststellung der Pflegebedürftigkeit, 2021
37 Gesundheitsberichterstattung des Bundes, 2009

> fische Gesundheitsuntersuchungen normiert werden. Mit den AGZs steht konzeptionell fachlich sowie quantitativ eine geeignete Versorgungsstruktur zur Verfügung, um solche Vorsorgeuntersuchungen in der Praxis zu etablieren.

Demenzpatientinnen und -patienten

Demenzen sind eine der häufigsten neuropsychiatrischen Erkrankungen betagter und hochbetagter Menschen. Ihre Prävalenz steigt von 1,6 % bei den 65–69-Jährigen auf 41 % bei den über 90-Jährigen.[38] In Deutschland leben im Jahr 2022 rund 1,6 Mio. Menschen mit einer Demenz. Infolge des demografischen Wandels ist davon auszugehen, dass die Häufigkeit von Demenzerkrankungen weiter zunehmen wird. Bis zum Jahr 2050 wird die Zahl der Betroffenen voraussichtlich auf 2,7 Mio. steigen.[39] Insbesondere der Demenz, aber auch anderen altersassoziierten Erkrankungen, die regelmäßig mit einer charakteristischen Multimorbidität einhergehen, muss daher zwangsläufig eine steigende Bedeutung zukommen – medizinisch-therapeutisch, gesundheitsökonomisch wie auch gesundheits- und versorgungspolitisch. Um diesen Herausforderungen zu begegnen und um die Gesellschaft »demenzfreundlicher« zu gestalten, wurden in den vergangenen Jahren seitens des Gesetzgebers erste Maßnahmen ergriffen.

Bis zu 2,7 Mio. Betroffene im Jahr 2050

Optimale Forschungsbedingungen zu schaffen, um Volkskrankheiten zu bekämpfen, ist ein zentrales Anliegen der vom Bundesforschungsministerium geförderten Deutschen Zentren der Gesundheitsforschung (DZG). Im Jahre 2009 wurde das Deutsche Zentrum für Neurodegenerative Erkrankungen (DZNE) als erstes der Deutschen Zentren der Gesundheitsforschung gegründet. Weltweit zählt das DZNE zu den größten Forschungseinrichtungen, die die Ursachen von Störungen des Nervensystems erforschen und Strategien zur Prävention, Therapie und Pflege bei Demenz entwickeln. Mit dem Projekt DEMfriendlyHospital werden beispielsweise die Charakteristika demenzfreundlicher Krankenhäuser untersucht.[40] Denn Personen mit kognitiven Defiziten sind nur bedingt in der Lage, sich auf neue Situationen einzustellen. Eine Einweisung ins Krankenhaus stört die gewohnten Abläufe und verändert die Umgebung der Betroffenen drastisch, sodass hierdurch eine unmittelbare Verschlechterung ihres Gesundheitszustands resultieren kann. Die Behandlung einer Demenzpatientin bzw. eines Demenzpatienten stellt das Krankenhaus, seine Organisation und die Mitarbeitenden daher vor besondere Herausforderungen. Dies ist unter anderem auch dem Umstand geschuldet, dass gegenwärtig alle klinischen Abläufe auf Effizienz und Wirtschaftlichkeit

---

38 Alzheimer Europe, 2019
39 Deutsches Zentrum für Alzheimerfragen, 2022
40 Deutsche Zentrum für Neurodegenerative Erkrankungen, 2022

ausgerichtet sind und nur dann reibungslos funktionieren, wenn es sich um Patientinnen und Patienten handelt, die entsprechend kooperieren können.

> Vor diesem Hintergrund müssen für Krankenhäuser perspektivisch noch stärker medizinisch-inhaltliche und ökonomische Strukturen geschaffen werden, die eine an den Bedarfen dieser hoch vulnerablen Patientengruppe ausgerichtete Behandlung ermöglichen.
> Die Geriatrie ist von dieser Entwicklung besonders betroffen. Schon heute sind geriatriespezifische Versorgungseinheiten sowohl im stationären wie auch im nicht-vollstationären Setting entsprechend gestaltet und die Versorgungsabläufe angepasst. Dieser Ansatz muss sich jedoch noch stärker entwickeln und zudem über die Geriatrie hinausgehen.

Demenzsensible Krankenhäuser richten ihre Strukturen und Prozesse gezielt an den Bedürfnissen von Menschen mit Demenz aus und bilden erste Ansätze zur medizinisch-inhaltlichen Definition bundesweiter Charakteristika. Bisher fehlt es jedoch an bundesweiten fachspezifischen Standards, weshalb das Bundesministerium für Familie, Senioren, Frauen und Jugend als Handreichung zum Bundesmodellprogramm »Lokale Allianzen für Menschen mit Demenz« im Jahre 2020 die bisherigen unterschiedlichen Ansatzpunkte für eine strategische Ausrichtung zu einer demenzsensiblen Organisation erstmals zusammengetragen hat. In einigen Bundesländern sind zudem »Demenzbeauftragte« in den Krankenhäusern eingerichtet bzw. diese Funktion in jüngster Zeit in die Krankenhausplanung aufgenommen worden. Der Bundesverband Geriatrie hat diese Entwicklung stark gefördert und über seine Landesebene wichtige Impulse dazu gesetzt.

Ziel der Nationalen Demenzstrategie ist es, die Situation von Menschen mit Demenz und ihren Angehörigen in Deutschland in allen Lebensbereichen nachhaltig zu verbessern. In diesem Zusammenhang wurden insgesamt 27 Ziele formuliert und 162 Maßnahmen vereinbart, welche in den kommenden Jahren umgesetzt werden sollen. Die Ziele und Maßnahmen stehen im Kontext aktueller Entwicklungen in der Pflege- und Gesundheitspolitik sowie der Forschung und der Wissenschaft. Eine wichtige Basis ist die Einführung und weitere Umsetzung des neuen Pflegebedürftigkeitsbegriffs, der demenzielle Veränderungen stärker berücksichtigt. Einbezogen werden ebenfalls die Ziele der Konzertierten Aktion Pflege zur Verbesserung der Ausbildungs-, Arbeits- und Entlohnungsbedingungen von Pflegekräften. Nicht zuletzt knüpfen sie an die Aktivitäten der Länder sowie die bereits vor Ort bestehenden Strukturen an.[41]

---

41 Bmfsj, BMG, 2020

> Zusammenfassend lässt sich feststellen, dass die Gesundheitspolitik Ansätze zu einer besseren Identifikation und Berücksichtigung Demenzerkrankter im Krankenhaus erkennen lässt. Offen bleibt dabei, inwieweit bestehende Instrumente wie Fallpauschalensysteme und Pflegebudgets erhöhte Pflegeaufwände indikationsadäquat und patientengerecht finanzieren und somit eine bedarfsgerechte Versorgung sichern können.

6 Wirtschaftliche Situation der Geriatrie

Bei geriatrischen Leistungserbringern rücken zunehmend gesundheitsökonomische Fragestellungen in den Vordergrund, um auch in Zukunft eine qualitativ hochwertige und zumeist personalintensive geriatriespezifische Versorgung anbieten zu können. Die wirtschaftliche Situation und somit die Leistungsfähigkeit einer akutstationären oder rehabilitativen Einrichtung wird insbesondere durch die jeweils geltenden Vergütungsregularien beeinflusst. Die Wirtschaftlichkeit einer geriatrischen Einrichtung ist dabei eng mit dem notwendigen und auch eigenen Qualitätsanspruch und dem sich daraus ergebenden Mehrwert für die geriatrischen Patientinnen und Patienten verbunden. Gleichzeitig ermöglichen Behandlungserfolge in der Geriatrie Kosteneinsparungen u. a. auch in anderen Versorgungssektoren, wie z. B. durch die Verhinderung von stationären Wiederaufnahmen oder hinsichtlich der Vermeidung von Pflegkosten im Zuständigkeitsbereich der Pflegeversicherung. Die Anforderungen an die Leistungserbringer und die daraus abgeleiteten Qualitätsvorgaben müssen sich zwingend in der Vergütung geriatrischer Leistungen abbilden, damit eine wirtschaftliche Leistungserbringung im Sinne des Sozialgesetzbuches möglich ist.

6.1 Vergütungsrelevante Anforderungen an die geriatrischen Leistungserbringer

Die Ziele der Geriatrie, den älteren Menschen in seiner Ganzheitlichkeit und den daraus resultierenden umfassenden Versorgungsbedarf zu erfassen und zu behandeln, sind nur mit einer definierten Qualität der Versorgung erreichbar. Aufgrund dessen werden für geriatrische Leistungserbringer qualitative Anforderungen impliziert, welche durch Abrechnungsvorschriften und vertragliche Regularien erweitert bzw. konkretisiert werden. Hieraus ergeben sich qualitative Anforderungen an die Leistungserbringer, insbesondere hinsichtlich der Struktur- und Prozessqualität.

Bei der Versorgung geriatrischer Patientinnen und Patienten im Krankenhaus müssen über das DRG-System (Diagnosis Related Groups) sehr differenzierte vergütungsrelevante Anforderungen von den Kliniken realisiert werden. Insbesondere sind umfangreiche Anforderungen als Voraussetzung zur Abrechnung der geriatrischen Komplexpauschalen gemäß der OPS-Kodes 8-550 und 8-98a definiert. Darüber hinaus bestehen seit der Verabschiedung der Pflegepersonaluntergrenzen-Verordnung im Jahr 2019 für pflegesensitive Fachbereiche wie die Geriatrie Vorgaben an eine vorzuhaltende Personalstruktur (▶ Kap. 5.1). Weiter haben Vorgaben zu Anzahl und Art der Therapieeinheiten ebenso einen Einfluss auf die Personalstruktur wie die bestehende Forderung nach curricular geriatriespezifisch qualifiziertem medizinischen Personal. Umfassende Physiotherapie, Ergotherapie, Logopädie oder auch psychologische Betreuung sind neben der Aktivierend-Therapeutischen Pflege Bestandteil einer geriatrischen Therapie und verdeutlichen ihren multiprofessionellen, ganzheitlichen Ansatz. Auch die Ansprüche an die Dokumentation im Rahmen der gesetzlich verankerten Kodierrichtlinien im akutstationären Sektor haben Einfluss auf die vorzuhaltende Personalstruktur.

umfangreiche Anforderungen zur Abrechnung der geriatrischen Komplexpauschalen gemäß der OPS-Kodes 8-550 und 8-98a

Für eine umfassende, bedarfsgerechte Behandlung geriatrischer Patientinnen und Patienten soll darüber hinaus eine bedarfsgerechte Überleitung von der Notaufnahme ggf. über die Intensivbehandlung bis hin zu nachgelagerten Strukturen erfolgen. Die Etablierung eines abgestimmten Case-Managements in die stationäre Versorgung ist daher für die Qualitätssicherung und optimale Leistungsfähigkeit unumgänglich.

Auch in der geriatrischen Rehabilitation sind seitens der Leistungserbringer und des Gesetzgebers sehr differenzierte und zunehmend steigende Anforderungen zu erfüllen. Die Rehabilitationsträger stellen immer explizitere Anforderungen an die Leistungsinhalte, z. B. hinsichtlich der Therapiegestaltung bis hin zu Vorgaben über die vorzuhaltende Personalstruktur für die rehabilitative Behandlung. Mit dem gesetzlichen QS-Reha®-Qualitätssicherungssystem werden immer mehr Vorgaben und Kontrollen verpflichtend etabliert. QS-Reha® umfasst dabei alle Qualitätsdimensionen von der Struktur- über die Prozess- bis hin zur Ergebnisqualität.

QS-Reha®-Qualitätssicherungssystem etabliert immer mehr Vorgaben und Kontrollen

Zudem besteht eine gesetzliche Zertifizierungspflicht für Rehabilitationskliniken, die Qualitätsanforderungen für die Leistungserbringer verbindlich vorgibt und mit entsprechendem Aufwand regelmäßig erneuert werden muss (▶ Kap. 9). Um diesen Anforderungen auch in Zukunft gerecht zu werden, werden Rehabilitationseinrichtungen weiterhin qualifiziertes Personal akquirieren und in strukturelle Veränderungen investieren müssen.

In den folgenden Kapiteln wird die aktuelle Vergütungssituation in der Geriatrie sowohl im Krankenhausbereich als auch im Rehabilitationssektor dargelegt und bewertet.

6.2 Vergütungssituation in der Geriatrie im Krankenhaus

Bis zum Jahr 1972 wurden Krankenhäuser ausschließlich über die Krankenkassen finanziert. Infolge einer Unterfinanzierung der Krankenhäuser und bestehender Versorgungsengpässe wurde diese monistische Finanzierungssystematik mit der Einführung des Krankenhausfinanzierungsgesetzes (KHG) durch die bis heute geltende duale Krankenhausfinanzierung ersetzt. Das Prinzip der dualen Finanzierung besagt, dass die Investitionskosten der Krankenhäuser von den Bundesländern – d. h. aus Steuermitteln – getragen werden[42], während die Betriebskostenfinanzierung von den Benutzern bzw. deren Krankenkassen (oder anderen Kostenträgern wie z. B. der Unfallversicherung usw.) übernommen werden muss. Seit 2004 werden diese Betriebskosten nicht mehr wie zuvor über krankenhausindividuelle tagesgleiche Pflegesätze, sondern über ein »durchgängiges, leistungsorientiertes und pauschalierendes Vergütungssystem«[43] – den DRG – gedeckt. Die DRG sind ein Patientenklassifikationssystem, in dem die Behandlungsfälle nach vorgeschriebenen Kriterien einer bestimmten Fallgruppe zugeordnet werden. Um eine hohe Kostenhomogenität der Fallgruppen herzustellen, werden darüber hinaus die Komplexität der Behandlung sowie Nebenerkrankungen der Patientinnen und Patienten berücksichtigt. Die Abkehr von den Tagessätzen galt zunächst nur für die somatischen Fachdisziplinen, wurde aber im Jahr 2017 mit der Einführung des pauschalierenden Entgeltsystems in der Psychiatrie und Psychosomatik (PEPP) verpflichtend auch in diesen Fachgebieten umgesetzt.

Im Jahr 2020 erfolgte zudem die Ausgliederung der Pflegepersonalkosten aus dem DRG-System. Seitdem wird das Krankenhausbudget differenziert; in ein »Rumpf«-aG-DRG-Budget und ein Pflegebudget, wobei letzteres – zumindest im Grundsatz – im Sinne des Selbstkostendeckungsprinzips ausgestaltet ist. Somit wurde der G-DRG-Katalog ab dem Jahr 2020 zum aG-DRG-Katalog (»a« bedeutet »ausgegliedert«, also ohne Pflegepersonalkosten) und einem Pflegeerlöskatalog mit tagesbezogenen Bewertungsrelationen. Das aG-DRG-Entgeltsystem vergütet daher seit 2020 grundsätzlich alle Leistungsbestandteile der bisherigen Fallpauschalen mit Ausnahme der Pflege am Bett. (▶ Kap. 5.1).

aG-DRG-Entgeltsystem seit 2020

Trotz Novellierung der Fallpauschalenvergütung im Jahr 2020 basieren die nachfolgenden Darstellungen und Statistiken auf dem Datenjahr 2019 – also vor der Einführung des aG-DRG-Systems. Dies begründet sich zum einen darin, dass die Daten aufgrund der COVID-19-Pandemie ab 2020 nicht repräsentativ für zukünftige Prognosen sind. Zum anderen

---
42 Vgl. »Bestandsaufnahme zur Krankenhausplanung und Investitionsfinanzierung in den Bundesländern der Deutschen Krankenhausgesellschaft, Stand: August 2019
43 Vgl. § 17b Abs. 1 Satz 1 KHG

sind die Pflegebudgets bislang im Großteil der Krankenhäuser noch nicht verhandelt worden. Um Kosten und Vergütungssätze kalkulieren zu können, müssen die Kosten und Erlöse aus der Vergangenheit bekannt sein. Selbst wenn die Höhe der Pflegebudgets bereits vereinbart wären, kommt hinzu, dass zum Zeitpunkt der Erstellung dieser 4. Auflage des Weißbuchs Geriatrie noch keine Statistiken zu den Kosten der Geriatrie aus den Jahren nach 2019 verfügbar sind. Wie eingehend bereits erläutert, würde das Datenjahr 2019 aber dennoch als letztes und somit aktuellstes repräsentatives Jahr vor der Pandemiesituation ab 2020 die Datengrundlage für die nachfolgenden Analysen und Kalkulationsergebnisse bilden.

Im Rahmen der Fallpauschalenvergütung wird jedem stationären Fall unter Berücksichtigung der Haupt- und Nebendiagnosen sowie der durchgeführten Prozeduren (OPS) genau eine (Rumpf-)DRG und jeder (Rumpf-) DRG ein Relativgewicht zugeordnet. Die Vergütungshöhe ergibt sich aus der Multiplikation des Relativgewichts mit dem sogenannten Landesbasisfallwert.

Die errechnete volle Vergütung für die (Rumpf-)DRG wird allerdings nur innerhalb eines festgelegten Verweildauerkorridors bezahlt. Einer Über- bzw. Unterschreitung der ausgewiesenen Grenzverweildauer wird für die Dauer der Über- oder Unterschreitung durch tagesgleiche Zu- bzw. Abschläge Rechnung getragen.

Die Kosten eines Krankenhausaufenthalts verlaufen aufgrund des hohen Fixkostenanteils insbesondere bei nicht operativen Behandlungen näherungsweise proportional zur Verweildauer. Somit ist davon auszugehen, dass bis zur Erreichung der mittleren Verweildauer (MVD) Erlösüberschüsse erzielt und zum Zeitpunkt der MVD näherungsweise eine Kostendeckung erreicht werden kann. Im Falle einer Überschreitung der MVD müssen Leistungserbringer damit rechnen, dass die entstandenen Kosten des aktuellen Falls über die Fallpauschale nicht gedeckt werden können. Da durch diese Systematik der Anreiz zur radikalen Kostensenkung besteht, wurde zudem für jede Fallpauschale eine untere Grenzverweildauer (UGV) eingeführt. Mittels der unteren Grenzverweildauer soll eine medizinisch vorschnelle – sogenannte »blutige« – Entlassung verhindert werden. Eine Überschreitung der oberen Grenzverweildauer (OGV) ist im Gegensatz zur Vergütung nach Tagessätzen aus wirtschaftlicher Sicht zu vermeiden, da weitere Behandlungstage nur noch abgestaffelt vergütet werden. Durch das Fallpauschalensystem besteht für die Krankenhäuser somit ein hoher Anreiz, ihre Prozessqualität und damit die Verweildauer zu optimieren.

Anreize zur Verweildaueroptimierung durch Fallpauschalensystem

Vor dem Hintergrund des hohen Alters und der typischen Multimorbidität der geriatrischen Patientinnen und Patienten sind einer Verweildaueroptimierung in der Geriatrie allerdings enge Grenzen gesetzt. Um dem speziellen Behandlungsbedarf und einer angemessenen Behandlungszeit gerecht zu werden, sind daher einige spezifisch geriatrische Prozeduren mit einer Mindestverweildauer versehen.

Im amtlichen Katalog des Jahres 2019 gibt es folgende vollstationäre Prozeduren mit einem spezifischen Geriatriebezug (▶ Tab. 14), wobei nur die Prozeduren zur geriatrischen frührehabilitativen Komplexbehandlung[44] ab 14 Behandlungstagen (8-550.1, 8-550.2) Erlösrelevanz haben[45].

Ziffer	Prozedurentext
1-77	Palliativmedizinische und geriatrische Funktionsuntersuchung
1-770	Multidimensionales geriatrisches Screening und Minimalassessment
1-771	Standardisiertes geriatrisches Basisassessment (GBA)
8-55	Frührehabilitative Komplexbehandlung
8-550	Geriatrische frührehabilitative Komplexbehandlung
8-550.0	Mindestens 7 Behandlungstage und 10 Therapieeinheiten
8-550.1	Mindestens 14 Behandlungstage und 20 Therapieeinheiten
8-550.2	Mindestens 21 Behandlungstage und 30 Therapieeinheiten

Tab. 14: OPS-Prozeduren mit spezifischem Geriatriebezug (Quelle: OPS-Katalog 2019)

Die erlösrelevanten vollstationären Prozeduren sind insbesondere für die Ansteuerung einer geriatrischen Komplexpauschale verantwortlich und beinhalten verbindliche Mindestanforderungen an die Prozess- sowie die Strukturqualität. Die Abrechnung dieser Komplexpauschalen war in den vergangenen Jahren zunehmend auch außerhalb von geriatrischen Abteilungen zu beobachten. Mit Einführung der OPS-Strukturprüfungen gemäß § 275d SGB V sind Krankenhäuser seit 2022 jedoch verpflichtet, die Einhaltung von Strukturmerkmalen durch den Medizinischen Dienst (MD) begutachten zu lassen, bevor Leistungen mit den Krankenkassen vereinbart und abgerechnet werden können. Die Einhaltung der Strukturmerkmale wird dabei auf abstrakt-struktureller Ebene und losgelöst vom patientenindividuellen Einzelfall geprüft. Im Rahmen dieser vorgelagerten Strukturprüfung erhalten die Krankenhäuser damit eine generelle Abrechnungsbefugnis, welche sich auf die geriatrische Einheit erstreckt (▶ Kap. 5.1). Die Möglichkeit zur Abrechnung geriatrischer Komplexpauschalen außerhalb von geriatrischen Abteilungen wird durch die Einführung der OPS-Strukturprüfungen deutlich beschränkt. An dieser Stelle sei jedoch erwähnt, dass die Erfüllung der Anforderungen der Leistungskomplexe allein noch kein Garant für die Etablierung bedarfsgerechter geriatrischer Versorgungsstrukturen und die Durchführung umfassender geriatrischer Behandlungsabläufe ist.

Einführung der OPS-Strukturprüfungen

Begutachtung durch den Medizinischen Dienst (MD)

---

44 Prozeduren zu Komplexbehandlungen sind im Rahmen des DRG-Systems definierte und kalkulierte OPS-Prozeduren für Behandlungskomplexe, die mehrere diagnostische und/oder therapeutische Eingriffe umfassen und an gewisse strukturelle und personelle Voraussetzungen geknüpft werden.
45 Der OPS 8-98a sowie die teilstationären geriatrischen DRGs werden im Kapitel 6.4 thematisiert.

Eine Übersicht über vollstationäre geriatrische frührehabilitative Komplexpauschalen und deren durchschnittlichen Anteil gemessen an Fallzahlen in geriatrischen Abteilungen ist in ▶ Tabelle 15 dargestellt.

Tab. 15: Fallpauschalen mit geriatrischem Bezug (Quelle: Fallpauschalen-Katalog 2019, eigene Berechnungen auf Grundlage von rd. 80.000 Fällen aus Fachabteilungen Geriatrie 2019)

DRG 2019	Bezeichnung	Relativgewicht
B44A	Geriatrische frührehabilitative Komplexbehandlung bei Krankheiten und Störungen des Nervensystems mit schwerer motorischer Funktionseinschränkung, mit neurologischer Komplexbehandlung des akuten Schlaganfalls	3,555
B44B	Geriatrische frührehabilitative Komplexbehandlung bei Krankheiten und Störungen des Nervensystems mit schwerer motorischer Funktionseinschränkung, ohne neurologische Komplexbehandlung des akuten Schlaganfalls	3,126
B44C	Geriatrische frührehabilitative Komplexbehandlung bei Krankheiten und Störungen des Nervensystems ohne schwere motorische Funktionseinschränkung, mit neurologischer Komplexbehandlung des akuten Schlaganfalls	2,125
B44D	Geriatrische frührehabilitative Komplexbehandlung bei Krankheiten und Störungen des Nervensystems ohne schwere motorische Funktionseinschränkung, ohne neurologische Komplexbehandlung des akuten Schlaganfalls	1,817
E42Z	Geriatrische frührehabilitative Komplexbehandlung bei Krankheiten und Störungen der Atmungsorgane	2,138
F48Z	Geriatrische frührehabilitative Komplexbehandlung bei Krankheiten und Störungen des Kreislaufsystems	2,064
G14Z	Geriatrische frührehabilitative Komplexbehandlung mit bestimmter OR-Prozedur bei Krankheiten und Störungen der Verdauungsorgane	5,279
G52Z	Geriatrische frührehabilitative Komplexbehandlung bei Krankheiten und Störungen der Verdauungsorgane	2,115
H44Z	Geriatrische frührehabilitative Komplexbehandlung bei Krankheiten und Störungen an hepatobiliärem System und Pankreas	2,217
I34Z	Geriatrische frührehabilitative Komplexbehandlung mit bestimmter OR-Prozedur bei Krankheiten und Störungen an Muskel-Skelett-System und Bindegewebe	3,519
I41Z	Geriatrische frührehabilitative Komplexbehandlung bei Krankheiten und Störungen an Muskel-Skelett-System und Bindegewebe	1,920
J44Z	Geriatrische frührehabilitative Komplexbehandlung bei Krankheiten und Störungen an Haut, Unterhaut und Mamma	2,119

DRG 2019	Bezeichnung	Relativgewicht
K44Z	Geriatrische frührehabilitative Komplexbehandlung bei endokrinen, Ernährungs- und Stoffwechselkrankheiten	2,107
L44Z	Geriatrische frührehabilitative Komplexbehandlung bei Krankheiten und Störungen der Harnorgane	2,161
T44Z	Geriatrische frührehabilitative Komplexbehandlung bei infektiösen und parasitären Krankheiten	2,483
U40Z	Geriatrische frührehabilitative Komplexbehandlung bei psychischen Krankheiten und Störungen	1,894
K01Z	Verschiedene Eingriffe bei Diabetes mellitus mit Komplikationen, mit Frührehabilitation oder geriatrischer frührehabilitativer Komplexbehandlung	indiv. zu vereinbaren

Tab. 15: Fallpauschalen mit geriatrischem Bezug (Quelle: Fallpauschalen-Katalog 2019, eigene Berechnungen auf Grundlage von rd. 80.000 Fällen aus Fachabteilungen Geriatrie 2019) – Fortsetzung

Im Fallpauschalenkatalog des Jahres 2019 – also vor Ausgliederung der Pflegepersonalkosten – sind 17 vollstationäre DRG mit geriatrischem Bezug ausgewiesen, wobei eine DRG nicht mit einem Relativgewicht bewertet, sondern individuell zu vereinbaren ist. Die Relativgewichte bewerteter DRG liegen zwischen 1,817 und 5,279 Case-Mix-Punkten (CMI).

Im DRG-System hat das Kriterium Alter für die Eingruppierung in eine höher bewertete DRG weiterhin Relevanz (sogenannter Alterssplit). Geriatrische Leistungen werden im Rahmen der DRG-Systematik jedoch nicht durch das Alter, sondern durch die spezifische geriatrische Behandlung abgebildet.

Für die Begutachtung geriatrischer Komplexpauschalen im Rahmen dieser Auswertung wurden rund 82.500 Datensätze des Jahres 2019 aus geriatrischen Fachabteilungen analysiert. Rund 60 % der analysierten Behandlungsfälle wurden demnach in eine der in Tabelle 15 aufgezählten geriatrischen frührehabilitativen Komplexbehandlungen kodiert. Die höchsten Anteile entfallen auf die DRG I41Z (13,24 %), B44C (9,55 %) und B44D (8,10 %).

Der CMI geriatrischer Fachabteilungen schwankt bei der Stichprobe aus dem Jahr 2019, in die mehrere Bundesländer einbezogen waren, zwischen 1,049 und 5,403 und liegt im Durchschnitt bei 2,022 (Median 1,883). Unter Hinzuziehung des Bundesbasisfallwertes 2019 in Höhe von 3.544,97 Euro ergibt sich daraus im Median der Stichprobe ein Erlös von 6.675,40 Euro pro geriatrischen Behandlungsfall.

FA Geriatrie	CMI	BBFW	Fallerlös in EUR
Minimum	1,049	3.544,97	3.719,45
Median	1,883	3.544,97	6.675,40
Durchschnitt	2,022	3.544,97	7.167,13
Maximum	5,403	3.544,97	19.154,41

Tab. 16: CMI-Werte und Fallerlöse geriatrischer FA (Quelle: DRG-Katalog 2019; eigene Berechnungen)

Differenzen in der tatsächlichen Vergütung von geriatrischen Krankenhausleistungen lassen sich neben den unterschiedlichen Fallschweren auch durch inhomogene Landesbasisfallwerte begründen. Abbildung 18 verdeutlicht den Einfluss der Landesbasisfallwerte als Multiplikatoren des Relativgewichtes zur Ermittlung des Gesamterlöses für die erbrachte geriatrische Krankenhausleistung (▶ Abb. 18).

Der Gesetzgeber sieht seit der Einführung der DRG-Systematik vor, die gegenwärtig unterschiedlich hohen Landesbasisfallwerte schrittweise zu einem bundesweit einheitlichen Bundesbasisfallwert anzugleichen. Dieser Prozess sollte bis 2021 abgeschlossen werden. Zum Zeitpunkt der Gutachtenerstellung im Jahre 2022 ist der geplante Bundesbasisfallwert jedoch immer noch nicht realisiert. Es können je nach Bundesland somit weiterhin für die pauschalisierte geriatrische Leistung unterschiedliche Entgelthöhen erzielt werden.

> Die Einführung diagnosebezogener Fallpauschalen hatte das Ziel, mehr Transparenz über die Leistungen und Kosten der Krankenhäuser zu generieren und ihre Wirtschaftlichkeit durch eine Verweildaueroptimierung zu verbessern.
>
> Im Rahmen der DRG-Weiterentwicklung konnte durch die Aufnahme spezifischer geriatrischer Prozeduren inklusive ihrer Anforderungen an die Struktur- und Prozessqualität (u. a. ärztliche Behandlung durch Geriater, Qualifikation der Pflegenden, Anzahl Therapieeinheiten, Mindestbehandlungstage etc.), die Vergütungssituation in der akutstationären Geriatrie transparent und leistungsgerecht gestaltet werden. Geriatrische Komplexpauschalen werden im DRG-Katalog berücksichtigt.

Weiterhin werden durch das Fehlen eines bundeseinheitlichen Basisfallwertes auch in der Geriatrie unterschiedlich hohe Erlöse in den einzelnen Bundesländern erzielt.

DRG-System verlangt nach einer aktiven Mitgestaltung

Um auch zukünftig eine sachgerechte Abbildung geriatrischer Leistungen im DRG-System sicherzustellen und weiterhin zu verbessern, ist die aktive Mitgestaltung des »lernenden Systems« durch die Leistungserbringer unerlässlich. Dazu gehört insbesondere die Teilnahme an den jährlichen Kalkulationen der Relativgewichte sowie die sachgerechte Leistungsdokumentation. Die Geriatrie begleitet die kontinuierliche Weiterentwicklung des DRG-Systems, d. h. insbesondere das jährliche Vorschlagsverfahren gemeinschaftlich. Dazu haben die beiden geriatrischen Fachgesellschaften DGG, DGGG und der BV Geriatrie die »DRG-Fachgruppe« gegründet, die beim BV Geriatrie organisatorisch angesiedelt ist und vom Bundesverband auch fachlich-inhaltlich federführend betreut wird.

Die vom Gesetzgeber Anfang 2019 verabschiedete Pflegepersonaluntergrenzen-Verordnung, welche infolge der zunehmenden Verschärfung des Fachkräftemangels und der damit einhergehenden Arbeitsbelastung der Beschäftigten eingeführt wurde, muss zukünftig auch im Rahmen der

6.2 Vergütungssituation in der Geriatrie im Krankenhaus

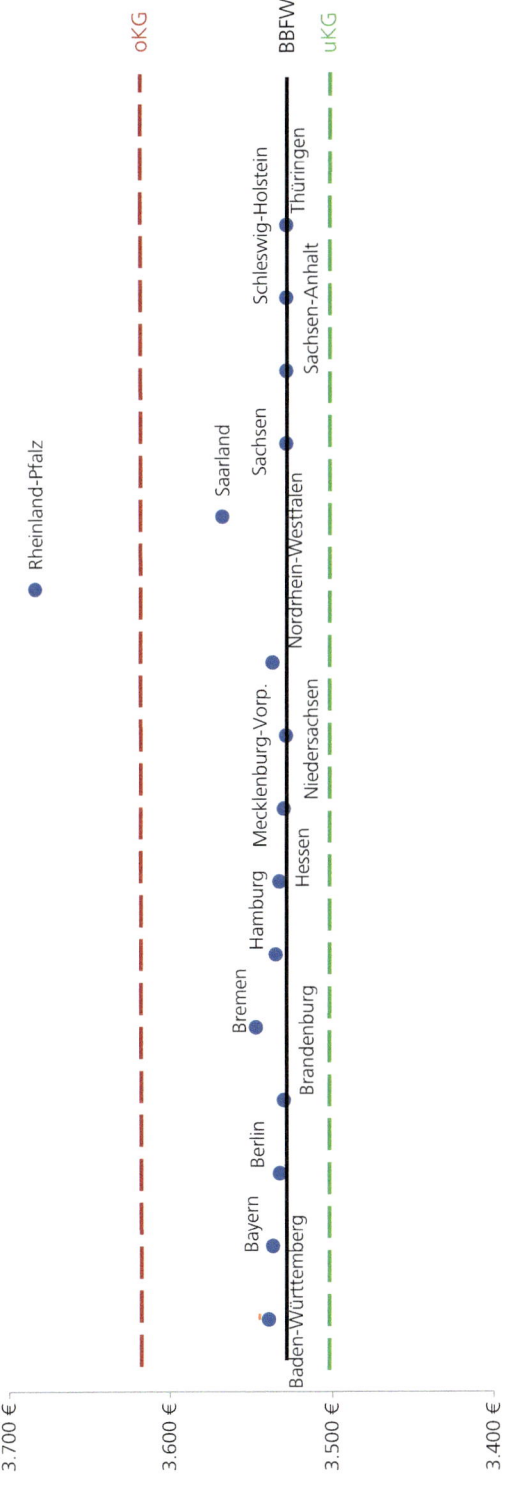

Abb. 18: Landesbasisfallwerte 2019 im Vergleich zum Bundesbasisfallwert 2019 (Quelle: AOK Bundesverband)

geriatrischen Vergütungssituation eines Krankenhauses berücksichtigt werden. Diese sieht vor, in den pflegesensitiven Krankenhausbereichen (Geriatrie, Intensivmedizin, Kardiologie, Unfallchirurgie, Allgemeine Chirurgie, Herzchirurgie, Innere Medizin, Neurologie, Neurologische Schlaganfalleinheit, Neurologische Frührehabilitation, Pädiatrie (allgemein, speziell und neonatologisch), Orthopädie, Gynäkologie und Geburtshilfe) ein Verhältnis von Patientinnen und Patienten zu Pflegekräften, differenziert nach Schichten, vorzuschreiben. Um die Untergrenzen einhalten zu können, sind Krankenhäuser ggf. gezwungen, Versorgungskapazitäten abzumelden, wenn die Akquise von zusätzlichem Pflegepersonal nicht erfolgreich ist. Bei Nichteinhaltung drohen Sanktionen in Form von Vergütungsabschlägen oder einer Verringerung der Fallzahl (vgl. die vertiefte Darstellung auch der problematischen Folgen in ▶ Kap. 5.1).

Mit Ausgliederung der Pflegepersonalkosten aus dem DRG-System gehen weitere Änderungen der Vergütungssatzhöhen einher. Die Umsetzung ist bisher allerdings nicht zufriedenstellend: So haben nach Aussage des Verbandes der Krankenhausdirektoren Deutschlands (VKD) bisher nur ein Drittel der Krankenhäuser für 2020 ein Pflegebudget aushandeln können. Für das Jahr 2021 gestaltet sich die Situation noch schlechter. Für die Häuser bedeutet das, dass sie insbesondere die Kosten für die Pflege vorfinanzieren mussten und zudem über keine Planungssicherheit sowohl für die vergangenen Jahre als auch für den kommenden Zeitraum verfügen, was große Bedeutung für die kurz- und mittelfristige Finanzplanung hat.[46]

Koalitionsvertrag 2021 bis 2025

Zudem sind weitere Reformen in der Gesundheits- und Pflegepolitik, aufgrund des Regierungswechsels im Dezember 2021 und dem vom Ampel-Bündnis unterzeichneten Koalitionsvertrag 2021 bis 2025 zu erwarten. Der Leitspruch »ambulant vor stationär« soll in Zukunft durch eine sektorengleiche Vergütung mithilfe sogenannter Hybrid-DRG umgesetzt werden. Fehlanreize zwischen ambulanter und stationärer Versorgung sollen so aus Sicht der Koalitionspartner beseitigt und eine vollstationäre Behandlung nur bei medizinischer Notwendigkeit gewählt werden. Im Falle einer Umsetzung wird auch die (stationäre) geriatrische Versorgung vor neue Aufgaben gestellt, weshalb der im Kapitel 3 dargestellte Konzeptansatz diese Entwicklungen mit der Neustrukturierung der nichtvollstationären Versorgung explizit aufgreift.

---

46 https://www.bibliomedmanager.de/news/vkd-wirft-kassen-verzoegerungstaktik-vor, Letzter Zugriff 01.03.2022

6.3 Vergütungssituation der Geriatrie in Rehabilitationseinrichtungen

Im Gegensatz zur dualen Krankenhausfinanzierung werden Rehabilitationseinrichtungen monistisch finanziert. Sowohl die Betriebs- als auch die Investitionskosten der Einrichtungen müssen demnach über die verhandelten Vergütungssätze finanziert werden.

> Die Leistungsvergütung erfolgt durch die Kostenträger hauptsächlich über einrichtungsspezifische, vollpauschalisierte, tagesgleiche Pflegesätze. Die Schwere der Fälle sowie die Komplexität der Behandlung bleiben bei den festgelegten Tagessätzen unberücksichtigt. Somit erhält eine Rehabilitationseinrichtung pro Aufenthaltstag für jeden Rehabilitanden einen festgelegten Betrag. Vereinzelt gibt es darüber hinaus noch sog. »Fallpauschalen«, die einrichtungsindividuell und bilateral mit den Kostenträgern ausgehandelt werden. Sie fassen einen gewissen Behandlungszeitraum zu einer Kostenpauschale zusammen, wobei keine – dem DRG-System vergleichbare – Kostenkalkulation auf Basis der Ist-Kosten der Pauschale zu Grunde liegt. Erfahrungen der Kliniken haben in den vergangenen Jahren deutlich gezeigt, dass diese Pauschalen wirtschaftlich nur auskömmlich sind, wenn es in dem Geltungszeitraum zu einer Verkürzung der Rehabilitationszeiten, d. h. der Dauer der Rehabilitation, kommt. Diese Entwicklung geht zu Lasten der Rehabilitandinnen und Rehabilitanden, deren Rehabilitationsanspruch beschnitten wird. Versorgungspolitisch ist daher eine Fallpauschale ohne zugrundeliegende unabhängige Kostenkalkulation äußerst kritisch zu sehen und wird vom Bundesverband Geriatrie deshalb abgelehnt. Seitens der Krankenkassen wird angesichts der wirtschaftlichen Attraktivität jedoch immer wieder versucht, entsprechende Fallpauschalen zu vereinbaren.

In den letzten Jahren wurde seitens der Kostenträger vermehrt über eine ergebnisorientierte Umverteilung der Vergütung in Form eines Bonus- und Malussystems diskutiert. Diese neue Vergütungssystematik wurde von Krankenkassen in der neurologischen Rehabilitation erprobt, fand bis heute jedoch keine flächendeckende Umsetzung. Stattdessen wurden zum Teil insbesondere Kontingentierungen oder die Vereinbarung von Zeitkorridoren der Behandlungsdauer realisiert.

Zum Redaktionszeitraum dieser Auflage des Weißbuchs Geriatrie Mitte 2022 gab es zwei wichtige politische Diskussionsprozesse, die mittelfristig die Vergütung im Rehabilitationsbereich erheblich beeinflussen könnten. Im Bereich der Deutschen Rentenversicherung wurde eine umfassende Neuregelung u. a. der Vergütungssystematik erörtert. Dieser vom Gesetzgeber angestoßene Prozess wird sich voraussichtlich noch bis in das Jahr 2023 hinziehen. Es ist zu erwarten, dass Neuregelungen im

Diskussionsprozesse zur Vergütung der medizinischen Rehabilitation

DRV-System auch eine Art »Signalwirkung« im Bereich der GKV bewirken können.

> Zudem sieht das im Jahre 2020 in Kraft getretene Intensivpflege- und Rehabilitationsstärkungsgesetz (IPReG) die Ausarbeitung einer Rahmenempfehlung durch die Krankenkassen und die Leistungserbringerverbände vor, in der u. a. die »Grundsätze einer leistungsgerechten Vergütung und ihrer Strukturen« vereinbart werden sollen. Die laufenden Verhandlungen, bei denen der Bundesverband Geriatrie auf Seiten der Leistungserbringer einer der Federführer ist, sind äußerst langwierig und werden vom Willen der Krankenkassen geprägt, keine verbindlichen Regelungen fixieren zu wollen. Es bleibt abzuwarten, ob der vom Gesetzgeber in der Gesetzesbegründung klar formulierte Auftrag zu einer sachgerechten und zugleich für die Landesebene bindenden Regelung wirklich umgesetzt werden kann. Sollte dies der Fall sein, könnte es nach vielen Jahren der wirtschaftlichen Stagnation zu einer wirklichen Verbesserung der angespannten wirtschaftlichen Lage der Rehabilitationskliniken kommen.

Um die Vergütungssituation in der geriatrischen Rehabilitation und daraus entstehende Konsequenzen für die Geriatrie zu verstehen, müssen einige Spezifika des Rehabilitationsmarktes in Deutschland und wesentliche Tendenzen der Marktentwicklung kurz skizziert werden:

- Vor dem Hintergrund des demografischen Wandels wächst die Bedeutung der geriatrischen Rehabilitation.
- Die ökonomische Handlungsfähigkeit wird weiterhin von gesetzlichen Vorgaben und Entscheidungen der Kostenträger z. B. hinsichtlich der Bewilligung von Rehabilitationsanträgen bestimmt.
- Ein zunehmender Wettbewerb bei fortschreitender »Marktbereinigung« in der Rehabilitation ist festzustellen.
- In vielen Bereichen der Rehabilitation ist eine Stagnation oder sogar ein Rückgang hinsichtlich der Anzahl von Einrichtungen und der zur Verfügung stehenden Kapazitäten zu registrieren, was im Gegensatz zur gestiegenen Bedeutung der Rehabilitation steht.
- Es bestehen asymmetrische Machtverhältnisse zugunsten der Rehabilitationsträger (insbesondere der gesetzlichen Krankenversicherungen), da bei diesen die Kombination aus Belegungs- und Vergütungshoheit liegt.
- Es besteht in weiten Bereichen ein hoher Investitionsstau mit drohendem Substanzverlust.
- *kontinuierliche Kostensteigerungen* Die Einrichtungen sind kontinuierlichen Kostensteigerungen aufgrund exogener, nicht von den Einrichtungen beeinflussbarer Faktoren wie z. B. Personal- oder Energiekostensteigerungen ausgesetzt. Dabei sind die Einrichtungen nicht wie andere Wirtschaftsunternehmen in der Lage, diese Kostensteigerungen zeitnah durch höhere »Preise«

auszugleichen, da sie an die jeweiligen Vergütungsvereinbarungen gebunden sind. Dies gilt auch bei extremen Kostensteigerungen, wie z. B. angesichts der Corona-Pandemie, der Inflation und der Energiekrise im Zusammenhang mit dem Ukrainekrieg.
- Gleichzeitig herrscht zunehmender Wettbewerb um qualifiziertes Personal insbesondere beim ärztlichen Dienst, der Pflege und dem übrigen medizinischen Fachpersonal, auch in Konkurrenz zum akutstationären Sektor. Dieser ist durch die Ausgliederung des Pflegebudgets in der Lage seine Kosten vollumfänglich geltend zu machen, sodass eine Tendenz besteht, höhere Vergütungen zu zahlen, was den Druck auf die Rehabilitationseinrichtungen zusätzlich erhöht.
- Insbesondere in der Geriatrie nimmt die Fallschwere der Rehabilitanden kontinuierlich zu, insbesondere, da »leichtere« geriatrische Fälle von verschiedenen Krankenkassen vermehrt in die kostengünstigere organspezifische Rehabilitation »umgeleitet« werden.
- Das Vergütungssatzniveau ist insgesamt nicht kostendeckend und es erfolgt nur eine sehr zögerliche Anpassung der Vergütungssatzhöhen.
- Die wirtschaftliche Situation vieler Rehabilitationskliniken ist damit zunehmend kritisch.

> Im Gegensatz zum DRG-Fallpauschalensystem in der akutstationären Versorgung ist das monistische Finanzierungssystem in der Rehabilitation deutlich weniger ausdifferenziert. Vergütungssatzverhandlungen sind weiterhin von einer nicht ausreichenden Transparenz und häufig von asymmetrischen Machtverhältnissen der Verhandlungspartner geprägt. Tatsächlich anfallende Kosten sowie Qualität der Therapie bleiben im Rahmen der Verhandlungen unberücksichtigt. Dies gilt insbesondere für Verhandlungen mit den gesetzlichen Krankenversicherungen, die häufig gar nicht erst in Verhandlungen eintreten oder mögliche Vergütungssatzsteigerungen auf die Höhe der allgemeinen Veränderungsrate begrenzen.

Für den Erhalt möglichst effizienter Rehabilitationsstrukturen sollten zukünftig im Rahmen der Vergütungssatzverhandlungen individuelle Spezifika der Einrichtungen berücksichtigt werden. Dazu zählt z. B. eine adäquate Abbildung der Investitionskosten in den Vergütungssätzen der Rehabilitationseinrichtungen.

Da geriatrische rehabilitative Leistungen fast ausschließlich von den Krankenkassen vergütet werden, müssen die eben skizzierten Aspekte für die geriatrische Rehabilitation politisch im Bereich des SGB V gelöst werden.

Aktuelle Vergütungssatzhöhen in geriatrischen Rehabilitationseinrichtungen

Der wirtschaftliche Druck im Bereich der geriatrischen Rehabilitation ist hoch. Dies liegt insbesondere am hohen Personaleinsatz, da zum Beispiel im Bereich der Geriatrie im Gegensatz zur organspezifischen Rehabilitation nur in einem sehr begrenzten Maße mit Gruppentherapien gearbeitet werden kann. Zudem werden deutlich mehr Pflegekräfte benötigt.

Einführung von Schiedsstellen

Der hohe Druck zeigte sich insbesondere dadurch, dass die Geriatrie der erste Rehabilitationsbereich war, welcher im Jahre 2011 von der Gesetzesänderung zur Einführung von Schiedsstellen, dem Inkrafttreten von § 111b ins SGB V, Gebrauch machte. § 111b SGB V ist die gesetzliche Grundlage für die Einführung von Landesschiedsstellen für Vergütungsvereinbarungen zwischen Krankenkassen und Trägern von Vorsorge- und Rehabilitationseinrichtungen. Es dauerte noch mehrere Jahre, bis auf Landesebene die juristisch notwendigen Umsetzungsschritte geschaffen worden waren.[47] Bis Ende 2015 wurden aber ausschließlich von Geriatrien Schiedsstellenanträge eingereicht.

Es war die – berechtigte – Erwartung, dass vor der Schiedsstelle ein sinnvoller und sachlich angemessener Schiedsspruch als Kompromiss gefunden wird, in dem die aktuelle Situation auf Grundlage der objektiven Daten sowohl zum Bedarf an geriatrischer Rehabilitation als auch der wirtschaftlichen Situation sach- und zielorientiert analysiert, bewertet und umfassend diskutiert wird.

Aus Sicht der Leistungserbringer muss eine Vergütung leistungsgerecht sein. Zudem muss eine angemessene Vergütung einer Rehabilitationseinrichtung bei wirtschaftlicher Betriebsführung ermöglichen, ihre Aufwendungen zu finanzieren und ihren Versorgungsauftrag zu erfüllen. Dabei ist das Unternehmerrisiko angemessen mit zu vergüten. Eine solche »Definition« der Vergütung wurde zwischenzeitlich vom Gesetzgeber im SGB XI für den Bereich der ambulanten Pflege sogar gesetzlich normiert. Eine vergleichbare Regelung im SGB V wäre wünschenswert.

Die Kostenträger weigern sich bisher, eine entsprechend definierte Vergütung anzuerkennen, denn sie sehen darin ein Wiederaufleben des Prinzips der Kostenerstattung. Zudem haben sie auf die jährliche Veränderungsrate als »Deckel« einer möglichen Vergütungssatzsteigerung verwiesen. Dieses Argument wurde mit Geltung des Intensivpflege- und Rehabilitationsstärkungsgesetz (IPReG) im Herbst 2020 obsolet, da die bis dahin geltende Grundlohnsummenbindung vom Gesetzgeber aufgehoben wurde (▶ Kap. 5.2).

Dennoch ist festzustellen, dass ein oben angesprochener Kompromiss bisher nicht gefunden wurde. Primär wurde bislang über die Bedeutung

---

47 So sind zum Beispiel im Bundesland Thüringen erst Ende 2015 die notwendigen Umsetzungsschritte vollständig abgeschlossen worden. Das Bundesland Bremen führte eine entsprechende Schiedsstelle erst 2022 ein.

des Grundsatzes der Beitragssatzstabilität diskutiert bzw. sehr formal ausschließlich auf die jeweiligen festgesetzten Veränderungsraten der letzten Jahre eingegangen. Wie weit es unter den Bedingungen des IPReG zu Bewegungen im Streit um eine angemessene Vergütung kommt, ist noch nicht abschließend absehbar. Erste Vergütungsverhandlungen vor Ort zeigen eine etwas größere Verhandlungsbereitschaft der Krankenkassen. Ob diese Bereitschaft von Dauer ist und wie nachhaltig ihre Auswirkung sein wird, lässt sich zum Redaktionsschluss Mitte 2022 noch nicht absehen.

Insoweit bleibt die prekäre Vergütungssituation im Bereich der geriatrischen Rehabilitation bislang unverändert. Die dringend erforderliche Anhebung des Gesamtvergütungsniveaus ist in den letzten zehn Jahren nicht erfolgt. In Folge der COVID-19-Pandemie wurde die Diskussion über die langfristige Vergütungssituation weiter in den Hintergrund gedrängt, da kurzfriste Sonderregelungen bezüglich der Vergütungssätze beschlossen wurden (▶ Kap. 11).

Nach Erfahrung und Einschätzung des Bundesverbandes Geriatrie liegen die meisten Vergütungssätze Anfang 2022 zwischen 190 und 240 Euro (je Behandlungstag). Vereinzelt gibt es Einrichtungen, die mit ihrem Vergütungssatz noch unterhalb dieses Korridors liegen. Diese Einrichtungen leiden jedoch massiv unter der Unterfinanzierung und können eine qualitative Rehabilitation zumeist nur durch eine Zusatzfinanzierung aus anderen Bereichen anbieten. Ebenso gibt es einzelne Abschlüsse oberhalb dieser Linie. Diesen Einrichtungen ist es gelungen, ihre notwendigen Kosten im Rahmen von Verhandlungen geltend zu machen. Leider sind diese Pflegesätze, die sich einer ausreichenden Finanzierungsgrundlage annähern, zumeist auf einzelne Kostenträger begrenzt. Auffällig ist zudem, dass über die entsprechenden Abschlüsse auf Drängen der Kostenträger Stillschweigen vereinbart wird.

Betrachtet man jedoch die im folgenden Abschnitt detailliert beschriebene Kostenstruktur, so kann mit einem niedrigen Vergütungssatz das für die geriatrische Rehabilitation prägende Leistungsangebot nicht erbracht werden. Insbesondere wird die Erfüllung der empfohlenen Personalschlüssel nicht zu realisieren sein.

> Insofern bedarf es kurzfristig einer angemessenen Anpassung der Vergütungssituation – auch über die COVID-19-Pandemie hinaus. Andernfalls besteht zwangsläufig das Risiko, dass bei dem zu erwartenden deutlich steigenden Bedarf an geriatrischer Rehabilitation (u. a. demografischer Wandel, medizinischer Fortschritt in Bereich der Akutbehandlung, Vermeidung von Pflege) die ohnehin schon knapp bemessenen fachspezifischen Versorgungseinrichtungen auf breiter Front ihr Angebot reduzieren bzw. vollständig einstellen und das Versorgungsangebot letztlich entfällt.

Ermittlung einer Sollvergütung für die geriatrische Rehabilitation

Aufgrund der unbefriedigenden Datenlage und fehlender Transparenz der Vergütungssatzfindung wurde seitens der Kölner »aktiva Beratung im Gesundheitswesen GmbH« im Jahr 2018 ein Strukturgutachten im Auftrag der AG MedReha[48] erarbeitet und veröffentlicht, in welchem eine Sollvergütung für die geriatrische Rehabilitation kalkuliert wurde.[49] Hierbei wurde eine Musterkalkulation für eine geriatrische Einrichtung mit 100 Betten und einer Auslastung von 95 % vorgenommen und so ein notwendiger Tagessatz bzw. ein sachgerechter Vergütungssatz für eine Geriatrie 2017 ermittelt.

Der ermittelte sachgerechte Vergütungssatz für 2017 wird mit jährlichen Steigerungsraten auf das Jahr 2019 hochgerechnet. Das Jahr 2019 stellt dabei das letzte vollständige »normale«, d. h. vergleichbare Wirtschaftsjahr vor der Pandemie, dar. Die Musterkalkulation stützt sich dabei im Vorgehen auf Erfahrungen der aktiva GmbH (vgl. jährliche Gutachten zur aktuellen und perspektivischen Situation der Einrichtungen im Bereich der medizinischen Rehabilitation). Das Gutachten wird von der aktiva im Auftrag der AG MedReha jährlich aktualisiert und soll den Verhandlungspartnern als Grundlage für die Vergütungssatzverhandlungen in der Rehabilitation dienen.

Für eine geriatrische Rehabilitationseinrichtung mit 100 Betten ergibt sich demnach die in ▸ Tabelle 17 dargestellte Personalkostenkalkulation:

---

48 Die Arbeitsgemeinschaft Medizinische Rehabilitation SGB IX (AG MedReha) ist ein Zusammenschluss von maßgeblichen, bundesweit tätigen Spitzenverbänden der Leistungserbringer in der medizinischen Rehabilitation. Zentrales Anliegen der AG ist die Sicherung von qualitätsgesicherten, wirksamen und wirtschaftlichen Leistungen für Reha-Patientinnen und -Patienten. Der Bundesverband Geriatrie ist einer der sechs Mitgliedsverbände.

49 Vgl. aktiva Beratung im Gesundheitswesen GmbH, Was kostet die Rehabilitationsleistung? – Kostenberechnung auf Basis struktureller Anforderungen in der gesetzlichen Krankenversicherung, 2010.

6.3 Vergütungssituation der Geriatrie in Rehabilitationseinrichtungen

Personalkosten med. DA Berufsgruppe	VK Bedarf	PK je VK 2017	Steigerung p.a. 2018	Steigerung p.a. 2019	PK je VK 2019	PK 2019	% Anteil am Gesamtaufwand
Ärztlicher Dienst	9,03	470.795	2,16 %	2,50 %	492.988	1.164.357	12,3 %
dav. Chefarzt	1,00	224.649	2,16 %	2,50 %	235.239	235.239	2,5 %
dav. Oberarzt/Facharzt	3,03	174.361	2,16 %	2,50 %	182.581	553.275	5,8 %
dav. Assistenzarzt	5,00	71.785	2,16 %	2,50 %	75.169	375.844	4,0 %
Psych. Psychoth./Dipl.-Psych. BA Psychologie	1,00	66.282	2,38 %	2,97 %	69.875	69.875	0,7 %
Gesundheit- und Krankenpfleger	45,45	56.975	2,38 %	2,97 %	60.064	2.730.167	28,7 %
Diplom-Sozialarbeiter	2,00	56.975	2,38 %	2,97 %	60.064	120.127	1,3 %
Physiotherapeut	10,00	44.925	2,38 %	2,97 %	47.360	473.604	5,0 %
med. Badehelfer/Bademeister Masseur	3,33	43.219	2,38 %	2,97 %	45.562	151.874	1,6 %
Ergotherapeut	6,67	44.925	2,38 %	2,97 %	47.360	315.736	3,3 %
Diätassistent	1,00	43.219	2,38 %	2,97 %	45.562	45.562	0,5 %
Logopäden	5,00	54.016	2,38 %	2,97 %	56.944	284.721	3,0 %
Personalkosten Gesamt (Ausl. 95 %)	83,48	881.333			925.780	5.356.025	56,4 %

Tab. 17: Kalkulation Personalkosten Geriatrie in der Rehabilitation (Daten 2017, aktiva Gutachten 2018 (Was kostet die Rehabilitationsleistung? – Kostenberechnung auf Basis struktureller Anforderungen in der gesetzlichen Krankenversicherung); Steigerungssätze: aktiva jährliches Gutachten zur aktuellen und perspektivischen Situation der Einrichtungen im Bereich der medizinischen Rehabilitation; eigene Berechnungen)

Tab. 17: Kalkulation Personalkosten Geriatrie in der Rehabilitation (Daten 2017, aktiva Gutachten 2018 (Was kostet die Rehabilitationsleistung? – Kostenberechnung auf Basis struktureller Anforderungen in der gesetzlichen Krankenversicherung); Steigerungssätze: aktiva jährliches Gutachten zur aktuellen und perspektivischen Situation der Einrichtungen im Bereich der medizinischen Rehabilitation; eigene Berechnungen) – Fortsetzung

Personalaufwände nicht-med. DA	PK je VK 2017	Steigerung p.a. 2018	Steigerung p.a. 2019	PK je VK 2019	% Anteil am Gesamtaufwand
Personalkosten je Belegungstag	28,81	2,38 %	2,97 %	30,37	
Personalkosten Gesamt (Auslastung 95 %)	998.875	2,38 %	2,97 %	1.053.021	11,1 %

6.3 Vergütungssituation der Geriatrie in Rehabilitationseinrichtungen

Insgesamt beläuft sich der Personalaufwand auf rd. 67,5 % des Gesamtaufwands für den Betrieb einer geriatrischen Rehabilitationseinrichtung (100 Betten), davon 56,4 % für Personalkosten der medizinischen Dienstarten (med. DA) und 11,1 % für Personalkosten der nicht-medizinischen Dienstarten. Dies verdeutlicht die hohe Personalintensität der geriatrischen Rehabilitation. Tarifsteigerungen haben daher eine überdurchschnittliche Auswirkung auf die Kostenentwicklung in der Geriatrie. Bei einer Auslastung von 95 % ergeben sich in Summe Personalkosten von rd. 185 Euro je Belegungstag (BT) (▶ Tab. 18).

GuV Position 2019	EUR	EUR je BT
Personalkosten med. DA	5.356.025	154,46
Personalkosten nicht-med. DA	1.053.021	30,37
Personalkosten Gesamt	6.409.046	184,83

Tab. 18: Kalkulation Personalkosten Geriatrie in der Rehabilitation je Belegungstag (eigene Berechnungen)

Neben den Personalkosten basiert der im Gutachten der aktiva GmbH ermittelte sachgerechte Vergütungssatz auch auf den kalkulierten Sach- und Kapitalkosten einer geriatrischen Einrichtung mit 100 Betten sowie einer Vergütung des Unternehmerrisikos.

Für alle drei Kostenarten wurden jährliche Kostensteigerungen bis 2019 berücksichtigt. Die Position »Abschreibungen« (AfA) ist sehr von dem Investitionsstand in der Einrichtung abhängig und kann daher stark variieren (▶ Tab. 19).

Während die Sachkosten von 2017 bis 2019 um rund 2,03 Euro je Belegungstag anstiegen, stiegen Kapitalkosten und Unternehmerlohn im gleichen Zeitraum um 1,02 Euro bzw. 0,43 Euro.

Addiert man die Kostenpositionen Personal-, Sach- und Kapitalkosten sowie den Unternehmerlohn je Belegungstag, ergibt sich ein kalkulatorischer Vergütungssatz für die betrieblichen Aufwände von 274 Euro pro Belegungstag (▶ Tab. 20). Vor dem Hintergrund der seit 2020 andauernden Pandemie-Situation liegen die tatsächlichen aktuellen Bedarfe noch über dem kalkulatorisch ermittelten Wert (▶ Kap. 11).

Bedingt durch die Corona-Pandemie waren die Jahre 2020 und 2021 »Ausnahmezeiträume«, da überwiegend pandemiebedingt ein »normales« Rehabilitationsgeschehen nicht möglich war. Der Gesetzgeber hat zudem mit verschiedenen wirtschaftlichen Ausgleichszahlungen unterstützend eingegriffen, um einen wirtschaftlichen Zusammenbruch des Rehabilitationssystems zu verhindern. In dieser Zeit fanden größtenteils auch keine »normalen« Vergütungssatzverhandlungen statt, sodass weder im Bereich der Ausgabenseite noch hinsichtlich der Entwicklung der Vergütungen der Rehabilitationseinrichtungen allgemeingültige Aussagen gemacht werden können (vgl. zu den Ausgleichszahlungen usw. auch ▶ Kap. 11).

Tab. 19:
Kalkulation Sach- und Kapitalkosten und Unternehmerlohn Geriatrie in der Rehabilitation (Daten 2017 aktiva Gutachten 2018 (Was kostet die Rehabilitationsleistung? – Kostenberechnung auf Basis struktureller Anforderungen in der gesetzlichen Krankenversicherung); Steigerungssätze: aktiva jährliches Gutachten zur aktuellen und perspektivischen Situation der Einrichtungen im Bereich der medizinischen Rehabilitation; eigene Berechnungen)

Sachaufwände	SK 2017	Steigerung p.a. 2018	2019	SK 2019	% Anteil am Gesamtaufwand
Sachkosten je Belegungstag	43,27	2,22 %	2,41 %	45,30	16,5 %

Kapitalkosten	KK 2017	Steigerung p.a. 2018	2019	KK 2019	% Anteil am Gesamtaufwand
AfA je Belegungstag	18,93	1,87 %	1,50 %	19,58	7,1 %
Zins je Belegungstag	10,94	1,87 %	1,50 %	11,32	4,1 %
Kapitalkosten Gesamt	29,88	1,87 %	1,50 %	30,89	11,3 %

Unternehmerlohn	UL 2017	Steigerung p.a. 2018	2019	UL 2019	% Anteil am Gesamtaufwand
Unternehmerlohn je Belegungstag	12,55	1,87 %	1,50 %	12,98	4,7 %

Tab. 20:
Kalkulatorischer Vergütungssatz Geriatrie-Reha 2019 (eigene Berechnungen)

GuV Position 2019	EUR je BT
Personalkosten	184,83
Sachkosten	45,30
Kapitalkosten	30,89
Unternehmerlohn	12,98
Kalkulatorischer Vergütungssatz	274,00

Da die Ausgleichszahlungen jedoch nur teilweise die wirtschaftlichen Ausfälle durch nicht belegte Betten ausgeglichen haben und zudem die Kosten für Hygienemaßnahmen oder Arbeitsschutzvorkehrungen usw. nur bedingt refinanziert wurden, hat die Pandemie die wirtschaftlich angespannte Situation der geriatriespezifischen Rehabilitationseinrichtungen weiter verschärft.

In dieses wirtschaftliche Umfeld kam zu Beginn des Jahres 2022 u. a. in Folge längerfristig gestörter Lieferketten und insbesondere durch den Einmarsch russischer Streitkräfte in die Ukraine im Februar 2022 ein deutlicher Anstieg der allgemeinen Lebenshaltungskosten hinzu. Die

Preissteigerungen   Preissteigerung erreichte in diesen Monaten Werte zwischen 5 und mehr als 8 %, wobei die Inflationsrate insbesondere durch zum Teil zweistelli-

6.3 Vergütungssituation der Geriatrie in Rehabilitationseinrichtungen

ge Preiserhöhungen im Bereich der Energiekosten und überproportionale Steigerungen bei den Lebensmittelpreisen getragen wurde. Beide Bereiche sind auch für Rehabilitationseinrichtungen von besonderer Bedeutung. Somit verfestigt sich eine Entwicklung, die eine Anpassung der Vergütungssätze unumgänglich macht, weil der für das Jahr 2019 kalkulierte Vergütungssatz nicht mehr auskömmlich sein wird. Wie genau sich die Preise und insbesondere die Energiekosten im weiteren Jahresverlauf 2022 und insbesondere auch im Jahr 2023 entwickeln werden, ist auch für Experten nicht abschätzbar und bleibt abzuwarten. Eine schnelle »Erholung« ist jedoch nicht absehbar und es ist zu erwarten, dass auch nach Ende der unmittelbaren »Krisensituation« die Preise hoch bleiben werden bzw. der Rückgang nur sehr zögerlich erfolgt.

> Stellt man den kalkulatorischen Vergütungssatz von 274 Euro bzw. den darüber hinausgehenden inflationsbedingten Mehrbedarf, der zur Deckung der Betriebskosten notwendig ist, den aktuell durchschnittlichen Vergütungssatzhöhen von 200 Euro bis 250 Euro gegenüber, zeigt sich eine deutliche Differenz, sodass der vielfach geäußerte Unmut von Seiten der Leistungserbringer bezüglich der herrschenden Unterfinanzierung nicht überrascht.

Kostenoptimierungsmaßnahmen sind größtenteils ausgeschöpft. Im personalintensiven Bereich der Geriatrie sind Kompensationsmechanismen sowieso eng begrenzt. Im Frühjahr 2022 gibt es erste Anzeichen dafür, dass die Inflation eine Lohn-Preis-Spirale in Gang setzt. Die Folge wäre eine überproportionale Belastung der geriatriespezifischen Rehabilitationseinrichtungen. Insbesondere vor dem Hintergrund des Fachkräftemangels der medizinischen Dienstarten sind Maßnahmen zur Personalakquise und -bindung notwendig. Bedenkt man den hohen Anteil des Personalaufwandes, wird deutlich, dass Vergütungsengpässe direkte Auswirkungen auf die heute schon zum Teil problematische Personalsituation in der Rehabilitation haben. Überdies führt die Unterfinanzierung zu einem wachsenden Investitionsstau in der Rehabilitation. Dringende Investitionen in Gebäude und Technik können nicht weiter aufgeschoben werden.

hoher Personalaufwand

> Auch in diesem Weißbuch Geriatrie muss wiederholt werden, dass die Finanzierungssituation in der rehabilitativen Geriatrie insgesamt sehr kritisch ist, sodass Einrichtungen perspektivisch ihre Kapazität nicht dem aus dem demografischen Wandel folgenden steigendem Bedarf entsprechend ausbauen werden. Vielmehr ist zu befürchten, dass Einrichtungen sogar aufgegeben werden müssen und damit Strukturen und Kapazitäten verloren gehen, die zur Deckung des zukünftigen Versorgungsbedarfs benötigt werden. Die wirtschaftliche Situation der Einrichtungen verschärft sich weiterhin von Jahr zu Jahr und engt den Handlungsspielraum der Akteure enorm ein.

> Sollte eine zeitnahe und angemessene Anpassung der Vergütungssituation in der geriatrischen Rehabilitation nicht erfolgen, ist dieser Bereich der medizinischen und pflegerischen Versorgung trotz wachsender Nachfrage bedroht. Ein späterer »Wiederaufbau« dieses Versorgungszweiges dürfte die Kosten für eine adäquate Vergütung der heute schon qualitativ guten Leistungen um ein Vielfaches übersteigen.

6.4 Vergütungssituation in der Geriatrie in nicht-vollstationären Versorgungsformen

Zu den nicht-vollstationären Versorgungsformen der Geriatrie gehören gegenwärtig tagesklinische Angebote an Kliniken für Geriatrie sowie ambulante und als Unterform mobile Rehabilitationsmaßnahmen. Darüber hinaus gibt es Geriatrische Institutsambulanzen (GIA) als Ergänzung der vertragsärztlichen Versorgung. Mit Ausnahme der GIA bilden einzelvertraglich vereinbarte Tagessätze die Finanzierungsgrundlage für die nicht-vollstationäre geriatrische Versorgung. Die Besonderheiten der einzelnen Versorgungsformen werden nachfolgend vorgestellt.

Tageskliniken

Unbestritten ist, dass die Behandlung in der geriatrischen Tagesklinik ein wichtiges Bindeglied zwischen dem stationären und dem ambulanten Bereich in der Gesundheitsversorgung älterer Patientinnen und Patienten darstellt. Die teilstationäre geriatrische Behandlung hat sich seit den 1990er Jahren etabliert und ist aufgrund wesentlicher Vorteile nicht mehr aus dem abgestuften geriatrischen Versorgungssystem wegzudenken.

Die wesentlichen Vorteile der Tagesklinik sind:

- Vermeidung/Verkürzung stationärer Aufenthalte im Krankenhaus
- höhere Therapiedichte als im stationären Setting oder im Bereich der niedergelassenen Therapeuten
- multidisziplinäres Behandlungsteam durch ein vollständiges multiprofessionelles Team
- medizinische Behandlung auf Krankenhausniveau
- Stabilisierung des Behandlungserfolges unter alltagsnahen Bedingungen
- langfristige Sicherung der häuslichen Reintegration

Im praktischen Alltag ist es jedoch sehr schwierig und erfordert einen hohen administrativen Aufwand, für die Versorgung in der geriatrischen

Tagesklinik auch eine wirksame Kostenübernahme zu erhalten. Der Anspruch des Versicherten auf eine Behandlung in dieser Versorgungsform wird seitens der Krankenkassen und des Medizinischen Dienstes häufig bestritten. So finden sich immer wieder Gutachten des Medizinischen Dienstes, in denen Patientinnen und Patienten als »zu gut« oder »zu schlecht« für eine Behandlung in der Tagesklinik eingestuft werden. Dies erfolgt auch in Fällen, die von einem erfahrenen multiprofessionellen Team gutachtlich begründet als eindeutig teilstationär behandelbar identifiziert werden. Im Ergebnis kommt es regional daher zu einer sehr unterschiedlichen Nutzung dieser Versorgungsform.

Abrechnungstechnisch sind die Tageskliniken im DRG-System verortet. Im Jahr 2007 wurden nachfolgende teilstationäre Prozeduren mit einem spezifischen Geriatriebezug im amtlichen Katalog aufgenommen, welche seither fortbestehen (▶ Tab. 21):

Ziffer	Prozedurentext
8-98a	Teilstationäre geriatrische Komplexbehandlung
8-98a.0	Basisbehandlung
8-98a.1	Umfassende Behandlung
898a.10	60 bis 90 Minuten Therapiezeit pro Tag in Einzel- und/oder Gruppentherapie
8-98a.11	Mehr als 90 Minuten Therapiezeit pro Tag in Einzel- und/oder Gruppentherapie

Tab. 21: Geriatriespezifische OPS (teilstationär) (eigene Darstellung basierend auf DIMDI (2019): Operationen- und Prozedurenschlüssel 2019)

Teilstationäre Leistungen werden im DRG-System mit tagesbezogenen, teilstationären Fallpauschalen oder mit Entgelten abgerechnet, die nach § 6 Absatz 1 Satz 1 KHEntgG krankenhausindividuell vereinbart worden sind. Im Jahr 2007 wurden zwei teilstationäre geriatriespezifische DRGs in den Fallpauschalenkatalog aufgenommen. Allerdings sind für diese Leistungen krankenhausindividuelle Entgelte nach § 6 Absatz 1 Satz 1 des KHEntgG zu vereinbaren, soweit diese als Krankenhausleistung erbracht werden dürfen. Eine Bewertung dieser beiden DRGs scheiterte initial an einer ungenügenden Fallzahl in der Kalkulationsstichprobe.

Vergütung teilstationärer Leistungen

Laut Abschlussbericht zur Weiterentwicklung des DRG-Systems 2019 lag für das Datenjahr 2016 eine Verletzung der Kalkulationsbedingungen sowie eine mangelnde Kostendifferenz zwischen den beiden teilstationären DRG-Fallpauschalen A90A und A90B vor (▶ Tab. 22). Somit sind diese teilstationären DRGs auch für 2019 weiterhin unbewertet.

DRG	Bezeichnung
A90A	Teilstationäre geriatrische Komplexbehandlung, umfassende Behandlung
A90B	Teilstationäre geriatrische Komplexbehandlung, Basisbehandlung

Tab. 22: Geriatriespezifische DRGs (teilstationär) (eigene Darstellung basierend auf InEK (2019): Fallpauschalenkatalog 2019).

Bei der Abrechnung der teilstationär erbrachten Leistungen sind die Ausführungen in § 6 der »Vereinbarung zum Fallpauschalensystem für Krankenhäuser« zu beachten. Unter anderem gilt folgendes: Wird eine Patientin bzw. ein Patient, für die oder den zuvor eine vollstationäre DRG-Fallpauschale abrechenbar war, zur teilstationären Behandlung in dasselbe Krankenhaus aufgenommen oder wechselt diese oder dieser in demselben Krankenhaus von der vollstationären in die teilstationäre Versorgung, kann erst ab dem dritten Kalendertag ab Überschreiten der abgerundeten mittleren Verweildauer, bemessen ab dem Aufnahmedatum des stationären Aufenthaltes der abgerechneten Fallpauschale, eine tagesbezogene teilstationäre Fallpauschale oder ein tagesbezogenes teilstationäres Entgelt abgerechnet werden.

Nach Erfahrung und Einschätzung des Bundesverbandes Geriatrie liegen die meisten Tagessätze 2019 für die A90A zwischen 170,00 Euro und 220,00 Euro und für die A90B zwischen 140,00 Euro und 175,00 Euro.

Ambulante Rehabilitation

Bis Mitte der 1990er Jahre wurden medizinische Rehabilitationsmaßnahmen fast ausschließlich stationär erbracht. Inzwischen sind stationäre und ambulante Rehabilitationsmaßnahmen weitgehend gleichgestellt. So führt § 19 SGB IX aus, dass Leistungen in ambulanter Form erbracht werden können, soweit die Ziele mit vergleichbarer Wirksamkeit erreichbar sind. In Hinblick auf den für die geriatrische Rehabilitation einschlägigen § 40 SGB V gilt im Bereich der gesetzlichen Krankenversicherung sogar der Vorrang ambulanter Versorgung vor stationären Maßnahmen. In jüngster Zeit ist eine deutliche Bedeutungszunahme im Bereich der ambulanten Rehabilitation festzustellen.

Die ambulante geriatrische Rehabilitation (AGR) wird in zwei verschiedenen Settings betrieben. So gibt es entsprechende Einrichtungen, die unmittelbar an einer stationären geriatrischen Rehabilitationsklinik angesiedelt sind und es gibt eigenständige AGR-Einrichtungen. Eine ambulante Rehabilitation unterscheidet sich von der stationären Rehabilitation grundsätzlich in zwei wesentlichen Aspekten:

1. Versorgung der Rehabilitanden ohne Übernachtung in der Einrichtung (d. h. ohne sog. Hotelleistungen)
2. niedrigere Fallschwere der Rehabilitanden

Rahmenempfehlungen

Die strukturellen und prozessualen Mindestvoraussetzungen für die Durchführung ambulanter Rehabilitationsmaßnahmen sind in den Rahmenempfehlungen der Bundesarbeitsgemeinschaft für Rehabilitation (BAR) festgelegt. Diese legen u. a. Mindestanforderungen an die personelle, räumliche und apparative Ausstattung ambulanter Rehabilitationseinrichtungen fest (▶ Kap. 8). Zusätzlich zu den Rahmenempfehlungen der BAR wurden durch die Verbände der Krankenkassen auf Bundesebene in

Zusammenarbeit mit dem Medizinischen Dienst Bund Rahmenempfehlungen zur ambulanten geriatrischen Rehabilitation erlassen. Diese legen ebenfalls Anforderungen an AGR-Einrichtungen fest. Diese Anforderungen sind jedoch einseitig von den Rehabilitationsträgern festgelegt worden, d. h. es gab keine bzw. keine gleichberechtigte Einbindung der Leistungserbringer. Mit Verabschiedung des GKV-IPReG wird es zukünftig einen gemeinsam zwischen den Rehabilitationsträgern und den Leistungserbringern definierten Rahmen geben müssen, welcher die Grundlage für eine sachgerechte Finanzierung darstellt (▶ Kap. 5.2).

Die Finanzierung der ambulanten geriatrischen Rehabilitation erfolgt analog zum stationären Rehabilitationsbereich monistisch und über Tagessätze, d. h. die Betriebs- und Investitionskosten der Einrichtungen müssen mit der Vergütung der erbrachten Leistungen vollumfänglich gedeckt werden. Die Vergütungssätze werden zwischen den Krankenkassen und Rehabilitationseinrichtungen einzelvertraglich ausgehandelt, wobei die Verhandlungen häufig von asymmetrischen Machtverhältnissen der Verhandlungspartner geprägt sind. Tatsächlich anfallende Kosten sowie die Qualität der Therapie bleiben im Rahmen der Verhandlungen häufig unberücksichtigt. Über die Höhe der Vergütungen liegen kaum repräsentative Daten vor.

Bis die im GKV-IPReG normierte gemeinschaftliche Basis vorliegt, müssen zumindest die in den genannten Dokumenten festgelegten strukturellen und prozessualen Mindestvoraussetzungen im Wege einer sachgerechten Finanzierung der Leistung gegenfinanziert werden. In der Vergangenheit gab es immer wieder Interesse an der Eröffnung neuer ambulanter geriatrischer Einrichtungen, welche jedoch vielfach mangels einer ausreichenden wirtschaftlichen Perspektive verworfen wurden. Es besteht zumindest die Hoffnung der Einrichtungen, dass – wie im stationären Bereich – der Wegfall der Bindung an die Grundlohnsumme zumindest einen neuen Verhandlungsspielraum eröffnet und es so zu einer Verbesserung der Situation kommt.

Die Vergütungsverträge beinhalteten neben der vereinbarten Vergütung für die medizinischen Leistungen zur Rehabilitation in der Vergangenheit regelmäßig auch Bestimmungen über einen Fahrt- und Transportdienst der Rehabilitationseinrichtung. Ausweislich der Vergütungsvereinbarungen waren die Einrichtungen zur Organisation und Durchführung der erforderlichen Fahrten und Transporte der Versicherten verpflichtet. Die Kosten für diesen Fahrt- und Transportdient waren häufig von den Rehabilitationseinrichtungen unentgeltlich zu tragen. Sozialversicherungsrechtlich ist die vertragliche Regelung eines Fahrt- und Transportdienstes der Rehabilitationseinrichtung als Bestandteil einer Vergütungsvereinbarung nach § 111c Absatz 3 Satz 1 SGB V jedoch rechtswidrig, da es sich bei dem Transport um einen eigenen Anspruch der Versicherten gegenüber den Krankenkassen handelt. Zulässig sind demnach nur Verträge, die für die Inanspruchnahme von Transportleistungen der Rehabilitationseinrichtungen durch die Krankenkassen eine eigenständige Vergütung vorsehen, die insoweit leistungsgerecht und damit angemessen sein

Fahrt- und Transportdienst der Rehabilitationseinrichtung

muss. Die Methoden zur Ermittlung einer angemessenen Vergütung sind dem Kartellrecht zu entnehmen.

> Fahrt- und Transportleistungen sind damit nicht unmittelbar Bestandteil der Rehabilitationsleistung, sondern ergänzen diese. Eine pauschale Vergütung der Fahrt- und Transportdienste über die Tagespauschale ist rechtlich unzulässig.

Das Bundesversicherungsamt hat im Jahre 2017 begonnen, diese Rechtsauffassung umzusetzen, sodass seither Handlungszwang auf Seiten der Krankenkassen besteht. Diese sind verpflichtet, eine rechtskonforme Regelung herzustellen. Diese kann in einer direkten Übernahme der Fahrtleistungen durch die Krankenkasse bestehen oder aber in einer rechtskonformen und wirtschaftlichen Vertragsgestaltung mit den Rehabilitationseinrichtungen. Durch ein Urteil des Bundesverwaltungsgerichts wurden die Bedingungen für die ganztägig ambulante medizinische Rehabilitation im Jahr 2019 nochmals verschärft. Zulässige Vertragsgestaltungen für Fahrt- und Transportdienste haben demnach das Personalbeförderungsgesetz (PBefG) zu beachten sowie landesrechtliche Genehmigungsvorschriften sicherzustellen. In der Konsequenz ist durch die Rehabilitationseinrichtung eine Zulassung nach § 49 PBefG zu beantragen, wodurch die Kosten deutlich steigen. Auch im Jahre 2022 gibt es trotz der eindeutigen Rechtslage immer wieder die Bestrebungen, die Fahrtkosten zumindest teilweise auf die Einrichtungen abzuschichten. Dies belastet entsprechende Vergütungssatzverhandlungen und verdeutlicht den bestehenden wirtschaftlichen Druck aller Beteiligten.

Mobile Rehabilitation

Die mobile Rehabilitation ist eine Form der ambulanten Rehabilitation gemäß § 40 Absatz 1 SGB V, die durch ein multiprofessionelles Team im gewohnten oder ständigen Wohnumfeld der Patientinnen und Patienten durchgeführt wird. Analog zur ambulanten Rehabilitation sind die strukturellen und prozessualen Mindestvoraussetzungen für die Durchführung der Rehabilitationsmaßnahmen in Rahmenempfehlungen festgelegt. Im Mai 2007 haben der GKV-Spitzenverband und die Verbände der Krankenkassen auf Bundesebene in Zusammenarbeit mit dem Medizinischen Dienst Bund und unter Beteiligung der Bundesarbeitsgemeinschaft für Mobile Rehabilitation e. V. (BAG MoRe) erstmals gemeinsame Empfehlungen zur mobilen Rehabilitation inklusive dazugehöriger Umsetzungshinweise/Übergangsregelungen erarbeitet. Die Rahmenempfehlungen definieren insbesondere die personellen und strukturellen Anforderungen an die Leistungserbringer, legen die Behandlungselemente, die Regeldauer der Maßnahmen sowie die Behandlungsfrequenz für Leistungen zur mobilen geriatrischen sowie zur mobilen indikationsspezifischen Rehabilitation fest. Aufgrund der Erfahrungen der vergangenen Jahre wurden diese im Juni 2021 überarbeitet.

Analog zur ambulanten Rehabilitation werden die Vergütungssätze zwischen den Krankenkassen und Rehabilitationseinrichtungen einzelvertraglich ausgehandelt. Bei den Vergütungsverhandlungen sind jedoch die Besonderheiten der mobilen Leistungserbringung zu berücksichtigen. Eine inhaltlich identische Kalkulation mit der ambulanten Rehabilitation ist aufgrund der Besonderheiten der mobilen Rehabilitation daher nicht gegeben.

Auch im Bereich der mobilen geriatrischen Rehabilitation ist es für die einzelne Einrichtung zunehmend schwierig, eine auskömmliche Vergütung zu erzielen – somit zeigt sich auch hier die Parallelität zur ambulanten geriatrischen Rehabilitation. Insbesondere ist der personelle Aufwand in der mobilen Rehabilitation hoch, welcher sich in der Vergütung gegenwärtig nicht vollumfänglich widerspiegelt. Zudem haben auch die Fahrtzeiten großen Einfluss auf die Wirtschaftlichkeit der mobilen Rehabilitation. Wenn ein eng besiedeltes Gebiet mit einer relativ hohen Bevölkerungsquote von betagten und hochbetagten Personen versorgt wird, ergibt sich eine andere wirtschaftliche Grundlage als dies in einem dünn besiedelten, ländlich geprägten Versorgungsgebiet der Fall ist. Die heute seitens der Kostenträger angebotenen Vergütungssätze lassen eine Versorgung im zweiten Szenario wirtschaftlich i. d. R. nicht zu.

<!-- marginalia: wirtschaftliche Herausforderungen der mobilen Rehabilitation -->

Aufgrund dieser heterogenen Versorgungsstruktur können keine sinnvollen Angaben zu der aktuellen Vergütungssatzhöhe getroffen werden. Zudem ist der Aufbau einer mobilen geriatrischen Rehabilitation aufgrund der festgelegten Strukturkriterien mit einem hohen finanziellen Aufwand verbunden. Für die Leistungserbringer fallen Kosten für die Einrichtung von Räumlichkeiten, für Therapiematerialien, für Personalrekrutierung und die Anschaffung von PKWs an.

Vertragsärztliche Versorgung

Für die Versorgung geriatrischer Patientinnen und Patienten sah der Einheitliche Bewertungsmaßstab (EBM) bis September 2013 lediglich die Gebührenordnungsposition (GOP) 03240 »*Hausärztlich-geriatrisches Basisassessment*« vor. Diese Leistung wurde zum 1. Oktober 2013 gestrichen und durch die zwei neuen Positionen 03360 »*Hausärztlich-geriatrisches Basisassessment*« und 03362 »*Hausärztlich-geriatrischer Betreuungskomplex*« ersetzt. Diese Gebührenpositionen beschreiben obligatorische sowie fakultative Leistungsinhalte und können von jeder Vertragsärztin bzw. jedem Vertragsarzt abgerechnet werden, sofern die Abrechnungsvoraussetzung im Einzelfall erfüllt sind. Obwohl in der Leistungslegende ebenfalls mit dem Begriff »Basisassessment« beschrieben, unterscheidet sich der Leistungsinhalt der neuen GOP 03360 von der früheren GOP 03240. Die Gebührenordnungspositionen 03360 und 03362 sind nur bei Patientinnen und Patienten berechnungsfähig, die aufgrund ihrer Krankheitsverläufe einen geriatrischen Versorgungsbedarf aufweisen. Der geriatrische Versorgungs-

<!-- marginalia: neue Gebührenordnungspositionen -->

bedarf ist anhand festgelegter Kriterien zu bewerten und mit Angabe eines ICD-Kodes zu dokumentieren. Zur Finanzierung dieser zum Teil neuen Leistungen haben die Krankenkassen zusätzliches Honorar zur Verfügung gestellt. Für die hausärztlich geriatrische Versorgung stehen im EBM 2019 nachfolgende GOP zur Verfügung (▶ Tab. 23):

Tab. 23: Hausärztlich geriatrische Versorgung (eigene Darstellung basierend auf KBV (2019): EBM 2019)

GOP	Inhalt (z. T. modifiziert)	Hinweis	Punkte	Betrag
3360	Hausärztlich-geriatrisches Basisassessment	Einmal im Behandlungsfall; höchstens zweimal im Krankheitsfall	122	13,20 €
3362	Hausärztlich-geriatrischer Betreuungskomplex	Einmal im Behandlungsfall; erst berechnungsfähig, wenn Ergebnisse aus GOP 03360/30984 vorliegen	159	17,21 €

Zum 1. Juli 2016 wurde zusätzlich der Abschnitt »*Spezialisierte geriatrische Diagnostik und Versorgung*« im EBM eingeführt. Die spezialisierte geriatrische Diagnostik dient älteren Patientinnen und Patienten, die aufgrund der Art, Schwere und Komplexität ihrer Erkrankung besonders versorgt werden müssen. Den Einstieg in die weiterführende geriatrische Versorgung bildet die GOP 30980 »*Abklärung vor der Durchführung eines weiterführenden geriatrischen Assessments*«. Die GOP 30980 kann durch Hausärztinnen und Hausärzte sowie in Ausnahmefällen auch durch Fachärztinnen und Fachärzte in Kooperation mit der Hausärztin bzw. dem Hausarzt abgerechnet werden. Denselben Leistungsinhalt können auch spezialisierte geriatrische Vertragsärztinnen bzw. -ärzte und Geriatrische Institutsambulanzen abrechnen, aber mit der niedriger bewerteten GOP 30981 »*Abklärung vor der Durchführung eines weiterführenden geriatrischen Assessments*«. Zu den spezialisierten geriatrischen Vertragsärztinnen bzw. -ärzten zählen im Sinne des EBM Ärztinnen und Ärzte mit Zusatzbezeichnung Geriatrie sowie Fachärztinnen und -ärzte für Innere Medizin und Geriatrie; für Innere Medizin mit Schwerpunkt Geriatrie; für Innere Medizin/Physikalische und Rehabilitative Medizin/Allgemeinmedizin mit geriatrischer Qualifikation. Die weiterführende spezialisierte geriatrische Diagnostik kann nur durch spezialisierte Vertragsärztinnen und -ärzte oder Geriatrische Institutsambulanzen abgerechnet werden. Voraussetzung zur Abrechnung von Leistungen der spezialisierten geriatrischen Diagnostik ist das Vorliegen der Ergebnisse des geriatrischen Basisassessments (GOP 03360). Durch die spezialisierte geriatrische Diagnostik sollen geriatrisch spezialisierte Vertragsärztinnen und -ärzte den patientenindividuellen Behandlungsbedarf ermitteln und einen Behandlungsplan erstellen. Die Vertragsärztin bzw. der Vertragsarzt nutzt diesen dann für das Einleiten und Koordinieren geeigneter, wohnortnaher Therapiemaßnahmen. Für die spezialisierte geriatrische Diagnostik stehen im EBM 2019 nachfolgende GOP zur Verfügung (▶ Tab. 24):

«Spezialisierte geriatrische Diagnostik und Versorgung» im EBM

6.4 Vergütungssituation in der Geriatrie

GOP	Inhalt (z. T. modifiziert)	Hinweis	Punkte	Betrag
30980	Abklärung vor der Durchführung eines weiterführenden geriatrischen Assessments durch den Hausarzt	einmal im Krankheitsfall	194	21,00 €
30981	Abklärung vor der Durchführung eines weiterführenden geriatrischen Assessments durch den spezialisierten geriatrischen Vertragsarzt bzw. die geriatrische Institutsambulanz	einmal im Krankheitsfall	131	14,18 €
30984	Weiterführendes geriatrisches Assessment durch den spezialisierten geriatrischen Vertragsarzt bzw. die geriatrische Institutsambulanz	einmal im Krankheitsfall	882	95,46 €
30985	Zuschlag zur GOP 30984 für die Fortsetzung des weiterführenden geriatrischen Assessments	Dauert die Durchführung länger als 60 Minuten, können je weitere vollendete 30 Minuten Zuschläge jeweils bis zu zweimal im Krankheitsfall berechnet werden	325	35,17 €
30986	Zuschlag zur Gebührenordnungsposition 30985 für die Fortsetzung des weiterführenden geriatrischen Assessments	Dauert die Durchführung länger als 60 Minuten, können je weitere vollendete 30 Minuten Zuschläge jeweils bis zu zweimal im Krankheitsfall berechnet werden	234	25,32 €
30988	Einleitung und Koordination der Therapiemaßnahmen nach einem weiterführenden geriatrischen Assessment als Zuschlag zu GOP 03362, 16230, 16231, 21230 und 21231)	einmal im Krankheitsfall	65	7,03 €

Tab. 24: Spezialisierte geriatrische Versorgung, eigene Darstellung basierend auf: KBV (2019): EBM 2019

Für die GOP 30981 »*Vorabklärung*« und die GOP 30984 bis 30986 »*Durchführung des weiterführenden geriatrischen Assessments*« wird eine Abrechnungsgenehmigung ihrer landesspezifischen Kassenärztlichen Vereinigung benötigt.

7 Gesundheitsökonomische Effekte der Geriatrie

7.1 Zukünftige Entwicklung von demografischem Wandel und Pflegebedürftigkeit

Ziel der Geriatrie ist es, eine auf die besonderen, alterstypischen Bedarfe des alten Menschen abgestimmte medizinische Versorgung sicher zu stellen. Ein wichtiger Faktor ist dabei die Teilhabesicherung der geriatrischen Patientinnen und Patienten. Teilhabe bedeutet dabei, ein soweit wie möglich selbstbestimmtes Leben zu führen. Dies kann sich auf sehr verschiedenen Ebenen abspielen, wie z. B. der eigenständigen Haushaltsführung oder nur der Möglichkeit, ohne fremde Hilfe die eigene Position im Liegen zu verändern. Auch das Ziel, ohne fremde Hilfe den Toilettengang zu bewältigen, kann für das einzelne Individuum einen extrem Zugewinn an Teilhabe und damit Lebensqualität bedeuten.

Minderung von Pflegekosten

Daneben kann die Geriatrie dazu beitragen, die Pflegekosten in angrenzenden Sektoren des Gesundheitssystems zu mindern. Ein Effekt, der nicht nur von ökonomischem, sondern auch von gesamtgesellschaftlichem Interesse ist.

Vor dem Hintergrund der Auswirkungen des demografischen Wandels muss insbesondere dem Fachbereich Geriatrie besondere Aufmerksamkeit zukommen. So ist in den nächsten Jahren mit einem Rückgang der Personen im erwerbsfähigen Alter bei gleichzeitiger Zunahme älterer, pflegebedürftiger Personen zu rechnen. Die Jahrgänge der Babyboomer-Generation haben das Rentenalter erreicht und werden mit steigendem Alter zu potenziell mehr Pflegefällen führen, deren Betreuung gewährleistet werden muss. Neben den medizinisch-inhaltlichen oder teilhabeorientierten Fragen rücken daher zudem auch Fragen der Finanzierbarkeit von Sozialsystemen in den Vordergrund.

Die nachfolgende Übersicht (▶ Tab. 25) zeigt die Entwicklung der Bruttoausgaben der Sozialhilfe zur Finanzierung von Pflegekosten in Einrichtungen sowie die Anzahl der Empfängerinnen und Empfänger.

Im Zeitraum 2011–2019 sind die Sozialhilfeausgaben zur Pflege pro Person um rund 17 % gestiegen. Dabei zeigt sich ein Rückgang der Ausgaben für teilstationäre Pflege um 21 %, während die Ausgaben für Kurzzeit- und stationäre Pflege um 30 % bzw. 21 % stiegen. Die Sozialhilfe-Ausgaben für die stationäre Pflege machen mit 3.291 Mio. Euro den mit großem Abstand größten Anteil aus.

7.1 Zukünftige Entwicklung

Tab. 25: Entwicklung von Sozialhilfeleistungen zur Finanzierung von Heimpflegekosten (Quelle: Destatis, Statistik der Sozialhilfe – Leistungen und Kosten)

Entwicklung von Hilfe zur Pflege – in Einrichtungen	2011	2012	2013	2014	2015	2016	2017	2018	2019	Veränd. '11–'19
Empfängerinnen und Empfänger										
Insgesamt	307.541	316.994	320.086	326.766	326.613	317.286	301.784	318.580	319.365	+ 4 %
davon: ≥ 70 Jahre	237.133	244.913	246.860	251.567	249.522	240.321	229.687	242.571	243.664	+ 3 %
Anteil	77 %	77 %	77 %	77 %	76 %	76 %	76 %	76 %	76 %	
Brutto-Ausgaben der Sozialhilfe (in Mio. €)										
Insgesamt	17.025	17.725	18.288	19.067	19.635	20.491	19.172	19.938	21.064	+ 24 %
Hilfe zur Pflege	2.750	2.846	2.939	3.078	3.079	3.264	2.935	3.035	3.329	+ 21 %
davon:										
Ausgaben für teilstationäre Pflege	16	17	17	19	15	15	11	17	13	– 21 %
Ausgaben für Kurzzeitpflege	17	18	20	21	22	22	23	22	22	+ 30 %
Ausgaben für stationäre Pflege	2.717	2.811	2.903	3.038	3.043	3.227	2.746	2.989	3.291	+ 21 %
Ausgaben pro Empfänger	8,9 T€	9,0 T€	9,2 T€	9,4 T€	9,4 T€	10,3 T€	9,7 T€	9,5 T€	10,4 T€	+ 17 %

Die Zahl der Hilfeempfänger stieg insgesamt um rund 4 %, in der Altersgruppe 70 Jahre oder älter um 3 %. Dabei ist diese Zunahme primär auf die demografische Entwicklung zurückzuführen. Zusätzlich kann ab 2017 ein Effekt durch die Umstellung der Einordnungs-Systematik von Pflegestufen auf Pflegegrade enthalten sein. Mit dem zweiten Pflegestärkungsgesetz (PSG II) wurde das System der drei Pflegestufen Anfang 2017 durch ein System aus fünf Pflegegraden ersetzt. Seit der Einführung der neuen Systematik erhalten Pflegebedürftige eher einen Anspruch auf Leistungen, da der Pflegegrad 1 nun leichter erreicht wird als die Pflegestufe 1. Hierdurch nahm die Zahl der Hilfeempfänger in den letzten Jahren deutlich zu. Dies betrifft jedoch hauptsächlich die unteren Pflegegrade und spiegelt sich somit nicht in den Zahlen der Empfängerinnen und Empfänger im stationären Pflegesetting wider.

Fünf Pflegegrade statt drei Pflegestufen

Der Grundsatz »Reha vor und bei Pflege« wird aufgrund der zu erwartenden deutlichen Mehrausgaben infolge der demografischen Entwicklung in Deutschland zunehmend an Bedeutung gewinnen und den Sozialstaat vor ökonomische Herausforderungen stellen.

Betrachtet man die Entwicklung der Gesundheitsausgaben[50] für die Vorsorge- und Rehabilitationseinrichtungen im Vergleich zu den Ausgaben für die teilstationäre/stationäre Pflege im Zeitraum 2005 bis 2019 (▶ Abb. 19), zeigt sich eine deutliche Diskrepanz.

Die Ausgaben für Vorsorge-/Rehabilitationseinrichtungen stiegen im Betrachtungszeitraum um insgesamt 45 % (entspricht 2,7 % p. a.), während sich die Ausgaben für Pflege im gleichen Zeitraum um 80 % erhöhten (4,3 % p. a.). Die zusätzlichen Kosten für eine Unterbringung in Altenwohnheimen werden hierbei nicht berücksichtigt.

Angesichts der überproportional steigenden Ausgabenentwicklung in der Pflege ist es dringend erforderlich, der Entstehung von Pflegebedürftigkeit mit geeigneten Maßnahmen entgegenzuwirken, das Eintreten von Pflegebedürftigkeit möglichst lange hinauszuzögern und den Grad der Pflegebedürftigkeit zu vermindern bzw. einer Verschlechterung entgegen zu wirken.

In den Jahren 2013–2019 ist die Anzahl Pflegebedürftiger in Deutschland um insgesamt 57 % gestiegen. Die Anzahl Pflegebedürftiger, die Leistungen der Pflegeversicherung in Anspruch nehmen, lag 2019 bei

---

50 Unter Gesundheitsausgaben fallen Ausgaben für den Endverbrauch von Gesundheitsgütern und -dienstleistungen sowie Investitionen im Gesundheitssektor (ohne Vorleistungen wie Produktion von Arzneimitteln und Absatz an Apotheken). Zudem sind Forschungs- und Entwicklungskosten enthalten, sofern sie zu Lasten der Ausgabenträger gehen. Auch Aufwendungen für Pflege, betriebliche Gesundheitssicherung und gesundheitliche Maßnahmen zur Wiedereingliederung ins Berufsleben gelten als Gesundheitsausgaben. Unberücksichtigt bleiben Ausgaben, die im weiteren Sinne mit dem Gesundheitszustand einhergehen können (z. B. die Unterbringung in Altenwohnheimen), bei denen die Bekämpfung von Gesundheitsproblemen aber nicht das hauptsächliche Ziel darstellt. Ebenfalls nicht enthalten sind die Kosten für Fitness oder Wellness (Definition siehe Statistisches Bundesamt).

7.1 Zukünftige Entwicklung

Gesundheitsausgaben nach Ausgabenträger und Einrichtung in Mio. EUR Alle Ausgabenträger in Mio. EUR												Veränd. '05 - '19
	2005	2010	2011	2012	2013	2014	2015	2016	2017	2018	2019	
Vorsorge-/Rehabilitationseinrichtungen	7.336	8.173	8.364	8.686	8.685	8.981	9.277	9.452	9.727	10.100	10.644	+ 45%
Stationäre/teilstationäre Pflege	21.133	25.104	25.891	26.800	27.736	28.852	30.176	31.513	34.560	35.892	38.000	+ 80%

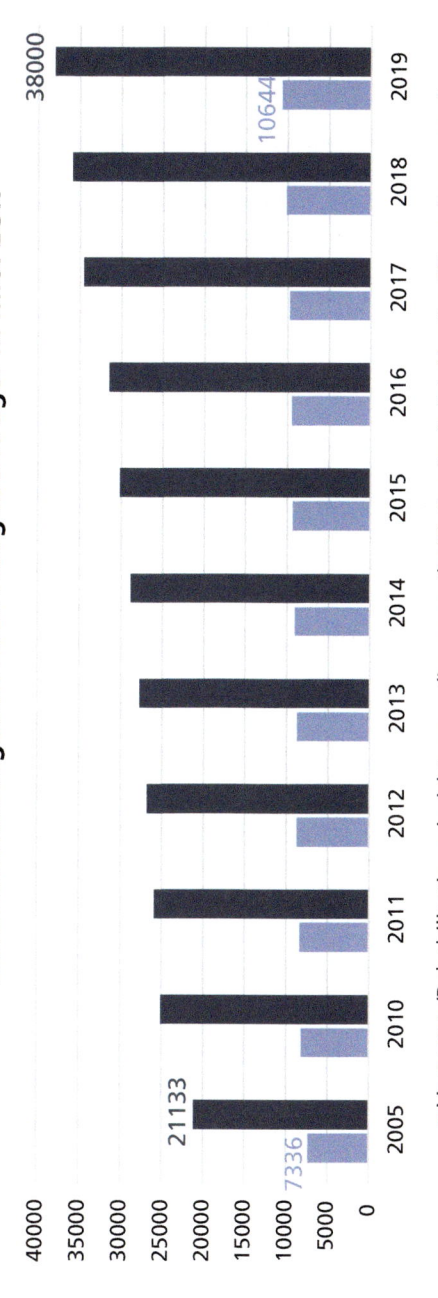

Abb. 19: Gesundheitsausgaben in Vorsorge-/Rehabilitationseinrichtungen bzw. der stationären/teilstationären Pflege (Quelle: Genesis Datenbank Destatis)

rund 4,13 Mio. Einwohnerinnen und Einwohnern, wovon der überwiegende Anteil Pflegegelder bezieht (51,3 %), während rd. 19,8 % der Pflegebedürftigen vollstationäre und 23,8 % ambulante Pflegeleistungen in Anspruch nimmt (▶ Tab. 26). Die Entwicklung in den Jahren 2015/2017 zeigt den Anstieg der Anzahl Pflegebedürftiger bedingt durch die Ablösung des Pflegestufensystems durch das System der Pflegegrade.

Tab. 26: Entwicklung Pflegebedürftigkeit in Deutschland (Quelle: Destatis; Pflegestatistik 2019)

Entwicklung der Pflegebedürftigkeit					Veränd. '13 bis '19	
	2013	2015	2017	2019	abs.	in %
Pflegebedürftige insgesamt	2.626.206	2.860.293	3.414.378	4.127.605	+ 1.501.399	+ 57 %
Ambulante Pflege	615.846	692.273	829.958	982.604	+ 366.758	+ 60 %
Vollstationäre Pflege	764.431	783.416	818.289	818.317	+ 53.886	+ 7 %
Vollstationäre Dauerpflege	*743.430*	*759.204*	*792.342*	*794.917*	*+ 51.487*	*+ 7 %*
Kurzzeitpflege	*21.001*	*24.212*	*25.947*	*23.400*	*+ 2.399*	*+ 11 %*
Pflegegeld	1.245.929	1.384.604	1.764.904	2.116.451	+ 870.522	+ 70 %

Betrachtet man die Verteilung der Versorgungsformen, so verzeichnet die ambulante Pflege im Beobachtungszeitraum einen starken Anstieg (+ 60 %). Zudem ist insbesondere das Pflegegeld überproportional gestiegen (+ 70 %). Die vollstationäre Pflege ist hingegen in Relation zu den anderen Versorgungsformen weniger stark gestiegen (+ 7 %).

Anstieg der Anzahl Pflegebedürftiger

Prognosen zur Entwicklung der Pflegebedürftigkeit in Deutschland gehen bei mittlerer Steigerung der Lebenserwartung von einem Anstieg der Anzahl Pflegebedürftiger um 62 % von 2020 bis zum Jahr 2050 aus. Dies bedeutet eine Steigerung auf rund 7,5 Mio. Pflegebedürftige im Jahr 2050. Bis zum Jahr 2030 soll die Pflegebedürftigkeit auf rund 5,9 Mio. Menschen steigen.[51]

Durch den gesetzlichen Grundsatz »Reha vor und bei Pflege« kann, nach Meinungen vieler Experten, einer solch überproportionalen Zunahme pflegebedürftiger Menschen gezielt gegengesteuert werden. Gutachter stellen eine deutliche Verzögerung der Pflegebedürftigkeit infolge einer zielgerichtet eingesetzten Rehabilitation fest. Im Pflegereport der Barmer (2014) wurde unter anderem ein dämpfender Effekt der geriatrischen Rehabilitation auf die Wahrscheinlichkeit des Pflegeeintritts feststellt.[52] Dennoch wird der gesetzliche Grundsatz bislang nicht umfassend umgesetzt.

---

51 Siehe Barmer Pflegereport 2021, Kapitel 3
52 Siehe Barmer Pflegereport 2014, Kapitel 5

Experten zufolge ist dies mitunter der Tatsache geschuldet, dass Pflegekassen bislang nicht als Rehabilitationsträger agieren können. So ist derzeit die Krankenversicherung für die Rehabilitationsleistung organisatorisch und wirtschaftlich zuständig, ein diesbezüglicher Benefit ergibt sich – jenseits des individuellen Vorteils für den einzelnen betroffenen Menschen – jedoch bei der Pflegeversicherung. Daraus ergibt sich ein mangelnder Anreiz für gesetzliche Krankenkassen, präventive und rehabilitative Maßnahmen ihrer Versicherten zu finanzieren. Somit wird weder der Verhinderung der Pflegebedürftigkeit noch der Eindämmung von Gesundheitsausgaben durch den Einsatz von Rehabilitationsleistungen bis dato ausreichend Aufmerksamkeit geschenkt.

<mark>mangelnder Anreiz zur Finanzierung von Rehabilitationen</mark>

Die Geriatrie mit ihrem besonderen ganzheitlichen Ansatz kann zur Eindämmung dieser Gesundheitsausgaben jedoch einen positiven Beitrag leisten. Unter anderem können »Drehtüreffekte« in der geriatrischen Akutbehandlung durch eine optimale Verknüpfung mit der geriatrischen Rehabilitation bei altersbedingter Multimorbidität vermieden und Krankheitskosten insgesamt reduziert werden. Somit ergibt sich auch ein ökonomisches Einsparpotenzial unmittelbar im Bereich der Krankenversicherung.

Zudem ist in geriatrischen Therapien ein erhebliches Rehabilitationspotenzial zu erkennen, sodass Pflegekosten gemäß dem Effekt »Reha vor und bei Pflege« auch in angrenzenden Sektoren eingedämmt werden können.

Die Entwicklung der Pflegebedürftigkeit in Deutschland wird die Gesellschaft in den kommenden Jahren vor gravierende gesundheitsökonomische Herausforderungen stellen. Dies betrifft sowohl die inhaltliche Ausgestaltung, die praktische Umsetzbarkeit mit bereits heute nicht ausreichend vorhandenen personellen Ressourcen als auch die Finanzierbarkeit der Pflege. Der flächendeckenden Umsetzung des Grundsatzes »Reha vor und bei Pflege« kommt daher eine besondere Bedeutung zu. Die Wirksamkeit und der Nutzen geriatrischer Rehabilitation ist dabei unbestritten. Um die prognostizierte Zunahme der Pflegebedürftigkeit zu bewältigen, müssen daher die bestehenden Ressourcen genutzt und die Strukturen der Geriatrie ausgebaut werden.

<mark>Reha vor und bei Pflege</mark>

Die Ausgaben der Pflegeversicherung je Pflegestufe sind bis 2017 im Rahmen des Pflege-Weiterentwicklungsgesetzes modifiziert und festgeschrieben worden. 2017 wurde das System der Pflegestufen mit Inkrafttreten des Pflegestärkungsgesetz II durch das System der Pflegegrade ersetzt. Dabei wurden die Zuordnungen zu den einzelnen Graden neu definiert, sodass keine direkte Vergleichbarkeit der Pflegesätze zwischen Pflegestufen und Pflegegraden möglich ist. Die nachfolgende Tabelle zeigt einen Ausschnitt der Pflegestufen- bzw. Pflegegradesätze in stationären Pflegeeinrichtungen bis 2021 (▶ Tab. 27).

Eine Besonderheit der neuen Zuordnung zu Pflegegraden ist, dass insbesondere Personen mit eingeschränkter Alltagskompetenz ebenfalls eine Anspruchsberechtigung durch Einordung in Pflegegrad 1 erhalten. Bis

2015 bestand kein Anspruch, da dieser besondere Personenkreis keiner Pflegestufe zugeordnet wurde.

Tab. 27: Entwicklung monatlicher Pflegesätze in Pflegeheimen bis 2021 (Quelle: § 43 SGB XI; Bundesgesundheitsministerium, Zahlen und Fakten zur Pflegeversicherung (2021); Gemeinsames Rundschreiben der Spitzenverbände der Pflegekassen und des Spitzenverbandes Bund der Pflegekassen zu leistungsrechtlichen Vorschriften vom 17.04.2013)

Vollstationäre Pflege – Pflegeheim (in EUR/Monat)					
	2008	2010	2012	2015	2017–2021
Pflegestufe I	1.023	1.023	1.023	1.064	
Pflegestufe II	1.279	1.279	1.279	1.330	
Pflegestufe III	1.470	1.510	1.550	1.612	
Härtefall	1.750	1.825	1.918	1.995	
Pflegegrad 1					125
Pflegegrad 2					770
Pflegegrad 3					1.262
Pflegegrad 4					1.775
Pflegegrad 5					2.005

Betrachtet man die Entwicklung der Leistungsausgaben in der sozialen Pflegeversicherung, ist im Beobachtungszeitraum ein deutlicher Anstieg zu erkennen (▶ Abb. 20). Insgesamt sind die Ausgaben der Pflegeversicherung von 16,9 Mrd. Euro im Jahr 2005 auf 40,7 Mrd. Euro 2019 um 23,8 Mrd. Euro (entspricht 6,5 % p.a.) gestiegen. Ausgaben in der ambulanten Pflege erhöhten sich um durchschnittlich 8,5 % p.a. auf 25,8 Mrd. Euro im Jahr 2019. Darüber hinaus ist infolge der Umstrukturierung in die Pflegegradsystematik im Jahr 2017 eine Erhöhung der Leistungsausgaben zu erkennen.

Abb. 20: Entwicklung der Leistungsausgaben in der sozialen Pflegeversicherung 2005 bis 2019 (Quelle: Bundesministerium, Zahlen und Fakten zur Pflegeversicherung (2021))

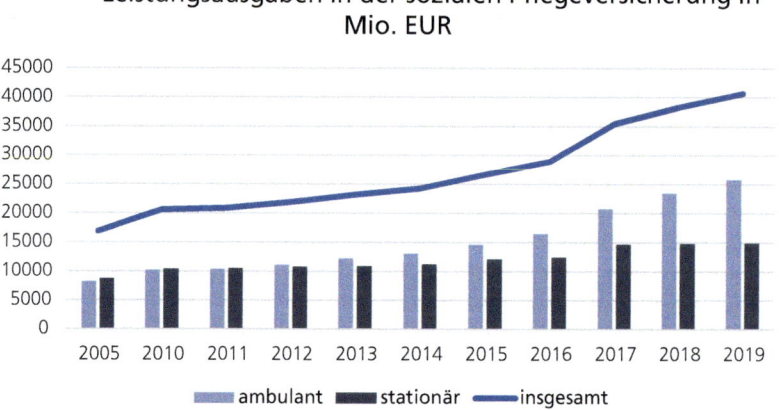

7.2 Vermeidung und Minderung von Pflegebedürftigkeit

Da bisher keine Studien veröffentlicht wurden, die den möglichen monetären Effekt einer adäquaten geriatrischen Versorgung auf die Ausgaben der Pflegeversicherung analysieren, werden hierzu nachfolgend Annahmen getroffen[53]. Dabei fließen Effekte auf die weiteren durch Pflegebedürftigkeit notwendigen Sozialhilfeleistungen in diese Betrachtung nicht mit ein, sodass in der Praxis die entsprechenden positiven Auswirkungen noch höher sind.

In der Vorauflage des Weißbuchs Geriatrie (2016) wurde eine Verhinderung der Pflegebedürftigkeit bei 10 % bzw. 25 % der im Jahr 2013 in der stationären Geriatrie behandelten Patientinnen und Patienten und gleichzeitig eine Minderung der Pflegebedürftigkeit um eine Pflegestufe bei weiteren 10 % bzw. 25 % der Patientinnen und Patienten für den Zeitraum von einem Jahr simuliert.

Für das neue System der Pflegegrade wird dieselbe Methodik angewendet, jedoch mit zwei Veränderungen: Erstens wird der Pflegegrad 1 nicht berücksichtigt. Menschen mit nur geringfügiger Beeinträchtigung der Selbständigkeit werden dem Pflegegrad 1 zugeordnet und waren zuvor in keiner Pflegestufe enthalten. Es wird unterstellt, dass diese Patientengruppe nicht Fokus der geriatrischen Behandlung ist. Sie wird demnach von dem Kostenvergleich ausgeschlossen. Da im Vergleich der Systematik mehr Pflegegrade existieren, wird die Minderung der Pflegebedürftigkeit bei 10 % bzw. 25 % anstatt um eine Pflegestufe um durchschnittlich 1,5 Pflegegrade simuliert.

Änderungen durch neues System der Pflegegrade

Durch die Simulation ergibt sich nach entsprechender monetärer Bewertung[54] eine geschätzte Einsparung der Pflegekosten wie in Tabelle 28 dargestellt (▶ Tab. 28). Zu beachten ist dabei, dass die Kosten der geriatrischen Rehabilitation höher als die realen Ist-Kosten angesetzt werden, da – wie oben dargestellt – in der Rehabilitation eine Unterfinanzierung besteht und diese Unterfinanzierung abgebaut werden muss. Zieht man die im Jahre 2019 real gezahlten Vergütungssätze heran, ergeben sich ca. 25–40 % geringere Aufwände und ein noch entsprechend größerer wirtschaftlicher Benefit.

---

53 In einer Studie der Prognos AG aus dem Jahr 2009 wurde der volkswirtschaftliche Nettoeffekt der Rehabilitation in Deutschland insgesamt untersucht und ein hohes gesamtwirtschaftliches Einsparpotenzial festgestellt. Zu einem ebenfalls sehr positiven wirtschaftlichen Effekt kommt eine ähnliche Analyse des Instituts für Rehabilitationsmedizinische Forschung (IfR) der Universität Ulm, die im Jahre 2018 veröffentlicht wurde, zum Reha-Nutzen bei Patientinnen und Patienten mit chronischen Rückenschmerzen.

54 Verhinderung der Pflegebedürftigkeit = Einsparung von monatlich 770 €; Minderung der Pflegebedürftigkeit = Einsparung von monatlich 676,25 € (Durchschnitt der Steigerungsraten zwischen den Pflegegraden)

Tab. 28: Schätzung der Wirtschaftlichkeitspotenziale bei Verhinderung/Minderung der Pflegebedürftigkeit durch geriatrische Behandlung (Quelle: eigene Berechnungen auf Basis der Inanspruchnahme 2019)

	Variante 1 Verhinderung und Minderung der Pflegebedürftigkeit in 10 % der Fälle	Variante 2 Verhinderung und Minderung der Pflegebedürftigkeit in 25 % der Fälle
Patientenvolumen (Fallzahl)	100.181	250.453
Einsparung Pflegeversicherung	869.320.627,50 €	2.173.301.568,75 €
Ausgaben geriatrische Behandlung	646.123.922,53 €	1.615.309.806,33 €
Einsparung Zeitraum 1 Jahr	223.196.705 €	557.991.762 €

Im Minimalszenario von Verhinderung und Minderung der Pflege um jeweils 10 % ergibt sich eine Einsparung der Pflegekosten um rund 869 Mio. Euro für den Zeitraum von einem Jahr – auch nach Beseitigung der strukturellen Unterfinanzierung im Bereich der Rehabilitation. Demgegenüber steht eine durchschnittliche einmalige Ausgabengröße von rund 646 Mio. Euro für die stationäre geriatrische Behandlung dieser Patientinnen und Patienten in einem Krankenhaus oder einer Rehabilitationsklinik.[55] Hierdurch könnten in einem Jahr durch Verhinderung und Minderung von Pflegebedürftigkeit rund 223 Mio. Euro bei der betrachteten Patientengruppe eingespart werden.

Im Maximalszenario wird die Annahme über den Anteil verhinderter und verminderter Pflegebedürftigkeit nach einer qualifizierten geriatrischen Behandlung auf jeweils 25 % erhöht. Das Einsparvolumen für die Leistungen der Pflegeversicherung steigt auf rund 2,173 Mrd. Euro bei gleichzeitig entstehenden Kosten für die stationäre geriatrische Behandlung dieser Patientengruppe in Höhe von rund 1,615 Mrd. Euro. Die Gesamteinsparung beläuft sich in diesem Fall auf rund 558 Mio. Euro in einem Jahr verhinderter Pflegebedürftigkeit und vermutlich besserer Lebensqualität.

---

55 Berechnung des Ausgabevolumens für die geriatrische Behandlung: Akutklinik: Median CMI (1,883) * 3.544,97 Euro (BBFW 2019); Rehabilitation: 21,1 Tage (Annahme Behandlungsdauer 2019) * 274 Euro (angenommener Soll-Vergütungssatz für das Jahr 2019); Gewichtung der Anteile Rehabilitation und Akut nach der tatsächlichen Inanspruchnahme im Jahr 2019 (Krankenhaus: 374.462, Rehabilitation: 126.444 Fälle). Anmerkung: Die Berechnung beruht auf Annahmen, welche die derzeitigen Ausgaben der geriatrischen Behandlung überschreiten, da insbesondere in der Rehabilitation die tatsächlichen Vergütungshöhen den angenommenen Soll-Vergütungssatz von 274 Euro deutlich unterschreiten. Dieses Korrektiv wird aufgrund der herrschenden Unterfinanzierung in diesem Bereich angewendet.

7.2 Vermeidung und Minderung von Pflegebedürftigkeit

Die Ergebnisse des Modells zeigen, dass die Einsparungen in der Pflegeversicherung bezogen auf die betrachtete Patientengruppe deutlich über den direkten Kosten der geriatrischen Behandlung liegen. Eine Break-Even-Punkt-Analyse ergibt, dass sich die erfolgreiche geriatrische Behandlung im Falle einer verhinderten/geminderten Pflegebedürftigkeit in einem Zeitraum von rund acht Monaten amortisiert.[56] Bei der Berechnung des Break-Even-Punktes wurde unterstellt, dass in der Rehabilitation ein Tagessatz von 274 Euro finanziert wird, der sich jedoch deutlich über dem derzeitigen Marktniveau bewegt. Bei Berücksichtigung des tatsächlichen Vergütungssatzniveaus würde sich die Amortisationszeit weiter verkürzen.

Einsparungen liegen über Kosten der geriatrischen Behandlung

Wenn durch die geriatrische Behandlung die Pflegebedürftigkeit der Patientinnen und Patienten über einen längeren Zeitraum verhindert oder gemindert werden kann, so potenzieren sich die geschätzten Wirtschaftlichkeitspotenziale über die Zeit.

> Der Ausbau einer qualifizierten geriatrischen Versorgung kann helfen, die bedrohlich ansteigenden Ausgaben für die pflegerische Versorgung zu begrenzen. So zeigt sich, dass die simulierten Einsparungspotenziale eine wichtige Möglichkeit sind, die zukünftige Finanzierbarkeit der Pflegebedürftigkeit in Deutschland zu sichern.
>
> Die hier skizzierten Überlegungen beruhen dabei auf dem Status quo der Inanspruchnahme stationärer geriatrischer Leistungen des Jahres 2019 und berücksichtigen dabei noch nicht den demografisch bedingten Anstieg des potenziellen Pflegebedarfs. Die ökonomische Bedeutung der richtigen Ressourcenallokation wird gerade bei den älteren Bevölkerungsgruppen weiter steigen.

---

56 Berechnung: Ausgaben geriatrische Behandlung/Einsparung Pflegeversicherung

8 Versorgungsbedarf in der Geriatrie

8.1 Demografische Entwicklung

Die demografische Entwicklung hat einen enormen Einfluss auf den Versorgungsbedarf in der Geriatrie – eine Aussage, die allgemein nicht bestritten wird. Diese Einflussgrößen werden in den folgenden Kapiteln im Hinblick auf die Leistungsprognosen für die Sektoren Krankenhaus und Rehabilitation quantifiziert.

Veränderungen der Altersstruktur

Der demografische Wandel in Deutschland bedeutet eine erhebliche Veränderung der Altersstruktur. Eine niedrige Geburtenrate bei gleichzeitig steigender Lebenserwartung, die bessere gesundheitliche Versorgung und der kontinuierliche medizintechnische Fortschritt begründen die demografische Alterung der Bevölkerung.

Bevölkerungsvorausberechnungen prognostizieren eine absolute und bevölkerungsanteilige Zunahme für die Altersklasse der über 70-Jährigen bei gleichzeitigem Rückgang der Gesamtbevölkerung. Demzufolge werden im Jahr 2040 rund 22,6 % der Bevölkerung 70 Jahre oder älter sein. In absoluten Zahlen ausgedrückt, beträgt das Wachstum dieser Bevölkerungsgruppe in Beobachtungszeitraum von 2020 bis 2040 rund 3,2 Mio. Einwohnerinnen und Einwohner. Bereits in den nächsten zehn Jahren ist mit rund 2,0 Mio. (+ 14,7 %) mehr Einwohnerinnen und Einwohnern dieser Altersklasse zu rechnen (▶ Tab. 29).

Tab. 29: Bevölkerungsentwicklung insgesamt/70+ bis 2040 (Quelle: StaLa Bevölkerungsprognosen)

Jahr	Bevölkerung in Tsd.		Anteil	Veränderung	
	insgesamt	≥ 70 Jahre	≥ 70 Jahre	abs.	in %
2020	83.365	13.378	16,0 %		
2030	83.341	15.339	18,4 %	1.961	+ 14,7 %
2040	82.091	18.534	22,6 %	3.195	+ 20,8 %

Die veränderte Zusammensetzung der Altersstrukturen über die nächsten Jahre lässt sich gut in Bevölkerungspyramiden, die in Deutschland schon lang keine Pyramiden mehr sind, veranschaulichen (▶ Abb. 21). Neben der abnehmenden Geburtenrate ist auch die steigende Lebenserwartung sowie der Trend zu einer immer älter werdenden Bevölkerung zu erkennen.

8.1 Demografische Entwicklung

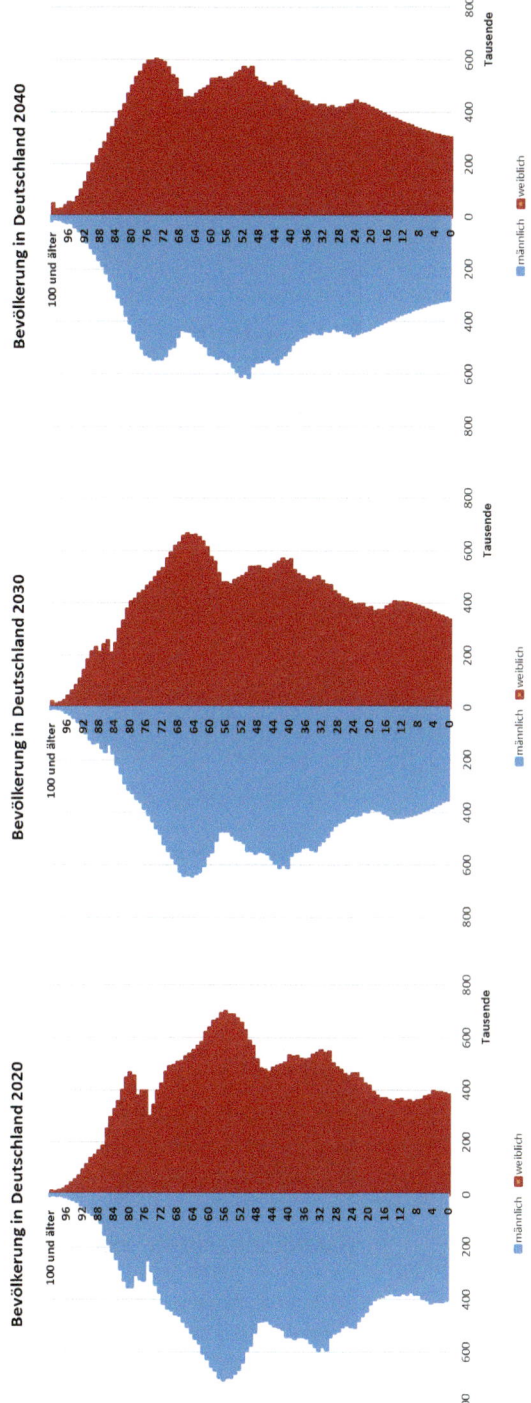

Abb. 21:
Bevölkerungsentwicklung 2020/2030/2040 (Eigene Darstellung; Quelle: 14. Koordinierte Bevölkerungsvorausberechnung, Destatis 2018)

Auch über das Jahr 2040 hinaus wird sich der demografische Trend weiterentwickeln. Die Gruppe der Hochbetagten (älter als 80 Jahre) wird deutlich weiterwachsen.

> Der demografische Wandel stellt die gesamte Gesellschaft und insbesondere den Gesundheitssektor vor erhebliche Herausforderungen. An dieser Stelle kann nicht auf alle gesellschaftlichen Herausforderungen, die die Veränderung der Bevölkerungsstruktur mit sich bringen wird, eingegangen werden.
> Da das Alter eines geriatrischen Patienten bzw. einer geriatrischen Patientin in der Regel die 70 Jahre übersteigt, bedeutet eine Zunahme der älteren Bevölkerung zugleich eine steigende Inanspruchnahme der geriatrischen Versorgung. Allein aufgrund dieser Entwicklung gilt es, jetzt Strukturen zu schaffen und Lösungswege zu entwickeln.

Dabei ist unter anderem auch der sich abzeichnende Fachkräftemangel in allen ärztlichen, pflegerischen und therapeutischen Bereichen ausdrücklich zu thematisieren.

8.2 Definition und Prognose des geriatrischen Versorgungsbedarfs

Versorgungsbedarf im Krankenhaus

Der Gesetzgeber sieht im akutstationären Bereich eine »bedarfsgerechte Versorgung der Bevölkerung mit leistungsfähigen, digital ausgestatteten, qualitativ hochwertig und eigenverantwortlich wirtschaftenden Krankenhäusern«[57] vor. In den Krankenhausbedarfsplanungen der Länder soll daher sowohl der qualitative als auch der quantitative Bedarf der Versicherten berücksichtigt werden.[58]

Um den faktischen Versorgungsbedarf abzubilden, gilt es die tatsächliche Inanspruchnahme, um die prospektive Entwicklung in der Zukunft zu erweitern, sowie exogene Einflussfaktoren, wie den demografischen Wandel, zu berücksichtigen.

geriatrische Krankenhaushäufigkeit

Die nachfolgende Tabelle zeigt die Inanspruchnahme geriatrischer Strukturen im Krankenhaussektor für das Jahr 2019 als absolute Fallzahlen und als Häufigkeit von Krankenhausaufenthalten in der Geriatrie für die verschiedenen Altersgruppen (geriatrische Krankenhaushäufigkeit)

---

57 Krankenhausfinanzierungsgesetz (KHG), § 1, Stand 2022
58 Krankenhausfinanzierungsgesetz (KHG), § 6, Stand 2022

8.2 Definition und Prognose des geriatrischen Versorgungsbedarfs

(▶ Tab. 30). Die geriatrische Krankenhaushäufigkeit ist ein wesentlicher Faktor, der für die Prognose des zukünftigen Versorgungsbedarfs in der Geriatrie herangezogen werden kann.

Altersgruppen	Bevölkerung 2019	Geriatrische KH-Häufigkeit	Fallzahl 2019
unter 65 Jahre	65.117.000	0,008 %	5.159
65 bis 75 Jahre	8.548.000	0,453 %	38.749
75 bis 80 Jahre	3.878.000	1,754 %	68.010
über 80 Jahre	5.661.000	4,638 %	262.544
Gesamt	83.204.000	0,450 %	374.462

Tab. 30: Geriatrische Krankenhaushäufigkeit und Fallzahlen 2019 (Quelle: StaLa Bevölkerungsprognosen, Genesis Datenbank Destatis und KR-1 Statistik). Hinweis: Die geriatrische Krankenhaushäufigkeit wird in dieser und den folgenden Tabellen mit drei Nachkommastellen gerundet dargestellt

Im Vergleich zur geriatrischen Krankenhaushäufigkeit der über 65-Jährigen aus dem Jahr 2013 von rund 0,371 %[59] ist die Krankenhaushäufigkeit im Jahr 2019 auf 0,450 % gestiegen. Während die Krankenhaushäufigkeit in den Altersgruppen der Hochbetagten deutlich angewachsen ist, ging die Hospitalisierungsrate der unter 75-Jährigen im Jahr 2019 gegenüber der im Jahr 2013 zurück (▶ Tab. 31). Stationäre Krankenhausaufenthalte in der Geriatrie erfolgen somit zunehmend in einem höheren Alter. Diese Verschiebung lässt sich unter anderem durch den demografischen Wandel sowie die steigende Lebenserwartung bei guter Gesundheit erklären. Ein weiterer wichtiger Faktor ist der medizinische Fortschritt, der insbesondere Operationen in der Gruppe der Hochbetagten ermöglicht, die vor wenigen Jahren noch undenkbar waren.

Die insgesamt steigende Krankenhaushäufigkeit ist neben dem demografischen Wandel ebenfalls auf den medizintechnischen Fortschritt zurückzuführen. Die neuen Behandlungsmethoden erhöhen die Krankenhausinanspruchnahme in den höheren Altersgruppen.

Altersgruppen	2007	2013	2019	Veränd. '07–'13	Veränd. '13–'19
unter 65 Jahre	0,023 %	0,015 %	0,008 %	– 0,008 %	– 0,007 %
65 bis 75 Jahre	0,365 %	0,498 %	0,453 %	+ 0,133 %	– 0,045 %
75 bis 80 Jahre	1,263 %	1,557 %	1,754 %	+ 0,294 %	+ 0,197 %
über 80 Jahre	3,227 %	4,282 %	4,638 %	+ 1,055 %	+ 0,356 %
Gesamt	0,258 %	0,371 %	0,450 %	+ 0,113 %	+ 0,079 %

Tab. 31: Entwicklung der geriatrischen Krankenhaushäufigkeit nach Altersgruppen (Quelle: Weißbuch Geriatrie 2010, S. 66, Weißbuch Geriatrie 2016, S. 35, eigene Berechnung auf Grundlage der StaLa Bevölkerungsprognose und KR-1 Statistik)

---

59 Vgl. Weißbuch Geriatrie 2016, S. 35

Versorgungsbedarf in Rehabilitationseinrichtungen

Wie in der akutstationären Versorgung, sieht der Gesetzgeber im Bereich der medizinischen Rehabilitation gleichermaßen eine flächendeckende Versorgung mit qualitativen und indikationsgerecht abgestuften Rehabilitationseinrichtungen vor. Unter Beteiligung der Bundes- und Landesregierungen sind die Rehabilitationsträger damit beauftragt, Rehabilitationseinrichtungen und -dienste in der erforderlichen Anzahl und Qualität zur Verfügung zu stellen sowie Zugangsbarrieren zu verhindern.[60] Demzufolge sollte auch der geriatrisch-rehabilitative Behandlungsbedarf durch entsprechende Versorgungsstrukturen gedeckt sein.

Geriatrische Rehabilitationsmaßnahmen werden im Wesentlichen von der gesetzlichen Krankenversicherung getragen. Versicherte haben einen Rechtsanspruch auf medizinische Rehabilitation, mit dem Ziel, Selbstständigkeit, Teilhabe und Lebensqualität zu erhalten sowie Pflegebedürftigkeit abzuwenden, zu mindern oder hinauszuzögern. Für die Gruppe der geriatrischen Patientinnen und Patienten ist die geriatrische Rehabilitation mit ihrer Ausrichtung auf die besonderen Bedarfe des älteren, zumeist multimorbiden Menschen die sachlich richtige Rehabilitation.

Verschiebung der Rehabilitationshäufigkeit

Die folgende Tabelle zeigt den Versorgungsbedarf als Häufigkeit von Aufenthalten in der geriatrischen Rehabilitation für die verschiedenen Altersgruppen im Jahr 2019 sowie die entsprechenden Fallzahlen (▶ Tab. 32).

Tab. 32: Geriatrische Rehabilitationshäufigkeit und Fallzahlen 2019 (Quelle: StaLa Bevölkerungsprognosen, Destatis Fachserie 12, Reihe 6.2.2 Diagnosedaten, eigene Berechnung und VR-1 Statistik)

Altersgruppen	Bevölkerung 2019	Geriatrische Reha-Häufigkeit	Fallzahl 2019
unter 65 Jahre	65.117.000	0,001 %	660
65 bis 75 Jahre	8.548.000	0,132 %	11.302
75 bis 80 Jahre	3.878.000	0,718 %	27.834
über 80 Jahre	5.661.000	1,531 %	86.647
Gesamt	83.204.000	0,152 %	126.444

Lag die geriatrische Rehabilitationshäufigkeit bezogen auf die Gesamtbevölkerung im Jahr 2013 noch bei 0,133 %[61], ist sie im Jahr 2019 auf 0,152 % angestiegen. Wie auch im akutstationären Bereich ist eine Verschiebung der Rehabilitationshäufigkeit in die Altersgruppen der über 75-Jährigen zu erkennen. Jüngere Altersgruppen verzeichnen einen leichten Rückgang der geriatrischen Rehabilitationshäufigkeit (▶ Tab. 33).

---

60 SGB IX § 36 Abs. 1
61 Vgl. Weißbuch Geriatrie 2016, S. 36

Altersgruppen	2007	2013	2019	Veränd. '07–'13	Veränd. '13–'19
unter 65 Jahre	0,005 %	0,010 %	0,001 %	+ 0,005 %	– 0,009 %
65 bis 75 Jahre	0,170 %	0,210 %	0,132 %	+ 0,040 %	– 0,078 %
75 bis 80 Jahre	0,643 %	0,631 %	0,718 %	– 0,012 %	+ 0,087 %
über 80 Jahre	1,306 %	1,355 %	1,531 %	+ 0,049 %	+ 0,176 %
Gesamt	0,108 %	0,133 %	0,152 %	+ 0,025 %	+ 0,019 %

Tab. 33: Entwicklung der geriatrischen Reha-Häufigkeit nach Altersgruppen (Quelle: Weißbuch Geriatrie 2010, S. 67, Weißbuch Geriatrie 2016, S. 36, eigene Berechnung auf Grundlage der StaLa Bevölkerungsprognose und VR-1 Statistik)

8.3 Ermittlung des zukünftigen Versorgungsbedarfs

Für eine längerfristig orientierte Planung und Gestaltung geriatrischer Versorgungsstrukturen ist es notwendig, den zukünftigen Versorgungsbedarf zu prognostizieren. Neben der Berücksichtigung des geriatrischen Versorgungsbedarfs in anderen Fachgebieten sind vor allem die Effekte der demografischen Entwicklung von Bedeutung.

Durch die Alterung der Gesellschaft ist absehbar, dass der stationäre Versorgungsbedarf wachsen wird. Die nachfolgende Tabelle (▶ Tab. 34) zeigt die demografiebedingte Prognose der geriatrischen Fallzahlen bei gleichbleibender Krankenhaushäufigkeit bezogen auf das Basisjahr 2019. Bereits in der Vergangenheit zeigte sich jedoch eine steigende Inanspruchnahme der Geriatrie im Krankenhaus sowie in Rehabilitationseinrichtungen, z. B. weil neue Angebote in Kliniken etabliert wurden. Die in der Tabelle dargestellte – rein demografische – Prognose ist daher als vorsichtige Schätzung zu bewerten.

stationärer Versorgungsbedarf steigt

Altersgruppen	Geriatrische KH-Häufigkeit	Anzahl geriatrische Fälle 2019	Anzahl geriatrische Fälle 2030	Veränd. '19 bis '30 abs.	Veränd. '19 bis '30 in %
unter 65 Jahre	0,008 %	5.159	4.889	– 270	– 5,2 %
65 bis 75 Jahre	0,453 %	38.749	51.863	+ 13.114	+ 33,8 %
75 bis 80 Jahre	1,754 %	68.010	71.131	+ 3.122	+ 4,6 %
über 80 Jahre	4,638 %	262.544	284.805	+ 22.261	+ 8,5 %
Gesamt		374.462	412.689	+ 38.227	+ 10,2 %

Tab. 34: Geriatrische Krankenhaushäufigkeit 2019 und Entwicklung der Fallzahlen aufgrund der demografischen Entwicklung bis 2030 (Quelle: StaLa Bevölkerungsprognosen, Destatis KR-1 Statistik)

Prognostisch wird die Fallzahl in geriatrischen Fachabteilungen im Krankenhausbereich bis 2030 allein aufgrund der demografischen Entwicklung bei gleichbleibender Inanspruchnahme voraussichtlich um über 10 % (+ 38.227 Fälle) zunehmen. Besonders deutlich ist der Anstieg in der

Altersgruppe der 65- bis 75-Jährigen prognostiziert, für die mit einem Fallzahlanstieg um rund ein Drittel zu rechnen ist. Im Jahr 2030 zählen die geburtenstarken Jahrgänge der 1960er Jahre zu der Altersgruppe der 65- bis 75-Jährigen und begründen unter anderem die deutliche Zunahme geriatrischer Fälle in dieser Altersklasse.

Für die geriatrische Versorgung in Rehabilitationseinrichtungen lässt sich bei analoger Vorgehensweise aufgrund der zukünftigen demografischen Entwicklung die nachfolgend dargestellte Prognose treffen (▶ Tab. 35).

Tab. 35: Geriatrische Reha-Häufigkeit 2019 und Entwicklung der Fallzahlen aufgrund der demografischen Entwicklung bis 2030 (Quelle: StaLa Bevölkerungsprognosen, Destatis VR-1 Statistik)

Altersgruppen	Geriatrische KH-Häufigkeit	Anzahl geriatrische Fälle		Veränd. '19 bis '30	
		2019	2030	abs.	in %
unter 65 Jahre	0,001 %	660	626	35	– 5,2 %
65 bis 75 Jahre	0,132 %	11.302	15.127	+ 3.825	+ 33,8 %
75 bis 80 Jahre	0,718 %	27.834	29.112	+ 1.278	+ 4,6 %
über 80 Jahre	1,531 %	86.647	93.994	+ 7.347	+ 8,5 %
Gesamt		126.444	138.858	+ 12.415	+ 9,8 %

Für die Rehabilitation wird auf Grundlage der verfügbaren Daten eine Fallzahlsteigerung von rund 12.400 Fällen (+ 9,8 %) bis 2030 prognostiziert. Für die Berechnung der geriatrischen Rehabilitationshäufigkeit wurden nur die tatsächlich bewilligten Rehabilitationsmaßnahmen berücksichtigt.

Unterversorgung durch demografische Entwicklung

Bereits im Status Quo kann eine flächendeckende wohnortnahe Versorgung in der Geriatrie nicht ausreichend gewährleistet werden. Von einer geriatrischen Unterversorgung ist bereits ohne Berücksichtigung der zukünftigen Bedarfssteigerung aufgrund der demografischen Entwicklung auszugehen (▶ Kap. 8.1).

Werden obendrein Patientinnen und Patienten anderer Fachgebiete mit geriatrischem Bedarf in die Prognose einbezogen, wird die oben skizzierte Schätzung des zukünftigen Versorgungsbedarfs sowohl in der akutstationären als auch in der rehabilitativen geriatrischen Versorgung weit übertroffen und der Handlungsbedarf zum Ausbau geriatrischer Versorgungsstrukturen zeigt sich deutlich verschärft.

Fazit zukünftiger Versorgungsbedarf

> In den vorangegangenen Analysen aus dem Jahr 2016 wurden für die nächsten zehn Jahre deutlich steigende Versorgungsbedarfe in der Geriatrie prognostiziert. Aufgrund der demografischen Entwicklung ist – auch über das Jahr 2030 hinaus – mit einem steigenden Bedarf an geriatrischen Versorgungsstrukturen zu rechnen.

8.3 Ermittlung des zukünftigen Versorgungsbedarfs

Um dem zunehmenden Bedarf zu begegnen, müssen Kapazitäten in Krankenhäusern und Rehabilitationseinrichtungen erweitert und zusätzliche geriatriespezifische Versorgungsangebote geschaffen werden. Um dies zu konkretisieren, sind nachfolgend die vorangegangenen Fallzahlprognosen in Bettenkapazitäten »übersetzt« worden (▶ Tab. 36). Hierbei wird berücksichtigt, dass die Ist-Auslastung 2019 noch unter dem Soll-Nutzungsgrad von 90 % lag. Somit sind rechnerisch noch wenige Bettenkapazitäten frei, die aus nicht bekannten Gründen trotz vorhandener Nachfrage nicht belegt wurden.

Zusätzlicher Kapazitätenbedarf 2030 Demografie	Kliniken für Geriatrie	Geriatrische Rehabilitationskliniken	Geriatrie Gesamt
zusätzliche Fälle	38.227	12.415	50.642
VWD (Annahme)	15,5	21,1	
Pflegetage	592.522	261.955	854.477
Auslastung	90 %	90 %	90 %
Bettenbedarf für zusätzl. Fälle	**1.804**	**797**	**2.601**
Auslastung 2019	86,9 %	86,7 %	
Aufgestellte Betten 2019	18.101	8.364	26.465
»Freie« Betten bis Erreichung Soll-Auslastung 90 %	566	277	843
zusätzl. Bettenbedarf	**1.238**	**520**	**1.758**

Tab. 36: Demografiebedingter zusätzlicher Kapazitätsbedarf in der Geriatrie 2030 (Quelle: eigene Berechnung; VWD-Annahme laut eigener Berechnung nach KR-1Statistik und VR-1 Statistik)

Unter der Annahme einer gleichbleibenden Verweildauer im Krankenhaussektor und einer leichten Verweildauererhöhung in der Rehabilitation sowie einem hohen Normauslastungsgrad von 90 % ist mit einem demografiebedingten Mehrbedarf von 2.601 Betten in der Geriatrie zu rechnen. Wird jedoch die tatsächliche Auslastung von 2019 angenommen, reduziert sich der zusätzliche Bedarf auf 1.758 geriatrische Betten.

Um den tatsächlichen Mehrbedarf abzubilden, sollte der zusätzliche geriatrische Versorgungsbedarf anderer Fachgebiete ebenfalls quantifiziert und in geriatrische Versorgungskapazitäten überführt werden. Dabei wird von der These ausgegangen, dass nicht alle Patientinnen und Patienten, die im Krankenhaus behandelt werden, den Zugang zu einer geriatrischen Fachabteilung haben und daher trotz geriatriespezifischen Behandlungsbedarfs in anderen Fachabteilungen behandelt werden. Der Hintergrund hierzu wird ausführlich im Kapitel *Geriatrische Patientinnen und Patienten in anderen Fachdisziplinen* beschrieben (▶ Kap. 4.5).

Schließt man nur 10 % dieser Fälle mit ein, ergibt sich bereits für das Jahr 2019 und darauf aufbauend für das Prognosejahr 2030 der in Tabelle 37 dargestellte zusätzliche Bedarf (▶ Tab. 37). Die Kalkulation für 2030 berücksichtigt hierbei, dass bereits bei der Kalkulation des Demografieef-

Versorgungsbedarf anderer Fachgebiete

fektes (▶ Tab. 36) berücksichtigt wurde, dass die Ist-Auslastung 2019 unterhalb des Soll-Nutzungsgrades von 90 % liegt. Die »freien« Kapazitäten wurden in der Simulation 2030 demnach bereits durch die durch den Demografieeffekt zusätzlich aufkommenden Patientinnen und Patienten belegt, sodass der zusätzliche Kapazitätsbedarf aus anderen Fachgebieten 2030 vollständig berücksichtigt wird.

Tab. 37: Zusätzlicher Kapazitätsbedarf in der Geriatrie 2019/2030 für geriatrische Patientinnen und Patienten anderer Fachgebiete (Quelle: eigene Berechnung; VWD-Annahme laut eigener Berechnung nach KR-1Statistik und VR-1 Statistik)

zusätzlicher Kapazitätenbedarf andere FA 2019 (10 %-Szenario)	Kliniken für Geriatrie	Geriatrische Rehabilitationskliniken	Geriatrie Gesamt
zusätzliche Fälle	121.204	12.455	133.659
VWD (Prognose)	15,4	21,1	
Pflegetage	1.866.542	262.801	2.129.343
Auslastung	90 %	90 %	90 %
Bettenbedarf für zusätzl. Fälle	**5.682**	**800**	**6.482**
Auslastung 2019	86,9 %	86,7 %	
Aufgestellte Betten 2019	18.101	8.364	26.465
»Freie« Betten bis Erreichung Soll-Auslastung 90 %	566	277	843
zusätzl. Bettenbedarf	**5.116**	**523**	**5.639**
zusätzlicher Kapazitätenbedarf andere FA 2030 (10 %-Szenario)	Kliniken für Geriatrie	Geriatrische Rehabilitationskliniken	Geriatrie Gesamt
zusätzliche Fälle	133.577	13.678	147.255
VWD (Prognose)	15,4	21,1	
Pflegetage	2.057.086	288.606	2.345.692
Auslastung	90 %	90 %	90 %
zusätzl. Bettenbedarf	**6.262**	**879**	**7.141**

Tab. 38: Zusammenfassung des zusätzlichen Kapazitätsbedarfs in der Geriatrie bis 2030 auf Basis der Destatis-Struktur- und Leistungsdaten (Quelle: eigene Berechnung)

zukünftiger zusätzl. Kapazitätenbedarf 2030	Kliniken für Geriatrie	Geriatrische Rehabilitationskliniken	Geriatrie Gesamt
Demografischer Effekt	1.238	520	1.758
Geriatrische Pat. andere FA (Szenario 10 %)	6.262	879	7.141
Gesamt	**7.500**	**1.399**	**8.899**

▶ Tabelle 38 fasst die Auswirkungen der Prognosen zur geriatrischen Fallzahlentwicklung hinsichtlich der zukünftig benötigten geriatrischen Kapazitäten zusammen.

Abschließende Bewertung

> Bereits im Status Quo reichen die geriatrischen Kapazitäten nicht aus, um dem Versorgungbedarf flächendeckend nachzukommen. Bedingt durch die demografische Entwicklung entsteht ein zusätzlicher Kapazitätsbedarf, den es obendrein zu decken gilt.
>
> An dieser Stelle sei nochmals darauf hingewiesen, dass vorangegangene Analysen die Untergrenze eines zukünftigen geriatrischen Versorgungsbedarfs aufzeigen. Nicht berücksichtigt wurde – aufgrund fehlender belastbarer Faktoren zur Quantifizierung – eine zu erwartende steigende, medizinisch bedingte geriatrische Häufigkeit von akutstationärer bzw. rehabilitativer Versorgung.

Um dem komplexen Behandlungsbedarf zukünftig gerecht zu werden, besteht zudem die Notwendigkeit, sektorenübergreifende Versorgungsmodelle weiterzuentwickeln und alle beteiligten Sektoren bis in die hausärztliche Versorgung miteinander zu vernetzen. Die gesamtgesellschaftliche Herausforderung kann nur interdisziplinär und mit Hilfe einer vorurteilsfreien Zusammenarbeit der Fachdisziplinen untereinander gelöst werden. Grundvoraussetzung einer solchen Kooperation ist jedoch die allgemeine Akzeptanz des spezifischen geriatrischen Behandlungsbedarfs.

Notwendigkeit zur Vernetzung

> Das Konzept eines geriatrischen Versorgungsverbundes kann als konzeptioneller Ansatz herangezogen werden. Der Bundesverband Geriatrie sieht in diesem Konzept ein fachspezifisch ausgerichtetes Versorgungsnetzwerk vor, das über Sektorengrenzen hinweg agiert.[62] Nur so kann man dem Rechtsanspruch geriatrischer Patientinnen und Patienten auf eine geriatriespezifische akutmedizinische wie auch rehabilitative Versorgung zukünftig gerecht werden und den Ausbau weiterer stationärer Kapazitäten auf das mindestens erforderliche Maß dimensionieren.

---

62 Vgl. Weißbuch Geriatrie, 2010, S. 85 ff.

8.4 Überprüfung der Prognose des geriatrischen Versorgungsbedarfs laut Weißbuch 2016

Die vorangegangenen Analysen basieren auf der im ersten Weißbuch Geriatrie 2010 entwickelten Methodik. Natürlich muss aufgrund der verschiedenen Einflussfaktoren berücksichtigt werden, dass eine Prognose mit gewissen Unsicherheiten behaftet ist. Demnach werden die Prognoseergebnisse der verwendeten Methodik der letzten Auflage des Weißbuchs Geriatrie (2016) mit den tatsächlich eingetretenen Entwicklungen verglichen. Hierzu wurde das Prognoseergebnis für das Jahr 2025 linear auf die einzelnen Prognosejahre heruntergebrochen und so ein Erwartungswert für das Jahr 2019 ermittelt. Dieser Erwartungswert wurde mit den aktuellen Zahlen der offiziellen Statistiken des Jahres 2019 abgeglichen (▶ Tab. 39).

Der Abgleich zeigt, dass die tatsächliche Fallzahlentwicklung um 12,6 % hinter der 2016 getroffenen Annahme zurückbleibt. Dies ist aber insbesondere der Tatsache geschuldet, dass der überwiegende Anteil der Fallzahlsteigerung aus der Überleitung von Patientinnen und Patienten mit geriatrischem Bedarf in die Geriatrie hätte erfolgen müssen. Dieser Effekt, den die Geriatrie nur bedingt steuern kann, ist nicht in dem Maße eingetreten. Dagegen ist davon auszugehen, dass der sich aus der demografischen Entwicklung ergebende Mehrbedarf tatsächlich zu einer erhöhten Inanspruchnahme der Geriatrien in Krankenhäusern geführt hat.

Tab. 39: Überprüfung Prognose 2016 zur Bedarfsentwicklung Kliniken für Geriatrie Prognosezeitraum 2013–2025 (Quelle: eigene Berechnung, Destatis KR-1 Statistik)

Kliniken für Geriatrie Vergleich Prognose versus Ist-Entwicklung Prognose Weißbuch Auflage 2016 (Ausgangsbasis Jahr 2013)			
Aspekt	Fallzahl	Belegungstage	Betten
Ausgangsbasis 2013	302.328	4.779.092	14.182
Prognose Demografie 2025 (zusätzliche Bedarfe)	76.780	1.190.090	3.623
Prognose Potenzial andere FA 2025 (zusätzliche Bedarfe)	175.223	2.715.957	8.268
Zusätzlicher Bedarf – Prognose Gesamt 2025	252.003	3.906.047	11.891
Vergleich erwarteter Prognoseeffekt und Status Quo 2019	Fallzahl	Belegungstage	Betten
Ausgangsbasis 2013	302.328	4.779.092	14.182
Anteil aus Prognose Gesamt (berechnet auf Bezugjahr 2019)	126.002	1.953.024	5.946
Summe Ausgangsbasis und Prognose 2019	428.330	6.732.116	20.128

8.4 Überprüfung der Prognose des geriatrischen Versorgungsbedarfs

Kliniken für Geriatrie Vergleich Prognose versus Ist-Entwicklung Prognose Weißbuch Auflage 2016 (Ausgangsbasis Jahr 2013)			
Ist Geriatrie 2019 (Kliniken für Geriatrie) – Fortsetzung	374.462	5.739.743	18.101
Differenz Ist gegenüber Prognose	– 53.868	– 992.373	– 2.027
Vergleich % Entwicklung Ist und Prognose	– 12,6 %	– 14,7 %	– 10,1 %

Tab. 39:
Überprüfung Prognose 2016 zur Bedarfsentwicklung Kliniken für Geriatrie Prognosezeitraum 2013–2025 (Quelle: eigene Berechnung, Destatis KR-1 Statistik)

▶ Tabelle 40 verdeutlicht den demografischen Effekt auf die Fallzahlentwicklung in den geriatrischen Krankenhausabteilungen (▶ Tab. 40). Wird die geriatrische Krankenhaushäufigkeit aus dem Jahr 2013 auf die anwachsenden Bevölkerungszahlen aus dem Jahr 2019 angewendet, ergibt sich eine demografiebedingte Zunahme geriatrischer Fallzahlen 2019 von rd. 50.000 Fällen gegenüber dem Jahr 2013. Diese Differenz bestätigt die auf die demografische Entwicklung bezogene Prognose der Leistungsentwicklung und zeigt, dass die Fallzahlen 2019 auch über die demografische Prognose hinaus gestiegen sind.

demografiebedingte Zunahme geriatrischer Fallzahlen

Altersgruppen	Bevölkerung 2013	Bevölkerung 2019	Differenz	Geriatrische KH-Häufigkeit 2013	Geriatrische Fallzahlen 2013	Geriatrische Fallzahlen 2019 bei gleichbleibender ger. Kh-Häufigkeit	Demografischer Effekt 2019
unter 65 Jahre	64.399.148	65.117.000	717.852	0,01522 %	9.800	9.909	109
65 bis 75 Jahre	8.750.433	8.548.000	– 202.433	0,49714 %	43.502	42.496	– 1.006
75 bis 80 Jahre	3.768.226	3.878.000	109.774	1,55630 %	58.645	60.353	1.708
über 80 Jahre	4.465.706	5.661.000	1.195.294	4,26316 %	190.380	241.337	50.957
Gesamt	81.383.513	83.204.000	1.820.487		302.327	354.096	51.769

Tab. 40:
Demografischer Effekt der Fallzahlentwicklung in Kliniken für Geriatrie (Quelle: StaLa Bevölkerungsprognosen, eigene Berechnung)

Nachfolgend wird die Überprüfung der Prognose 2016 im Bereich der geriatrischen Rehabilitationseinrichtungen dargestellt (▶ Tab. 41).

Für die geriatrischen Rehabilitationseinrichtungen liegt die Fallzahlentwicklung um 2,5 % unterhalb der prognostizierten Entwicklung, hinsichtlich der Belegungstage beträgt die Abweichung – 4,7 % sowie bei der Bettenprognose – 4,1 %. Auch hier resultierte ein hoher Prognoseanteil der Fallzahlen aus der Patientenüberleitung aus anderen Fachgebieten.

Tab. 41: Überprüfung Prognose 2016 zur Bedarfsentwicklung in geriatrischen Rehabilitationskliniken Prognosezeitraum 2013–2025 (Quelle: eigene Berechnung, Destatis VR-1 Statistik)

Geriatrische Rehabilitationskliniken Vergleich Prognose versus Ist-Entwicklung Prognose Weißbuch Auflage 2016 (Ausgangsbasis Jahr 2013)			
Aspekt	Fallzahl	Belegungstage	Betten
Ausgangsbasis 2013	108.694	2.336.570	7.379
Prognose Demografie 2025 (zusätzliche Bedarfe)	24.340	511.140	1.556
Prognose Potenzial andere FA 2025 (zusätzliche Bedarfe)	17.672	371.112	1.130
Zusätzlicher Bedarf – Prognose Gesamt 2025	42.012	882.252	2.686
Vergleich erwarteter Prognoseeffekt und Status Quo 2019	**Fallzahl**	**Belegungstage**	**Betten**
Ausgangsbasis 2013	108.694	2.336.570	7.379
Anteil aus Prognose Gesamt (berechnet auf Bezugjahr 2019)	21.006	441.126	1.343
Summe Ausgangsbasis und Prognose 2019	129.700	2.777.696	8.722
Ist Geriatrie 2019 (Geriatrische Rehabilitationskliniken)	126.444	2.646.423	8.364
Differenz Ist gegenüber Prognose	– 3.257	– 131.273	– 358
Vergleich % Entwicklung Ist und Prognose	– 2,5 %	– 4,7 %	– 4,1 %

Die oben ermittelten Prognosen bis zum Jahr 2030 würden auch, wenn man die prognostizierten Fallzahlen bzw. Bettenkapazitäten im Krankenhausbereich um 12,6 % bzw. im Rehabilitationsbereich um 2,5 % korrigieren würde, nichts an ihrer Bedeutung hinsichtlich des anstehenden Handlungsbedarfs zum Ausbau der geriatrischen Versorgungsstrukturen verlieren. Bereits die sich aus der demografischen Entwicklung ableitbare zukünftig überdeutliche Steigerung des Versorgungsbedarfs in den nächsten zehn Jahren erfordert einen konsequenten Ausbau und die inhaltliche Weiterentwicklung der geriatrischen Versorgungsstrukturen.

9 Qualitätssicherung in der Geriatrie

Qualität in der Geriatrie umfasst, wie in jedem anderen Indikationsbereich der Gesundheitsversorgung, die von Donabedian entwickelten Ebenen der Struktur-, Prozess- sowie Ergebnisqualität. In Donabedians Paradigma beeinflussen die vorhandenen Strukturen die Prozesse, die wiederum die Ergebnisqualität mitbestimmen.[63]

Struktur-, Prozess- sowie Ergebnisqualität

Die Strukturqualität beschreibt die sächlichen, finanziellen und personellen Bedingungen, unter denen Versorgungsleistungen an geriatrischen Patientinnen und Patienten erbracht werden. Dazu gehören unter anderem die räumlichen Strukturen, die Ausstattung der Patientenzimmer, der Personalschlüssel, die Ausbildungsqualität sowie die diagnostische Ausstattung.

Die Prozessqualität bezieht sich auf alle medizinischen Arbeitsabläufe und Verfahrensanweisungen der Behandlung, Pflege und Rehabilitation. Die Prozessgestaltung gilt als wichtiges Instrument des internen Qualitätsmanagements. Dazu gehören z. B. Führungs-, Behandlungs- und Unterstützungsprozesse. Auch die Arbeitsbedingungen des medizinischen, therapeutischen und pflegerischen Personals zählen zur Prozessqualität.

Zur Ergebnisqualität gehört nicht nur das kurzfristig überschaubare und in Körpermesswerten ausgedrückte Behandlungsergebnis zum Zeitpunkt der Entlassung, sondern auch die Ergebnisse von langfristigen Nachuntersuchungen nach definierten Zeiträumen. Die Ergebnisqualität sollte aber nicht nur aus der ärztlichen Sicht bestimmt werden, sondern auch die Zufriedenheit der Patientinnen und Patienten widerspiegeln. Gerade aber der letzte Punkt ist wegen der Subjektivität der Patientenmeinung oft Gegenstand kontroverser Diskussionen. Im Bereich der Geriatrie sind die sehr oft stark eingeschränkten kognitiven Fähigkeiten der Patientinnen und Patienten ein einschränkender Faktor. Für die Feststellung der Ergebnisqualität bei funktionalen Beeinträchtigungen geriatrischer Patientinnen und Patienten etablieren sich immer mehr Screening- und Assessmentinstrumente, die durch strukturiertes Abfragen und Testen versuchen, die Behinderung und Beeinträchtigung standardisiert zu erfassen.[64] Neben dem Einsatz von standardisierten Assessmentverfahren und -instrumenten bei Aufnahmen und Entlassung, bedienen sich geriat-

---

[63] Donabedian, 1986
[64] Görres, Krause, o. J.; Eine gute Übersicht zu den gängigen Assessments in der Geriatrie bietet die S1-Leitlinie der AWMF »Geriatrisches Assessment der Stufe 2«

rische Einrichtungen einer Vielzahl weiterer Instrumente wie z. B. für die Behandlungs- und Rehabilitationszieleüberprüfung im Rahmen wöchentlicher Teambesprechungen, Fehler- und Beschwerdemanagement sowie Patienten-, Einweiser- und Mitarbeiterbefragungen. Auch die Teilnahme an geriatriespezifischen Benchmarks sowie der externen Qualitätssicherung tragen zur kontinuierlichen Verbesserung der Struktur-, Prozess- und Ergebnisqualität bei.

gesetzlich vorgeschriebene Maßnahmen und freiwillige Qualitätssicherungssysteme

Bei den Maßnahmen zur Qualitätssicherung kann grundsätzlich zwischen gesetzlich vorgeschriebenen Maßnahmen und freiwilligen Qualitätssicherungssystemen unterschieden werden. Im Bereich der gesetzlichen Regelungen bestehen unterschiedliche Vorgaben für den Bereich der akutstationären Versorgung und dem Rehabilitationsbereich. Zudem ist weiterhin auch in der geriatrischen Versorgung zwischen dem einrichtungsinternen Qualitätsmanagement (QM) und der externen Qualitätssicherung (QS) zu differenzieren.

9.1 Gesetzliche Qualitätssicherungsvorgaben

internes Qualitätsmanagement verpflichtend

Krankenhäuser und damit auch Kliniken für Geriatrie sind laut § 135a Absatz 2 Nummer 2 SGB V verpflichtet, ein internes Qualitätsmanagement einzuführen. Mit der Qualitätsmanagement-Richtlinie (QM-RL) bestimmt der Gemeinsame Bundesausschuss (G-BA) nach § 92 i. V. m. § 136 Absatz 1 Nummer 1 SGB V die grundsätzlichen Anforderungen an ein einrichtungsinternes Qualitätsmanagement, wozu auch wesentliche Maßnahmen zur Verbesserung der Patientensicherheit gehören. Die Richtlinie des G-BA beschreibt Instrumente und Verfahren für die Umsetzung des Qualitätsmanagements (z. B. Risikomanagement, Fehlermanagement, Fehlermeldesysteme, Beschwerdemanagement und Checklisten), enthält Materialien zur Berichterstattung und beinhaltet die sektorspezifischen Rahmenbestimmungen. Interdisziplinäre (sektorenübergreifende) Qualitätszirkel stellen dabei aus geriatrischer Sicht ein wichtiges Instrument der Qualitätssicherung dar. Auch wenn im akutstationären Bereich bisher keine Zertifizierungspflicht besteht, lassen sich viele Einrichtungen freiwillig ihr Qualitätsmanagement zertifizieren. Die Einrichtungen können sich frei entscheiden, welches Qualitätsmanagementsystem sie anwenden.

keine Zertifizierungspflicht im akutstationären Bereich

Im Bereich der externen Qualitätssicherung gibt es für den Krankenhausbereich vorrangig zwei Systeme. Krankenhäuser sind zum einen gemäß § 136b SGB V gesetzlich dazu verpflichtet, in jährlichen Qualitätsberichten über ihre Arbeit und ihre Strukturen zu informieren. Die Qualitätsberichte werden im Internet veröffentlicht. Der Inhalt und die Struktur sind durch den G-BA vorgegeben und müssen von den Krankenhäusern eingehalten werden. Die Qualitätsberichte enthalten unter anderem Angaben zum Diagnose- und Behandlungsspektrum, zur Häufigkeit einer Behandlung, zur Personalausstattung, zur Anzahl der Komplikationen sowie zur Barrierefreiheit. Die Angaben dienen zum einen dazu, Patientinnen und Patienten eine Entscheidungshilfe für die Wahl eines geeigneten Krankenhauses zu bieten. Zum anderen stellen sie eine Orientierungshilfe für Vertragsärztinnen und -ärzte sowie Krankenkassen bei der Einweisung und Weiterbetreuung der Patientinnen und Patienten dar.

Im zweiten Qualitätssicherungssystem der einrichtungsübergreifenden externen Qualitätssicherung werden für ausgewählte Krankenhausleistungen vergleichbare Daten gesammelt und auf Basis festgelegter Qualitätsmerkmale anonymisiert ausgewertet. Die derzeitigen inhaltlichen Schwerpunkte dieser Art von externer Qualitätssicherung sind in der Richtlinie zur datengestützten einrichtungsübergreifenden Qualitätssicherung (DeQS-RL) auf Grundlage des § 136 Absatz 1 Satz 1 Nummer 1 SGB V geregelt und umfassen in der Version 2021 15 Indikationen (z. B. perkutane Koronarintervention oder iatrogene Behandlungsrisiken). Dabei sind die Anforderungen an die Qualitätssicherung nach § 136 Absatz 1 SGB V in den verschiedenen Sektoren soweit wie möglich einheitlich und sektorenübergreifend festzulegen. Gegenwärtig sind keine primären geriatrischen Leistungen Gegenstand der einrichtungsübergreifenden externen Qualitätssicherung. Aufgrund der Charakteristika geriatrischer Patientinnen und Patienten ist die Geriatrie jedoch indirekt von der DeQS-RL betroffen, wie z. B. durch die Maßnahmen zur fachgebietsübergreifenden Qualitätssicherung postoperativer Wundinfektionen.

Neben diesen »direkten« Instrumenten zur Qualitätssicherung haben im akutstationären Bereich auch die Vorgaben der Operationen- und Prozedurenschlüssel (OPS) eine qualitätssichernde Wirkung. Die OPS-Kodes beinhalten z. T. sehr konkrete Vorgaben und Bedingungen, die sich direkt auf die einrichtungsinternen Versorgungsstrukturen auswirken. Im Bereich der Geriatrie sind hier insbesondere der OPS 8-550 »Geriatrische frührehabilitative Komplexbehandlung« sowie der OPS 8-98a »Teilstationäre geriatrische Komplexbehandlung« zu nennen. Seit dem Jahr 2020 sind die OPS-Kodes in krankenhausbezogene Strukturmerkmale und patientenbezogene Prozessmerkmale aufgeteilt (▶ Kap. 5).

Vorgaben der Operationen- und Prozedurenschlüssel (OPS) haben ebenfalls qualitätssichernde Wirkung

Ebenfalls sind die geriatriespezifischen Anforderungen und Qualitätsvorgaben der Krankenhauplanung zu nennen. Einige landesspezifische Krankenhauspläne beinhalten bereits heute geriatriespezifische Qualitätskriterien der Struktur-, Prozess- und Ergebnisqualität. Perspektivisch ist die geriatriespezifische Versorgung als Teil der Grund- und Regelversorgung bundesweit auf Grundlage einheitlicher Kriterien verbindlich zu planen. Verbindliche Mindestanforderungen, regionale Cluster sowie Fahrtzeitradien werden erstmalig im bundesweiten Geriatriekonzept (▶ Kap. 3) definiert und sollen zukünftig die Planungs- und Versorgungsgrundlage darstellen.

Auch im Bereich der geriatrischen Rehabilitation wird zwischen einem internen Qualitätsmanagement und einem System der externen Qualitätssicherung unterschieden. Ambulante und stationäre Rehabilitationseinrichtungen sind gemäß § 37 Absatz 3 SGB IX verpflichtet, ein internes QM in ihren Einrichtungen zu implementieren und dieses durch eine Zertifizierung nachzuweisen. Zu den grundsätzlichen Anforderungen an ein internes Qualitätsmanagement sowie an ein einheitliches, unabhängiges Zertifizierungsverfahren, mit dem die erfolgreiche Umsetzung des Qualitätsmanagements in regelmäßigen Abständen nachgewiesen werden muss, wurde auf der Ebene der Bundesarbeitsgemeinschaft für Rehabilitation (BAR) die Vereinbarung zum internen Qualitätsmanagement nach § 37 Absatz 3 SGB IX beschlossen. Entsprechend dieser Vereinbarung sind stationäre Einrichtungen der medizinischen Rehabilitation gesetzlich verpflichtet, ein Qualitätsmanagement sicherzustellen, das durch zielgerichtete und systematische Verfahren und Maßnahmen die Qualität der Versorgung gewährleistet und kontinuierlich verbessert.

<small>im Rehabilitationsbereich besteht Zertifizierungspflicht</small>

Darüber hinaus sind ambulante sowie stationäre Rehabilitationseinrichtungen und stationäre Vorsorgeeinrichtungen gemäß § 135a Absatz 2 Nummer 1 SGB V gesetzlich verpflichtet, sich an Maßnahmen der externen Qualitätssicherung zu beteiligen. Mit dem »QS-Reha®-Verfahren« gibt es seit 2012 ein bundesweit verbindliches Verfahren zur externen Qualitätssicherung von Rehabilitationseinrichtungen im Bereich der GKV. Das QS-Reha®-Verfahren beinhaltet eine externe, einrichtungsvergleichende Prüfung der Struktur-, Prozess- und Ergebnisqualität sowie der Patientenzufriedenheit. Für jede Indikation der medizinischen Vorsorge und Rehabilitation, für die ausreichend hohe Fallzahlen vorliegen, wurden spezifische Instrumente entwickelt. Das QS-Reha®-Verfahren wird als gemeinsame Aufgabe zwischen dem GKV-Spitzenverband und den maßgeblichen Verbänden der Leistungserbringer ausgestaltet. Gemäß § 137d SGB V wurde eine entsprechende Vereinbarung zur Gestaltung und zum Betrieb des Qualitätssicherungssystems geschlossen. Mit dem paritätisch besetzten sog. Gemeinsamen Ausschuss und entsprechenden Arbeitsgruppen gibt es eine etablierte Arbeitsstruktur, die die Vorgaben des Gesetzgebers seit über zehn Jahren gemeinschaftlich umsetzt und begleitet.

<small>zudem Pflicht zur Teilnahme am QS-Reha®-Verfahren</small>

Die Entwicklung der Instrumente, der administrative Überbau sowie der Betrieb der Auswertungsstelle wird vom GKV-Spitzenverband finanziert. Die einzelnen Rehabilitationseinrichtungen tragen die nicht unerheblichen finanziellen Aufwendungen für die Durchführung des Verfahrens vor Ort, insbesondere die entsprechenden Personalkosten. In jüngster Zeit ist auf Bundesebene festzustellen, dass der GKV-Spitzenverband mit Verweis auf die Finanzierung der Administration des Verfahrens zunehmend die paritätische Begleitung und Ausgestaltung in einzelnen Punkten kritisch hinterfragt. Es bleibt abzuwarten, ob sich daraus zukünftig ein verändertes Miteinander auf Verbandsebene ergibt.

Bisher wurden die Ergebnisse des QS-Reha®-Verfahrens nur den am Verfahren beteiligten Einrichtungen sowie den Krankenkassen zur Verfügung gestellt. Mit dem Gesetz zur Weiterentwicklung der Gesundheitsversorgung (GVWG) wurde eine neue Form der Veröffentlichung festgelegt. Gemäß § 137 d Absatz 1 Satz 3 SGB V ist der GKV-Spitzenverband verpflichtet, die einrichtungsbezogenen Ergebnisse aus dem QS-Reha®-Verfahren für Versicherte einrichtungsvergleichend im Internet zu veröffentlichen. Ein erster Prototyp der Darstellung einrichtungsbezogener Qualität der Rehabilitationseinrichtungen ist für das Jahr 2023 vorgesehen. Kritisch zu diskutieren ist, warum die Veröffentlichung der Ergebnisse des QS-Reha®-Verfahrens auf Grundlage des GVWG nicht mehr gemeinschaftlich erfolgen soll, sondern einseitig dem GKV-Spitzenverband zugeordnet wird.

Ebenso umstritten ist das Verhältnis des QS-Reha®-Verfahrens zu anderen, vermeintlichen Ansprüchen der Krankenkassen auf Kontrolle der Rehabilitationseinrichtungen. Mit der Einführung des QS-Reha®-Verfahrens und der Zertifizierungspflicht wollte der Gesetzgeber ein einheitliches System zur Sicherung der Qualität der Rehabilitationseinrichtungen schaffen. Einzelne Krankenkassen proklamieren jedoch das Recht, darüber hinaus eigene Überprüfungsverfahren wie z. B. unangekündigte Begehungen der Einrichtungen oder individuelle Einzelnachweise hinsichtlich der Qualifikation der Mitarbeiterinnen und Mitarbeiter zu fordern. Darüber hinaus wird von einzelnen Krankenkassen die regelmäßige Lieferung von individuellen Leistungsdaten verlangt. Diese vermeintlichen Ansprüche werden unterschiedlich begründet. Der Bundesverband Geriatrie sieht neben der gesetzlich geregelten Qualitätssicherung weder rechtlich noch sachlich einen Anwendungsbereich für darüber hinausgehende Maßnahmen und widerspricht damit deutlich der Auffassung dieser Krankenkassen.

Verhältnis des QS-Reha®-Verfahrens zu anderen Kontrollen der Krankenkassen fraglich

Die konkrete Ausgestaltung des »QS-Reha®-Verfahrens für die einzelnen Indikationsbereiche ist zu unterschiedlichen Zeitpunkten und durch verschiedene Institutionen als Entwickler erfolgt. Somit unterscheiden sich die einzelnen Verfahren für die einzelnen Indikationen hinsichtlich ihres Umfangs, ihrer »Prüfungstiefe« und insbesondere hinsichtlich ihres damit verbundenen Aufwands. In der Geriatrie ist erstmals das Ziel verfolgt worden, das individuelle Rehabilitationsziel als Maßstab für die Qualitätsmessung heranzuziehen. Dieser äußerst innovative Ansatz führt zwar zu einem auf den einzelnen Rehabilitationsfall bezogenen Prüfungsmaßstab, was sehr zu begrüßen ist, benötigt zugleich jedoch einen extrem hohen Aufwand in den einzelnen Einrichtungen. Es ist äußerst fraglich, ob dieser Aufwand mit dem derzeitigen »Nutzen« (es werden aktuell nur wenig Rückschlüsse aus dem Verfahren abgeleitet) in einem angemessenen Verhältnis steht. Zudem besteht eine klare Benachteiligung der Geriatrie gegenüber anderen Indikationsbereichen, die nur einen Bruchteil an Aufwand betreiben müssen.

hoher Aufwand in der Geriatrie, daher Benachteiligung gegenüber anderen Indikationen

Der nicht-vollstationäre Bereich, d. h. die bestehenden Tageskliniken sowie die ambulante geriatrische Rehabilitation (AGR), wird jeweils von den Qualitätssicherungsvorgaben für den stationären Bereich miterfasst. Im Gegensatz dazu beruht die Qualitätssicherung im niedergelassenen Bereich auf vergleichsweise vielen einzelnen gesetz- bzw. normgebenden Regelkreisen, darunter dem SGB V, den Richtlinien des G-BA, Bundesmantelverträgen nach § 135 Absatz 2 SGB V, anderen staatlichen Normen sowie weiteren Regelungen der Kassenärztlichen Bundesvereinigung bzw. der Kassenärztlichen Vereinigungen und den damit verbundenen unterschiedlichen Zuständigkeiten und Akteuren. Aus geriatriespezifischer Sicht ist im niedergelassenen Bereich insbesondere die Vereinbarung von Qualitätssicherungsmaßnahmen nach § 135 a Absatz 2 SGB V zur spezialisierten geriatrischen Diagnostik von Relevanz. Diese Vereinbarung ist eine Maßnahme zur Qualitätssicherung, mit der die Qualität der Versorgung von geriatrischen Patientinnen und Patienten in der vertragsärztlichen Versorgung durch Vertragsärztinnen und -ärzte, ermächtigte Krankenhausärztinnen und -ärzte sowie ermächtigte Einrichtungen gesichert werden soll. Ziel der Vereinbarung ist die Sicherstellung einer speziellen Diagnostik der geriatrischen Patientinnen und Patienten mit daraus abgeleitetem Behandlungsplan für den überweisenden Vertragsarzt und im Fall der Kooperation zusätzlich für die Hausärztin bzw. den -arzt, der die Multimorbidität mit Schwere und Komplexität, aber auch den persönlichen Lebenskontext der geriatrischen Patientinnen und Patienten berücksichtigt.

9.2 Fachspezifische Qualitätssicherungsmaßnahmen

Bereits für die Gründungsmitglieder des Bundesverbandes Geriatrie (damals Bundesarbeitsgemeinschaft der Geriatrischen Rehabilitationseinrichtungen) stellte die Förderung der Versorgungsqualität bzw. der qualitätsorientierte Wissenstransfer zwischen den einzelnen Mitgliedseinrichtungen einen wichtigen Beweggrund für die Verbandsarbeit bzw. den Zusammenschluss im Verband dar. Zudem war die Entwicklung bzw. Definition entsprechender Qualitätskriterien einer der »Gründungsaufträge« des Verbandes. Diese Zielsetzungen sind auch weiterhin ein zentraler Bestandteil der aktuellen Verbandsarbeit.

weitere freiwillige Qualitätssicherungsinstrumente

Im Bereich der geriatrischen Versorgung gibt es eine Vielzahl von Qualitätssicherungsinstrumenten, die auf freiwilliger Basis von den Versorgungseinrichtungen genutzt werden können. Die Mehrheit dieser Qualitätssicherungssysteme wurde dabei vom Bundesverband Geriatrie entwickelt bzw. es wurden bestehende Verfahren geriatriespezifisch weiterentwickelt.

Qualitätssiegel Geriatrie

Fachzertifikat

Das Qualitätssiegel Geriatrie ist ein vollständiges Fachzertifikat, welches ohne Einschränkungen hinsichtlich des zugrundeliegenden Versorgungsvertrages für alle Arten der geriatrischen Einrichtungen gilt und das von allen geriatrischen Fachgesellschaften sowie den Trägerschaften der geriatrischen Einrichtungen getragen und anerkannt wird. Es berücksichtigt bundesweit die speziellen Versorgungsstrukturen in der Geriatrie und wird von einer externen und unabhängigen Zertifizierungsstelle vergeben. Das Qualitätssiegel Geriatrie erfüllt die Vorgaben der Vereinbarung zum internen Qualitätsmanagement nach § 37 Absatz 3 SGB IX und ist von der BAR anerkannt.

> Das Qualitätssiegel Geriatrie ist das einzige Zertifizierungsverfahren, das die besonderen Anforderungen an eine Versorgung geriatrischer Patientinnen und Patienten fachspezifisch abbildet und bundesweit erworben werden kann.

Ende der 1990er Jahre entwickelten sich im Bereich der medizinischen Versorgung – schwerpunktmäßig im Krankenhausbereich – vermehrt Zertifizierungsverfahren, die das interne Qualitätsmanagement überprüften und dokumentierten. Dazu wurden mehr oder weniger spezifische Zertifizierungsverfahren entwickelt und auf den Markt gebracht. Vor dem beschriebenen Hintergrund der starken Qualitätsorientierung war es für den Bundesverband Geriatrie selbstverständlich, ein fachspezifisches Zertifizierungssystem für den Bereich der geriatrischen Versorgung zu entwickeln. Zusammen mit den beiden geriatrischen medizinischen Fachgesellschaften (Deutsche Gesellschaft für Geriatrie – DGG, sowie Deutsche Gesellschaft für Gerontologie und Geriatrie – DGGG) wurde im Jahre 2003 eine erste Auditcheckliste entwickelt. Dabei wurde eine Zertifizierungsgesellschaft eng in das Projekt eingebunden, um auch das formelle Zertifizierungsverfahren fachspezifisch zu entwickeln.

Nach einer intensiven Pilotphase wurde im Jahre 2004 die erste Version des Zertifizierungsverfahrens »Qualitätssiegel Geriatrie« vorgestellt und den geriatrischen Einrichtungen zum Nachweis ihrer Versorgungsqualität zur Verfügung gestellt. Das Qualitätssiegel Geriatrie ist somit »aus der Geriatrie – für die Geriatrie« entwickelt worden. Es bietet eine deutliche Orientierung und Positionierung hinsichtlich einer qualitativ hochwertigen Versorgung geriatrischer Patientinnen und Patienten und ist das einzige Qualitätssiegel, dessen Qualitätsanforderungen in einigen Bundesländern für die Krankenhausplanung im Bereich der Geriatrie herangezogen werden.

Das Qualitätssiegel Geriatrie wurde seit Einführung im Jahre 2004 – den Entwicklungen in der Versorgung folgend – kontinuierlich angepasst. Um den verschiedenen organisatorischen Versorgungsschwerpunkten gerecht zu werden, wurde das Qualitätssiegel Geriatrie zu einer Zertifikatsfamilie ausgebaut. So gibt es das Qualitätssiegel heute in einer Form speziell für geriatrische Rehabilitationseinrichtungen sowie eine Version für die geriatrische Versorgung, die im Krankenhaus erbracht wird. Die qualitativen Anforderungen sowie die Grundsätze der geriatrischen Versorgung sind in beiden Varianten identisch, die jeweiligen Auditchecklis-

kontinuierliche Anpassung und Weiterentwicklung des Qualitätssiegels Geriatrie

ten orientieren sich jedoch an den jeweiligen Organisationsstrukturen der beiden Versorgungsformen. Aktuell beteiligen sich rund 140 Einrichtungen. Aufgrund der veränderten Rechtslage hinsichtlich der Akkreditierungspflicht von Zertifizierungsverfahren bzw. Zertifizierungsstellen, wurde das Qualitätssiegel Geriatrie (▶ Abb. 22) im Jahre 2022 zuletzt in ein reines Fachzertifikat überführt. Als herausgebende Stelle hat der Bundesverband Geriatrie seit 2022 als einzigen Kooperationspartner die GeriZert GmbH, die das Verfahren prüft. Sie setzt ausschließlich Fachauditoren ein, die über besondere Erfahrungen im Bereich der Geriatrie verfügen und einen Fachexpertenlehrgang absolviert haben.

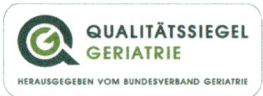

Abb. 22: Qualitätssiegel Geriatrie

Qualitätssiegel für geriatrische Rehabilitation in Rheinland-Pfalz

Gemeinschaftsprojekt Krankenkassen u. MD Rheinland-Pfalz

Das Qualitätssiegel für die geriatrische Rehabilitation in Rheinland-Pfalz wurde im Rahmen eines Gemeinschaftsprojektes unter Beteiligung der Krankenkassen, dem Medizinischen Dienst sowie Rehabilitationseinrichtungen entwickelt und im Jahr 2004 etabliert. Das Qualitätssiegel beinhaltet sowohl prozessuale und strukturelle Mindestanforderungen als auch Anforderungen an die durch EVA-Reha® abgebildete Ergebnisqualität. Die Kriterien des Qualitätssiegels werden von den Einrichtungen in Qualitätshandbüchern dokumentiert und durch jährliche Begehungen überprüft. Das Qualitätssiegel für die geriatrische Rehabilitation (▶ Abb. 23) in Rheinland-Pfalz ist gegenwärtig nicht von der BAR anerkannt.

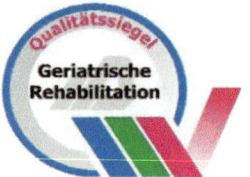

Abb. 23: Qualitätssiegel für geriatrische Rehabilitation in Rheinland-Pfalz

atz® – Alterstraumatologisches Zentrum

Das Zertifizierungsverfahren »atz® – Alterstraumatologisches Zentrum« ist eine Initiative zur Förderung und Sicherung der Qualität der Versorgung alterstraumatologischer Patientinnen und Patienten im Bereich der stationären Versorgung in Deutschland und wird vom Bundesverband Geriatrie e. V., der Deutschen Gesellschaft für Geriatrie e. V., sowie der Deutschen Gesellschaft für Gerontologie und Geriatrie e. V., getragen.

9.2 Fachspezifische Qualitätssicherungsmaßnahmen

> Im Mittelpunkt des atz®-Zertifikats (▶ Abb. 24) steht die Zusammenarbeit von Geriatrie und Unfallchirurgie mit ihren konkreten Prozessen, d. h., die gegenseitige Ausrichtung der jeweiligen Arbeitsweisen auf die Erfordernisse einer optimalen vernetzten Versorgung dieser besonderen Patientengruppe.

Die Definition und Zertifizierung alterstraumatologischer Zentren war ursprünglich als Gemeinschaftsprojekt mit der Deutschen Gesellschaft für Unfallchirurgie (DGU) geplant. Leider war es jedoch nach fast zweijähriger Entwicklungsarbeit nicht möglich, sich einvernehmlich auf hohe und auch die Qualität in der Geriatrie sachgerecht abbildende Vorgaben sowie ein gemeinschaftliches Verfahren zu einigen. Nach Aufkündigung der gemeinsamen Entwicklungsarbeit durch die DGU haben sich daher die geriatrischen Organisationen dafür entschieden, das Verfahren im Sinne einer entsprechenden Versorgungsqualität für diese besonderen Patientengruppe auch ohne diesen Partner zu entwickeln.

ursprünglich als Gemeinschaftsprojekt zwischen Geriatrie und Unfallchirurgie geplant

Die in der zweijährigen Zusammenarbeit mit der Unfallchirurgie eingebundene unfallchirurgische Kompetenz wurde im weiteren Entwicklungsprozess durch zusätzliche unfallchirurgische Aspekte ergänzt, sodass eine sowohl aus unfallchirurgischer wie auch aus geriatrischer Sicht fachlich-qualitative Grundlage entwickelt werden konnte. Der Anforderungskatalog des atz® – Alterstraumatologisches Zentrum legt die strukturellen Grundlagen und insbesondere die strukturierte Zusammenarbeit zwischen Geriatrie und Unfallchirurgie hinsichtlich der Struktur-, Prozess- und Ergebnisqualität fest.

Die Mehrzahl der Patientinnen und Patienten mit einer hüftgelenknahen Femurfraktur gehören der Altersgruppe der über 80-Jährigen an. Diese Patientengruppe weist einen hohen Grad an Gebrechlichkeit und Multimorbidität auf und erfordert insofern eine geriatrische Mitbehandlung.[65] Vor diesem Hintergrund ist auf der Grundlage von § 136 Absatz 1 Satz 1 Nummer 2 SGB V am 1. Januar 2021 die G-BA Richtlinie zur Versorgung hüftgelenknaher Femurfrakturen (QSFFx-RL) in Kraft getreten. Diese Richtlinie legt Mindestanforderungen an die Struktur- und Prozessqualität in Krankenhäusern für die Versorgung von Patientinnen und Patienten mit einer nicht intraoperativ verursachten hüftgelenknahen Femurfraktur im Erwachsenenalter fest. Ein wesentliches Qualitätsmerkmal der Richtlinie ist die integrierte Versorgung unter gemeinsamer geriatrischer/unfallchirurgischer Führung eines multiprofessionellen Teams.

Vor dem Hintergrund des Inkrafttretens der QSFFx-RL wurden u. a. auf Impuls des Bundesverbandes Geriatrie hin neue Gespräche zwischen den Vertretern der Verbände von Unfallchirurgie und Geriatrie – mit dem Ziel, die jeweils bestehenden Zertifizierungsverfahren im atz-Bereich zukünftig in ein Verfahren zusammenzuführen – aufgenommen. Im Er-

neue Gespräche der Verbände von Unfallchirurgie und Geriatrie

---

[65] G-BA, 2019

gebnis soll kurzfristig eine einheitliche Zertifizierungsgrundlage für Alterstraumatologische Zentren als paritätisches Gemeinschaftsprojekt der Geriatrie und Unfallchirurgie entwickelt werden.

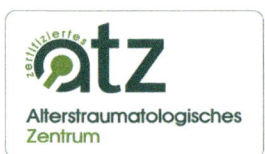

Abb. 24: Zertifikat atz® – Alterstraumatologisches Zentrum

Patientenbefragung in der Geriatrie

Die Abfrage der Zufriedenheit der behandelten Patientinnen und Patienten stellt im Gesundheitssystem ein anerkanntes und weit verbreitetes Qualitätssicherungsverfahren dar. Aufgrund der eingeschränkten kognitiven und physischen Fähigkeiten geriatrischer Patientinnen und Patienten stellten sich die am Markt verfügbaren Patientenbefragungssysteme als wenig zielführend heraus. Vor diesem Hintergrund entwickelten sich in verschiedenen geriatrischen Versorgungseinrichtungen eigene Befragungssysteme. Diese verschiedenen Ansätze wurden im Jahr 2007 vom Bundesverband Geriatrie aufgegriffen und zu einem eigenständigen Patientenbefragungssystem speziell für geriatrische Patientinnen und Patienten weiterentwickelt. Ein entsprechendes Benchmarking gibt den einzelnen Einrichtungen wichtige Hinweise, in welchen Bereichen die Versorgungsstrukturen weiterentwickelt und damit die Versorgungsqualität weiter angehoben werden können.

einziges eigenständiges Patientenbefragungssystem speziell für geriatrische Patientinnen und Patienten

Die Erfahrungen aus dem Einsatz dieses Patientenbefragungssystems wurden unter anderem zur Weiterentwicklung des QS-Reha®-Verfahrens genutzt. Innerhalb des QS-Reha®-Verfahrens hat sich grundsätzlich gezeigt, dass eine zielgruppenspezifische Auswahl der Qualitätsmerkmale zur Güte der Befragung beiträgt. Gleichzeitig sind Qualitätsmerkmale mit divergenter Bedeutung für die Zielpopulation in der statistischen Gesamtauswertung hinreichend zu gewichten. Insbesondere Patientinnen und Patienten mit kognitiven Einschränkungen sind häufig zudem physisch und psychisch/kognitiv nicht vollumfänglich in der Lage, Fragebögen selbst (vollständig) zu beantworten. Damit bei dieser besonders vulnerablen Patientenpopulation die Versorgungsqualität erfasst werden kann, unterstützt häufig eine dritte Person (Angehörige oder andere nahestehende Personen) bei der Beantwortung oder füllt stellvertretend für die eigentlich zu befragende Person den Fragebogen aus (= Proxy-Befragungen). Im Rahmen der statistischen Gesamtauswertung ist hinreichend zu berücksichtigen, dass die Antworten von Proxys oft negativer und kritischer hinsichtlich Patientenerfahrungen, etwa bei gesundheitlichen Problemen, Problemen im Alltag oder der gesundheitsbezogenen Lebensqualität ausfallen.

Wie beschrieben, bietet der Bundesverband Geriatrie gemeinsam mit dem Partner »Consort – Analyse-Systeme« eine geriatriespezifische Patientenbefragung an. Neben der Entwicklung des Fragebogens ist dabei der Auswertungspool von besonderer Bedeutung. Die Kooperation stellt sicher, dass die Ergebnisse einer Geriatrie auch nur mit den Ergebnissen anderer Geriatrien verglichen werden. So ergeben sich deutlichere Aussagen hinsichtlich der geriatrietypischen Fragestellungen. In der Praxis werden ansonsten Angaben der Geriatrie mit Ergebnissen anderer Klinken verglichen, was die Aussagekraft bei geriatrietypischen Kriterien deutlich absinken lässt.

9.3 Verbandsinterne Qualitätssicherungsmaßnahmen

Bereits die Mitgliedschaft im Bundesverband Geriatrie stellt aus Sicht der Qualitätssicherung ein eigenständiges Qualitätsmerkmal dar.

Mitgliedschaft im BV Geriatrie ist ein eigenständiges Qualitätsmerkmal

»Aufnahmeverfahren für neue Mitglieder« und »Überprüfungen in der laufenden Mitgliedschaft«

> Der Bundesverband Geriatrie hat ein sehr umfassendes Aufnahmeverfahren für neue Mitglieder und ein eigenes Verfahren, in dem die Qualität der Bestandsmitglieder im Wege eines Zufallsprinzips überprüft wird. Es ist kein Verband im deutschen Gesundheitswesen bekannt, der ein vergleichbares System der internen Qualitätsüberprüfung – sowohl bei Aufnahme als auch in der laufenden Mitgliedschaft – betreibt.

Die Grundlage für beide Verfahren berücksichtigt dabei sowohl die Struktur- als auch die Prozessqualität des potenziellen neuen Mitglieds bzw. des Bestandsmitglieds. Dazu wird anhand einer umfassenden Checkliste von ca. 27 Seiten eine Selbsteinschätzung gefordert, die anschließend – im Rahmen einer Visitation vor Ort – überprüft wird. Diese erfolgt durch ein Vorstandsmitglied, den Geschäftsführer oder – im Ausnahmefall – durch ein vom Vorstand beauftragtes Mitglied des Bundesverbandes. Zudem ist im Rahmen der Aufnahmevisitation der jeweilige Landesverband involviert, der in der Regel bei der Visitation mit beteiligt ist. Neben der Checkliste wird zudem der aktuelle Stellenschlüssel abgefragt, der den im Internet veröffentlichten Vorgaben des Bundesverbandes Geriatrie entsprechen muss. Darüber hinaus wird regelhaft das Geriatriekonzept der Einrichtung sowie das Pflegekonzept abgefragt und

Selbsteinschätzung plus anschließender Aufnahmevisitation vor Ort

überprüft. Bei der Überprüfung in der bestehenden Mitgliedschaft erfolgt die Prüfung, als hätte sich die Einrichtung neu für den Verband beworben, d. h. die Kriterien und das Verfahren sind insoweit identisch.

Nach positivem Abschluss des Audits empfiehlt der Vorstand der Mitgliederversammlung die Aufnahme einer Einrichtung. Ergeben sich Abweichungen, wird ermittelt, ob für diese Abweichungen eine besondere Begründung vorliegt und im Einzelfall dennoch die Aufnahme empfohlen werden kann. Dabei dürfen keine für die direkte geriatriespezifische Versorgung elementaren Kriterien betroffen sein. Lässt sich eine entsprechende Ausnahmesituation nicht begründen, wird ermittelt, ob eine Behebung der Abweichungen innerhalb einer angemessenen Frist seitens der Einrichtung möglich ist. Anderenfalls wird die Aufnahme der Mitgliederversammlung nicht empfohlen.

Die abschließende Entscheidung über die Aufnahme eines neuen Mitgliedes fällt auf Basis der Aufnahmevisitation, einer Stellungnahme des entsprechenden Landesverbandes sowie des Votums des Vorstandes im Rahmen der jährlichen Mitgliederversammlung.

zudem Qualitätsüberprüfungen im Rahmen der bestehenden Mitgliedschaft

> Im Rahmen der Mitgliederversammlung des Bundesverbandes Geriatrie im Jahr 2014 wurde von den Mitgliedern beschlossen, das oben beschriebene Qualitätsüberprüfungsverfahren in der bestehenden Mitgliedschaft einzuführen. Damit soll einer eventuellen Verschlechterung der Versorgungsstrukturen nach der Aufnahme in den Verband entgegengewirkt werden. Seit 2015 werden dazu jährlich acht Mitgliedseinrichtungen für das Überprüfungsverfahren ausgelost.

Wie beim Aufnahmeverfahren ist es das Ziel, die Versorgungsstrukturen in der Geriatrie in Augenschein zu nehmen und sich über Stärken sowie eventuelle Schwächen auszutauschen. Das Verfahren ist so in der Satzung verankert, dass letztlich bei erheblichen qualitativen Mängeln ggf. ein Mitglied aus dem Verband ausgeschlossen werden kann.

Qualitätsnetzwerk Geriatrie

Weiterer Bestandteil des verbandsinternen Qualitätssicherungssystems ist das Qualitätsnetzwerk Geriatrie (▶ Abb. 25), an welchem sich alle Mitgliedseinrichtungen freiwillig beteiligen können. Primäres Ziel ist die Förderung des direkten fachlichen Qualitätsdialogs innerhalb der Geriatrie und insbesondere über die Grenzen einzelner Bundesländer hinweg. In unregelmäßigen Abständen initiiert der Verband dazu einen interprofessionellen Erfahrungsaustausch zwischen Verbandsmitgliedern mittels eines geleiteten qualitätsorientierten Dialogs zu ausgewählten Aspekten der Versorgung. So kommt es zum direkten fachlich-qualitativen Austausch und zu einer erweiterten bzw. vertieften verbandsinternen Netzwerkstruktur.

interprofessioneller Erfahrungsaustausch zwischen Verbandsmitgliedern

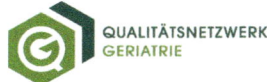

Abb. 25: Qualitätsnetzwerk Geriatrie

9.4 Vergleichende Datenbanksysteme im Bereich der Geriatrie

Medizinische Datenbanksysteme bzw. Register sind ein wichtiger Bestandteil der klinisch-epidemiologischen Forschung, Versorgungs- und Ursachenforschung, Qualitätssicherung und insbesondere auch der Gesundheitspolitik. Ihre zumeist versorgungsnahen Daten bilden die Praxis bestimmter Versorgungsbereiche umfassend ab. Zukünftig werden Datenbanksysteme bzw. Register auch aus sozio-ökonomischer Sicht weiter an Bedeutung gewinnen. Die Anzahl betagter und hochbetagter Menschen wird in den nächsten Jahren weiter steigen, wodurch Gesundheitsleistungen verstärkt in Anspruch genommen werden. Aufgrund der personellen und finanziellen Ressourcenknappheit wird dies zunehmend zu einem Problem mit massiven Folgen für die sozialen Sicherungssysteme und die Strukturen der gesundheitlichen Versorgung.

Register werden an Bedeutung gewinnen

Datenbanksysteme bzw. Register helfen in diesem Zusammenhang, die Gesundheitsversorgung anhand der erwarteten Entwicklungen, Prävalenz und Mortalität zu planen sowie zu verbessern. In Deutschland gibt es eine Vielzahl unterschiedlicher Register, die z. T. auf gesetzlichen Grundlagen basieren, auf Initiative von Patientinnen und Patienten zurückgehen oder durch Fachgesellschaften bzw. durch universitäre Initiativen gegründet wurden. Aus geriatriespezifischer Sicht haben sich neben der freiwilligen Fachdatenbank »GemidasPro« des Bundesverbandes Geriatrie insbesondere regionale bzw. fallbezogene Datenbanksysteme etabliert, die nachfolgend vorgestellt werden.

GEMIDAS® Pro

Bereits im Jahr 1996 wurde von der Bundesarbeitsgemeinschaft der Klinisch-Geriatrischen Einrichtungen e. V. (dem heutigen Bundesverband Geriatrie e. V.) ein Datenbanksystem mit dem Namen »Gemidas« (Geriatrisches Minimum Dataset) entwickelt. Ziel war es, einen Minimaldatensatz für die stationären klinisch-geriatrischen Behandlungsfälle zu entwickeln. Auf freiwilliger Basis hatten bzw. haben die Mitgliedseinrichtungen des Verbandes die Möglichkeit, diesen Minimaldatensatz zu erheben und in anonymisierter Form zentral an die Datenbank in Berlin zu melden. Die Gesamtheit der Datensätze erlaubt grundlegende Informationen zu den Spezifika bzw. Verläufen und Behandlungsergebnissen der in den geriatrischen Einrichtungen behandelten Patientinnen und Patienten. Zu-

seit 1996 »Gemidas«, 2005 Neuaufbau des Systems zu Gemidas Pro

dem lassen sich Aussagen zu der Gruppe der geriatrischen Patientinnen und Patienten selbst treffen. Die Analyse bzw. der klinikübergreifende Vergleich insbesondere geriatriespezifischer Daten erlaubt es den einzelnen geriatrischen Einrichtungen, die eigene Behandlungsleistung einzuschätzen und bei Abweichungen diese genauer zu analysieren. Nachdem im Jahr 2005 der Vertrag mit dem bisherigen beauftragten Dienstleister nicht verlängert werden konnte, erfolgte ein vollständiger Neuaufbau des Systems. Dieser wurde sowohl zur inhaltlichen als auch technischen Weiterentwicklung genutzt. Das Ergebnis dieser Weiterentwicklung war die Einführung des Datenbanksystems Gemidas® Pro im Jahr 2006.

Gemidas® Pro ist das zentrale Datenbanksystem im Bereich der geriatrischen Versorgung, welches ganzjährig die Behandlungsdaten der beteiligten Kliniken erfasst. Es wird sowohl im Bereich der Akutgeriatrien als auch in Rehabilitationseinrichtungen eingesetzt. Seit der Weiterentwicklung zu Gemidas® Pro wurden bisher über 1.000.000 Datensätze erfasst. Zurzeit beteiligen sich bundesweit 182 Einrichtungen, wovon etwa die Hälfte regelmäßig Daten liefert. Die Daten werden in Quartalsabständen in Form einer Vollerhebung erfasst. Die teilnehmenden Kliniken erhalten für jedes Quartal und für ein jeweils abgelaufenes Jahr Vergleichsstatistiken, in denen die Gesamtwerte dem Klinikwert gegenübergestellt werden. Zudem besteht die technische Möglichkeit, eigene Vergleichs- und Analyseprozeduren im System anzulegen und zu nutzen.

> größte Datenbank im Bereich der geriatrischen Versorgung – ausschließlich über Beiträge der Mitgliedseinrichtungen finanziert

Gemidas® Pro erfüllt alle obligatorischen Nutzungsdimensionen des BQS Gutachtens zur Weiterentwicklung medizinischer Register und ist das einzige geriatriespezifische Datenbanksystem, welches in der bundesweiten Registerdatenbank geführt wird. Gemidas® Pro ist auf nationaler Ebene damit die größte Datenbank im Bereich der geriatrischen Versorgung. Alle anfallenden Entwicklungs- sowie Betriebskosten wurden seit der Einführung des Systems allein von den Mitgliedern des Bundesverbandes Geriatrie getragen. Eine Förderung seitens Dritter gab es nicht. Für die Mitglieder des Verbandes ist die Nutzung von Gemidas® Pro kostenfrei.

Für das Jahr 2023 ist ein weiter Ausbau der Gemidas® Pro Datenbank vorgesehen, um das Register weiter an die zukünftigen gesundheitspolitischen und sozio-ökonomischen Fragestellungen bzw. Anforderungen anzupassen und damit die Aussagekraft der Daten noch weiter zu fokussieren.

GiB-Dat

Im Jahr 2000 wurde von der ärztlichen Arbeitsgemeinschaft zur Förderung der Geriatrie in Bayern (AFGiB) der Grundstein für das Projekt »Geriatrie in Bayern – Datenbank« (GiB-DAT) gelegt. Ziel war auch hier der Aufbau einer Datenbank, die möglichst auf breiter Basis die Behandlungsfälle der bayerischen Geriatrien in anonymisierter Form enthält.

Zur Förderung des Projektes wurden seinerzeit die bis dahin entwickelten und bereits in der Praxis erprobten EDV-Grundlagen des Gemidas-Systems der AFGiB zur Verfügunggestellt. Der Datensatz von GiB-DAT ist daher auch zum bundesweiten Qualitätssicherungs-Datensatz Gemidas kompatibel, geht aber nach Angaben von GiB-DAT darüber hinaus.

zum Start »EDV-Kern« von Gemidas

Der Auf- und Ausbau des GiB-DAT-Projekts wurde über mehrere Jahre hinweg mit finanziellen Mitteln von der bayerischen Landesstiftung und dem Bayerischen Staatsministerium für Arbeit und Sozialforschung, Familie und Frauen (aktuell ist das Bayerische Staatsministerium für Umwelt und Gesundheit zuständig) gefördert. Seit Ablauf der Förderungsphase wird das Projekt durch Teilnehmerbeiträge finanziert. Durch die enge Kooperation mit der Bayerischen Krankenhausgesellschaft (BKG) werden die rechtlichen Aspekte des GiB-DAT-Projekts abgesichert.

mit staatlicher Förderung entwickelt

Die teilnehmenden Einrichtungen am GiB-DAT-Projekt kommen vornehmlich aus dem Bundesland Bayern bzw. dem süddeutschen Raum. Nach wie vor liegt der Fokus der GiB-DAT-Datenbank auf dem Bereich der stationären geriatrischen Rehabilitation, mittlerweile können sich jedoch auch akutstationäre sowie außerbayerische Kliniken beteiligen. Die aktuelle Gesamtpopulation beträgt über 900.000 Datensätze. Zurzeit beteiligen sich rund 93 Einrichtungen am Register. Die Daten werden in Quartalsabständen in Form einer Vollerhebung erfasst. Die teilnehmenden Kliniken erhalten für jedes Quartal und für ein jeweils abgelaufenes Jahr Vergleichsstatistiken, in denen die Gesamtwerte dem Klinikwert gegenübergestellt werden.[66]

EVA-Reha

EVA-Reha® ist die Abkürzung für Evaluation der Rehabilitation und wurde ab 2002 als softwaregeschütztes Dokumentationssystem EVA-Reha® in Zusammenarbeit zwischen den Arbeitsgemeinschaften der neurologischen und geriatrischen Rehabilitationseinrichtungen, dem Medizinischen Dienst Rheinland-Pfalz und mit Unterstützung der Krankenkassen und Krankenkassenverbänden in Rheinland-Pfalz entwickelt. EVA-Reha® kommt in ambulanten, stationären Einrichtungen sowie in Einrichtungen zum Einsatz, die mobile Rehabilitation anbieten. Finanzierungsgrundlage bildet § 37 SGB IX, die Teilnahme ist für die Einrichtungen kostenfrei.

Schwerpunkt Rheinland-Pfalz

In den Rehabilitationseinrichtungen werden relevante Daten der Basisdokumentation sowie Leistungsdaten und allgemeine bzw. indikationsspezifische Assessments zu Rehabeginn und Rehaende erhoben und in das Dokumentationssystem EVA-Reha® eingepflegt. Die Ergebnisse werden an die Auftraggeber und die beteiligten Einrichtungen einrichtungsvergleichend halbjährlich im Benchmarkverfahren zurückgemeldet und zu Qualitätsberichten verdichtet. Aktuell nehmen in Rheinland-Pfalz

---

66 Ergebnis einer Abfrage des Bundesverbandes Geriatrie bei GiB-Dat, Mai 2022

16 Rehabilitationskliniken am EVA-Reha®-Verfahren in den Indikationen der orthopädischen (7), neurologischen (5) und geriatrischen (4) Rehabilitation teil. Es handelt sich um eine Vollerhebung. Die aktuelle Gesamtpopulation beträgt seit 2005 über 80.000 Datensätze.[67]

KODAS

Schwerpunkt Baden-Württemberg – Datenerfassung im 2. Quartal

Ebenfalls mit dem Ziel, die Qualität in der geriatrischen Versorgung zu sichern, wurde im Jahr 2001 das »Kollektive Daten-Set zur Qualitätssicherung und Longitudinalen Description des Patientenkollektivs in geriatrischen Rehabilitationskliniken Baden-Württemberg« (KODAS) aufgebaut. Wie bereits im Namen deutlich wird, ist dieses System speziell für Baden-Württemberg entwickelt worden. In der Zeit vom 1. April bis zum 30. Juni eines jeden Jahres werden die in diesem Zeitraum aufgenommenen Patientinnen und Patienten mit ihren Behandlungsdaten erfasst und in die Datensammlung aufgenommen. Die Auswertung der Daten, die in anonymisierter Form gesammelt werden, erfolgt zentral und wie in den anderen bereits vorgestellten Systemen erhält auch hier die einzelne Klinik eine detaillierte statistische Jahresauswertung der eigenen Daten bzw. einen Vergleich mit den anderen beteiligten Einrichtungen.

Zurzeit beteiligen sich 30 geriatrische Einrichtungen am Register. Bis zum Jahr 2018 wurde über 80.000 Datensätzen erfasst.[68]

Basisdokumentation mobile geriatrische Rehabilitation

Verpflichtung zur Datenlieferung in den Versorgungsverträgen verankert

Der GKV-Spitzenverband und die Verbände der Krankenkassen auf Bundesebene verabschiedeten am 1. Juni 2021 in Zusammenarbeit mit dem Medizinischen Dienst Bund (MD Bund) und unter Einbezug der Bundesarbeitsgemeinschaft Mobile Rehabilitation (BAG MoRe) die »Gemeinsamen Empfehlungen zur mobilen Rehabilitation«. Die dort vereinbarte Basisdokumentation dient der jährlichen Berichterstattung. Die Verpflichtung zur Basisdokumentation ist in den Versorgungsverträgen/Ergänzungsvereinbarungen mit den Rehabilitationseinrichtungen zu vereinbaren. Die Basisdokumentation ist an das Kompetenz-Centrum Geriatrie zu senden. Auf der Grundlage der Basisdokumentation werden für die Einrichtungen jährliche Berichte erstellt, die eine Zusammenfassung der einrichtungsindividuellen Daten sowie einrichtungsvergleichende Auswertungen zu anderen gleichartigen Einrichtungen enthalten. Die Basisdokumentation der mobilen geriatrischen Rehabilitationsmaßnahmen erfasst für Versicherte der Gesetzlichen Krankenversicherung fallbezogene und anonymisierte Leistungsdaten. Die Finanzierung der Serviceleistun-

---

67 Ergebnis einer Abfrage des Bundesverbandes Geriatrie beim Medizinischen Dienst Rheinland-Pfalz, Juni 2022
68 Ergebnis einer Abfrage des Bundesverbandes Geriatrie bei der LAG Geriatrie Baden-Württemberg, Juni 2022

gen des Kompetenz-Centrums Geriatrie erfolgt auf Grundlage des § 280 Absatz 1 SGB V, die Teilnahme am Register ist für die Einrichtungen kostenfrei.

Das Register besteht seit 2008. Die Gesamtpopulation beträgt zum 31. Dezember 2021 über 14.000 Datensätze. Zurzeit beteiligen sich 21 Einrichtungen am Register, deren Daten regelmäßig, je nach Einrichtung (einmalig im Jahr oder nach Abschluss der mobilen Rehamaßnahmen) erhoben werden. Es handelt sich um eine Vollerhebung.[69]

AltersTraumaRegister DGU

Im AltersTraumaRegister DGU® werden seit 2016 Versorgungsdaten von geriatrischen Patientinnen und Patienten ab einem Alter von 70 Jahren erfasst, die auf Grund einer hüftgelenksnahen Oberschenkelfraktur – einschließlich periprothetischer und periimplantärer Brüche – operiert werden mussten. Voraussetzung für die Teilnahme am AltersTraumaRegister DGU® ist die Zertifizierung einer Einrichtung zum AltersTraumaZentrum DGU®. Jede entsprechend zertifizierte Einrichtung ist zur Dateneingabe in das AltersTraumaRegister DGU® verpflichtet. Zurzeit nehmen Alterstraumazentren aus Deutschland, Österreich und der Schweiz teil. Das Projekt wird durch Pflichtbeiträge der Teilnehmer finanziert. Die Auswertungsergebnisse der Registerdaten sollen zur Qualitätssicherung der zertifizierten AltersTraumaZentren beitragen.

vertragliche Verpflichtung zur Datenlieferung

Die aktuelle Gesamtpopulation beträgt knapp 26.000 Patientenfälle aus über 90 Kliniken. Es handelt sich um eine Vollerhebung. Die Ergebnisse der Datenauswertung werden den Kliniken in Jahresberichten zur Verfügung gestellt. Diese liefern nicht nur detaillierte Informationen zur eigenen Patientenversorgung, sondern ermöglichen auch einen Vergleich der eigenen Daten mit denen des Gesamtregisters und dienen somit zur Einschätzung der eigenen Qualität (Benchmarking).

Fazit

> Die vorgestellten Datenbanksysteme verfolgen die gleiche Zielsetzung der geriatrischen Einrichtungen, mehr Informationen über die Behandlung ihrer Patientinnen und Patienten zu erhalten bzw. die eigene Behandlungsleistung mit den Ergebnissen anderer Einrichtungen vergleichen zu können. Die hierfür entwickelten verschiedenen Datenbanksysteme unterscheiden sich unter anderem hinsichtlich des Zeitpunkts ihrer Einführung, des Zeitraums der jeweiligen Datenerfassung, des Spektrums der beteiligten Einrichtungen, dem Umfang des

---

69 Ergebnis einer Abfrage des Bundesverbandes Geriatrie beim Kompetenz-Centrum Geriatrie, Juni 2022

jeweiligen Datensatzes, ihrer Finanzierung sowie ihrer regionalen Ausrichtung.

Im Bereich des erfassten Datensatzes gibt es aufgrund der gemeinsamen Zielrichtung größere Überschneidungen. Insbesondere bei den erhobenen soziodemografischen oder diagnostischen Basisdaten, den Daten über Verweildauer und Entlassorte, aber auch Daten aus geriatrischen Assessments, gibt es große Überlappungen und damit u. U. auch die Möglichkeit interregionaler Vergleiche[70]. Gleichwohl sind die Systeme aufgrund der jeweiligen regional-räumlichen Ausrichtung sowie insbesondere der inhaltlichen Schwerpunktsetzung und auch aufgrund der jeweiligen technischen Weiterentwicklungen nur bedingt direkt vergleichbar. Um zukünftig eine systematische Vergleichbarkeit herstellen zu können, wäre es erforderlich, einen bundesweiten Rahmen von Nutzungsdimensionen zu bilden.

---

70 Marburger C, Jamour M, Rückgauer M et al., 2008

10 Qualifikation, Aus-/Fort- und Weiterbildung

Das deutsche Gesundheitssystem ist sehr stark sektorenorientiert und trennt hinsichtlich der jeweiligen Aufgabenzuteilung nach den verschiedenen beruflichen Professionen. Durch den multiprofessionellen Versorgungsansatz und der daraus resultierenden ausgeprägten Teamorientierung ergeben sich in der Geriatrie insbesondere auch im Bereich der Aus-, Fort- und Weiterbildung besondere Anforderungen. Die Aus-, Fort- und Weiterbildung von allen Beteiligten des multiprofessionellen Teams in der Geriatrie wird bei der rasch wachsenden Zahl älterer Menschen und dem gleichzeitigen Fachkräftemangel im Gesundheitswesen zu einer zunehmenden Herausforderung.

Die Versorgung geriatrischer Patientinnen und Patienten ist unabhängig vom Versorgungssektor personalintensiver als andere Indikationsbereiche. Die Geriatrien sind somit deutlich stärker vom Fachkräftemangel betroffen. Dabei wäre es falsch, den Fachkräftemangel ausschließlich auf den Bereich der Pflege zu beschränken. Neben dem in der Öffentlichkeit breit diskutierten Pflegenotstand besteht zunehmend auch ein kritischer Mangel im therapeutischen Bereich. Hinzu kommt, dass neuere gesetzliche Regelungen die Tätigkeit in einer ambulanten Praxis fachlich-inhaltlich aufgewertet haben. Dies ist sicherlich ein versorgungspolitisch richtiger Weg, verschärft jedoch die »Konkurrenzsituation« für die Geriatrien, wenn es um die Besetzung entsprechender Stellen im therapeutischen Behandlungsteam geht. Im ärztlichen Bereich fehlt es u. a. durch das Ausscheiden der sogenannten Babyboomer-Generation zunehmend an ausgebildeten Geriaterinnen und Geriatern. In allen Personalbereichen wird es zunehmend auch schwieriger, Führungspositionen zu besetzen. Ohne die nahezu regelhafte Einbindung von Personalagenturen ist insbesondere eine zeitnahe (Nach-)Besetzung offener Stellen kaum mehr möglich, was entsprechende Akquisekosten für die Geriatrien nach sich zieht und eine haushaltsrelevante Größenordnung angenommen hat.

geriatrische Versorgung besonders personalintensiv – Geriatrien sind stärker vom Fachkräftemangel betroffen

> Ohne speziell geriatrisch qualifiziertes Personal kann keine hochwertige, fachspezifische und konzeptionell entwickelte Versorgung der geriatrischen Patientinnen und Patienten erreicht bzw. sichergestellt werden. Vor diesem Hintergrund soll an dieser Stelle die Aus-, Fort- und Weiterbildungssituation im Bereich der geriatrischen Versorgung kurz dargestellt und erläutert werden.

10 Qualifikation, Aus-/Fort- und Weiterbildung

10.1 Ärztliches Personal

Die Tätigkeit als Ärztin bzw. Arzt setzt ein ca. sechsjähriges Studium der Humanmedizin voraus. Grundlage des Studiums ist die bundesweit einheitliche Approbationsordnung. Das Studium schließt mit dem Staatsexamen ab. Nach Abschluss der universitären Ausbildung ergeben sich für die Medizinerinnen und Mediziner verschiedene Wege der geriatrischen Weiterbildung. Entgegen der bundeseinheitlichen Approbation wird die Weiterbildung durch die Landesärztekammern in den einzelnen Bundesländern geregelt. Diese richten sich meist nach der Musterweiterbildungsordnung der Bundesärztekammer, welche empfehlenden Charakter hat. Die Bundesärztekammer hat die aktuelle (Muster-)Weiterbildungsordnung (MWBO) am 15. November 2018 verabschiedet.

Die Weiterbildungsordnung sieht verschiedene Spezialisierungen vor. So kann die Ärztekammer nach Prüfung einer Weiterbildung in einem Fachgebiet den Titel einer Fachärztin bzw. eines Facharztes vergeben. Ein sog. Schwerpunkt ist die erweiterte Spezialisierung innerhalb eines Fachgebietes. Hierfür ist eine zweite Prüfung nach der Facharztprüfung erforderlich. Weiterhin kann bei den Ärztekammern eine Zusatz-Weiterbildung in einem bestimmten Bereich absolviert werden. Diese kann von Fachärztinnen und Fachärzten verschiedener Fachgebiete erworben werden. Die Zusatz-Weiterbildungen schließen ebenfalls mit einer Prüfung ab.

> Weiterbildungsordnung beinhaltet verschiedene Spezialisierungen

Eine Weiterbildung zur Fachärztin bzw. zum Facharzt für Innere Medizin und Geriatrie ist bislang nur in den Bundesländern Berlin, Brandenburg und Sachsen-Anhalt möglich. Die fachspezifische Weiterbildungszeit beträgt 36 Monate. In allen Landesärztekammern ist eine Zusatz-Weiterbildung »Geriatrie« mit einer Weiterbildungszeit von 18 Monaten für Fachärztinnen und Fachärzte möglich. Außerdem existiert in Rheinland-Pfalz ein »Schwerpunkt Geriatrie«, der von Fachärztinnen und Fachärzten für Innere Medizin oder Allgemeinmedizin in 24 Monaten sowie eine »Fachkunde« Geriatrie, welche in 12 Monaten zu erwerben ist. Die Fachkunde richtet sich dabei insbesondere an den Bereich der niedergelassenen Ärztinnen und Ärzte. In Hessen ist es möglich, eine Zusatz-Weiterbildung »Ambulante Geriatrie« im Umfang von zwölf Monaten und 60 Stunden Kursweiterbildung zu absolvieren. Ziel dieser Zusatz-Weiterbildung ist die Erlangung der fachlichen Kompetenz in der ambulanten Geriatrie. Die einzelnen Regelungen der verschiedenen Ärztekammern der Bundesländer ergeben folgendes heterogenes Bild (▶ Tab. 42) hinsichtlich der Erlangung geriatrischer Kompetenz:

> Fachkunde Geriatrie richtet sich an niedergelassene Ärztinnen und Ärzte

10.1 Ärztliches Personal

Kammerbezirk	Geriatrie platziert als	Zugangsvoraussetzungen zum Erwerb
Bundesärztekammer (MWBO)	Zusatz-Weiterbildung Geriatrie	Facharztanerkennung im Gebiet Allgemeinmedizin, Innere Medizin, Neurologie, Physikalische und Rehabilitative Medizin oder Psychiatrie und Psychotherapie
Baden-Württemberg	Zusatz-Weiterbildung Geriatrie	Facharztanerkennung in einem Gebiet der unmittelbaren Patientenversorgung in der Erwachsenenmedizin
Bayern	Zusatz-Weiterbildung Geriatrie	Anerkennung als Facharzt für Allgemeinmedizin, Facharzt für Neurologie, Facharzt für Physikalische und Rehabilitative Medizin, Facharzt für Psychiatrie und Psychotherapie (auch Anerkennung als Facharzt für Nervenheilkunde nach bisherigem Recht), Facharzt für Psychosomatische Medizin und Psychotherapie (auch Anerkennung als Facharzt für Psychotherapeutische Medizin nach bisherigem Recht), einer Facharztbezeichnung im Gebiet Chirurgie (auch Anerkennung als Facharzt für Chirurgie nach bisherigem Recht) oder einer Facharztbezeichnung im Gebiet Innere Medizin
Berlin	Facharzt bzw. Fachärztin für Innere Medizin und Geriatrie, Zusatz-Weiterbildung Geriatrie	Facharztanerkennung
Brandenburg	Facharzt bzw. Fachärztin für Innere Medizin und Geriatrie, Zusatz-Weiterbildung Geriatrie	Facharztanerkennung im Gebiet Allgemeinmedizin, Innere Medizin, Nervenheilkunde, Neurologie, Physikalische und Rehabilitative Medizin oder Psychiatrie und Psychotherapie
Bremen	Zusatz-Weiterbildung Geriatrie	Facharztanerkennung im Gebiet Allgemeinmedizin, Innere Medizin, Neurologie, Physikalische und Rehabilitative Medizin oder Psychiatrie und Psychotherapie
Hamburg	Zusatz-Weiterbildung Geriatrie	Facharztanerkennung im Gebiet Allgemeinmedizin, Innere Medizin, Neurologie, Physikalische und Rehabilitative Medizin oder Psychiatrie und Psychotherapie
Hessen	Zusatz-Weiterbildung Geriatrie, Zusatz-Weiterbildung Ambulante Geriatrie	Facharztanerkennung im Gebiet Allgemeinmedizin, Innere Medizin, Neurologie, Physikalische und Rehabilitative Medizin oder Psychiatrie und Psychotherapie
Mecklenburg-Vorpommern	Zusatz-Weiterbildung Geriatrie	Facharztanerkennung in Gebieten der unmittelbaren Patientenversorgung

Tab. 42: Platzierung der Spezialität Geriatrie in Deutschen Kammerbezirken Stand 06/2022, eigene Darstellung basierend auf Weiterbildungsordnungen der Länder

Tab. 42: Platzierung der Spezialität Geriatrie in Deutschen Kammerbezirken Stand 06/2022, eigene Darstellung basierend auf Weiterbildungsordnungen der Länder – Fortsetzung

Kammerbezirk	Geriatrie platziert als	Zugangsvoraussetzungen zum Erwerb
Niedersachsen	Zusatz-Weiterbildung Geriatrie	Facharztanerkennung in den Gebieten Allgemeinmedizin, Anästhesiologie, Arbeitsmedizin, Augenheilkunde, Chirurgie, Frauenheilkunde und Geburtshilfe, Hals-Nasen-Ohrenheilkunde, Haut- und Geschlechtskrankheiten, Humangenetik, Innere Medizin, Mund-Kiefer-Gesichtschirurgie, Neurochirurgie, Neurologie, Nuklearmedizin, Öffentliches Gesundheitswesen, Physikalische und Rehabilitative Medizin, Psychiatrie und Psychotherapie, Psychosomatische Medizin und Psychotherapie, Radiologie, Strahlentherapie, Transfusionsmedizin und Urologie oder Anerkennung als Facharzt für Nervenheilkunde
Nordrhein	Zusatz-Weiterbildung Geriatrie	Facharztanerkennung im Gebiet Allgemeinmedizin, Innere Medizin, Neurologie, Physikalische und Rehabilitative Medizin oder Psychiatrie und Psychotherapie
Rheinland-Pfalz	Zusatz-Weiterbildung Geriatrie, Schwerpunkt Geriatrie, Fachkunde Geriatrie	Facharztanerkennung in Gebieten der unmittelbaren Patientenversorgung Schwerpunkt baut auf der Facharztweiterbildung im Gebiet Innere Medizin bzw. Allgemeinmedizin auf
Saarland	Zusatz-Weiterbildung Geriatrie	Facharztanerkennung im Gebiet Allgemeinmedizin, Innere Medizin, Neurologie, Physikalische und Rehabilitative Medizin oder Psychiatrie und Psychotherapie
Sachsen	Zusatz-Weiterbildung Geriatrie	Facharztanerkennung in einem Gebiet der unmittelbaren Patientenversorgung
Sachsen-Anhalt	Facharzt bzw. Fachärztin für Innere Medizin und Geriatrie, Zusatz-Weiterbildung Geriatrie	Facharztanerkennung im Gebiet Allgemeinmedizin, Innere Medizin, Neurologie, Physikalische und Rehabilitative Medizin oder Psychiatrie und Psychotherapie
Schleswig-Holstein	Zusatz-Weiterbildung Geriatrie	Facharztanerkennung in einem Gebiet der unmittelbaren Patientenversorgung
Thüringen	Zusatz-Weiterbildung Geriatrie	Facharztanerkennung im Gebiet Allgemeinmedizin, Innere Medizin, Neurologie, Physikalische und Rehabilitative Medizin oder Psychiatrie und Psychotherapie
Westfalen-Lippe	Zusatz-Weiterbildung Geriatrie	Facharztanerkennung im Gebiet Allgemeinmedizin, Innere Medizin, Neurologie, Physikalische und Rehabilitative Medizin oder Psychiatrie und Psychotherapie

Erstrebenswert wäre die Vereinheitlichung der Weiterbildungsordnungen. Eine Vereinheitlichung ist jedoch auf absehbare Zeit nicht realistisch, da die ärztliche Weiterbildung durch die einzelnen Bundesländer geregelt wird. Zudem ist es in den letzten Jahren nicht gelungen, zumindest die Musterweiterbildungsordnung entsprechend zu modifizieren und in dieser Vorlage die Geriatrie angemessen und sachgerecht zu verankern. Problematisch ist, dass die Geriatrie in den Weiterbildungsordnungen nur den Rang einer Zusatz-Weiterbildung hat. Dies wird den zu vermittelnden Inhalten und auch der Bedeutung des Faches jedoch nicht gerecht. Eine Option der Weiterentwicklung wäre, die Geriatrie weiter als Schwerpunkt der Inneren Medizin zu etablieren, so wie dies in Berlin, Brandenburg und Sachsen-Anhalt bereits der Fall ist. Damit auch Neurologinnen bzw. Neurologen und Allgemeinmedizinerinnen bzw. Allgemeinmediziner weiterhin das Gebiet der Geriatrie betreiben können, müsste parallel dazu allerdings die Zusatz-Weiterbildung Geriatrie bestehen bleiben. Versorgungspolitisch wird dieses berufspolitische Manko zunehmend zu einer bedeutenden Hypothek für die sachgerechte Entwicklung der geriatriespezifischen Versorgungsstrukturen. Gleichwohl ist die Ausgestaltung der jeweiligen Weiterbildungsordnungen ein Kernbereich der ärztlichen Selbstverwaltung, sodass dieses Problem einer politischen Lösung durch den Gesetzgeber entzogen ist. Die Geriaterinnen und Geriater müssen es vielmehr schaffen, in den Gremien und Entscheidungsorganen der verschiedenen Ärztekammern die notwendigen Entscheidungen herbeizuführen. Dies wird nur zu erreichen sein, wenn sich Geriaterinnen und Geriater zukünftig in erheblichen Maßen in den berufspolitischen Gremien ihrer jeweiligen Kammer engagieren und bereit sind, Aufgaben und Ämter in der ärztlichen Selbstverwaltung zu übernehmen. In der Vergangenheit war dies nicht oder nur in sehr begrenzten Maßen der Fall.

Vereinheitlichung der Weiterbildungsordnungen schwierig, da regionale Kammerzuständigkeiten

Geriaterinnen und Geriater müssen sich stärker berufspolitisch in den Kammern engagieren

Anzahl der Geriaterinnen und Geriater

Die Darstellung der Aus- und Weiterbildungssituation zeigt, dass dem Bereich der Geriatrie noch nicht die Bedeutung beigemessen wird, die angesichts der versorgungspolitischen Situation und der erwarteten Entwicklung der Patientenzahlen notwendig wäre. Vor diesem Hintergrund ist der Blick besonders auf die bereits ausgebildeten Geriaterinnen und Geriatern zu richten. Daher ist es wichtig, die aktuelle Anzahl und räumliche Verteilung der entsprechend ausgebildeten Ärztinnen und Ärzte zu kennen. Eine entsprechende Anfrage wurde seitens des Bundesverbandes Geriatrie an die einzelnen Landesärztekammern und die Bundesärztekammer gerichtet. Die nachfolgende Tabelle stellt die bundesweite Anzahl der Ärztinnen und Ärzte mit den einschlägigen geriatriespezifischen Weiterbildungen und deren Entwicklung im Zeitraum 2019 bis 2021 dar (▶ Tab. 43). Am stärksten stieg die Zahl der Ärztinnen und Ärzte mit Zusatz-Weiterbildung Geriatrie innerhalb dieses Zeitraums von 2.676 auf 3.112:

Tab. 43: Anzahl der Geriaterinnen und Geriater in den verschiedenen Spezialisierungen, eigene Darstellung

Stichtag: 31.12.2019	Insgesamt	Berufstätig	ambulant	stationär	sonstige Bereiche
Fachärztinnen und Fachärzte Innere Medizin und Geriatrie	117	111	13	96	2
Innere Medizin und SP Geriatrie	7	6	2	4	
Schwerpunktbezeichnung Geriatrie	57	54	6	43	1
Zusatz-Weiterbildung Geriatrie	2.676	2.541	621	1818	102
Stichtag: 31.12.2020	**Insgesamt**	**Berufstätig**	**ambulant**	**stationär**	**sonstige Bereiche**
Fachärztinnen und Fachärzte Innere Medizin und Geriatrie	128	124	16	102	4
Innere Medizin und SP Geriatrie	5	4	1	3	1
Schwerpunktbezeichnung Geriatrie	57	50	10	40	1
Zusatz-Weiterbildung Geriatrie	2.879	2.723	675	1.946	102
Stichtag: 31.12.2021	**Insgesamt**	**Berufstätig**	**ambulant**	**stationär**	**sonstige Bereiche**
Fachärztinnen und Fachärzte Innere Medizin und Geriatrie	137	125	18	104	3
Innere Medizin und SP Geriatrie	5	5	2	3	
Schwerpunktbezeichnung Geriatrie	59	45	7	39	
Zusatz-Weiterbildung Geriatrie	3.112	2.937	743	2.073	121

schwacher Anstieg der geriatriespezifischen Weiterbildungszahlen

Die Tabelle 43 zeigt, dass im dargestellten Zeitraum 2019 bis 2021 die Zusatz-Weiterbildung Geriatrie den mit Abstand größten Anteil der einschlägigen geriatriespezifischen Weiterbildungsoptionen darstellt. Die Anzahl der weitergebildeten Ärztinnen und Ärzte stieg in diesem Zeitraum für drei der vier dargestellten Weiterbildungsoptionen (Fachärztin bzw. Facharzt für Innere Medizin und Geriatrie, Schwerpunktbezeichnung Geriatrie und Zusatz-Weiterbildung Geriatrie) an. Die Zahl der Fachärztinnen und Fachärzte für Innere Medizin und Geriatrie stieg im gleichen Zeitraum von 117 auf 137, die Zahl der Ärztinnen und Ärzte mit der Schwerpunktbezeichnung Geriatrie stieg im gleichen Zeitraum bundesweit von 57 auf 59.

Altersverteilung in Jahren (Stichtag 31.12.2019)	bis 35	35-40	40-50	50-60	60-66	über 66
Fachärztinnen und Fachärzte Innere Medizin und Geriatrie	1	4	48	40	9	9
Innere Medizin und SP Geriatrie	0	0	0	5	1	0
Schwerpunktbezeichnung Geriatrie	0	3	14	18	7	5
Zusatz-Weiterbildung Geriatrie	keine Informationen					
Altersverteilung in Jahren (Stichtag 31.12.2020)	bis 35	35-40	40-50	50-60	60-66	über 66
Fachärztinnen und Fachärzte Innere Medizin und Geriatrie	1	10	51	41	11	8
Innere Medizin und SP Geriatrie	0	0	0	2	2	0
Schwerpunktbezeichnung Geriatrie	0	2	13	19	9	3
Zusatz-Weiterbildung Geriatrie	keine Informationen					
Altersverteilung in Jahren (Stichtag 31.12.2021)	bis 35	35-40	40-50	50-60	60-66	über 66
Fachärztinnen und Fachärzte Innere Medizin und Geriatrie	0	6	53	48	11	7
Innere Medizin und SP Geriatrie	0	0	1	2	2	0
Schwerpunktbezeichnung Geriatrie	3	3	12	18	9	3
Zusatz-Weiterbildung Geriatrie	keine Informationen					

Tab. 44: Anzahl der Geriaterinnen und Geriater in den verschiedenen Spezialisierungen aufgeschlüsselt nach Lebensalter (eigene Darstellung)

Die Entwicklung der Altersverteilung der in der Geriatrie praktizierenden Ärztinnen und Ärzte zeichnet für den Zeitraum von 2019 bis 2021 ein deutliches Bild (▶ Tab. 44). Der Vergleich der einzelnen Alterskohorten und deren Entwicklung im zeitlichen Verlauf zeigt, dass die meisten Ärztinnen und Ärzte mit den einschlägigen geriatriespezifischen Weiterbildungen zu den erfassten Stichtagen zwischen 40 und 60 Jahre alt sind und dass die Zahl der über 50-jährigen Ärztinnen und Ärzte zwischen 2019 und 2021 zugenommen hat. Zugleich waren die Zahlen der unter

40-jährigen Geriaterinnen und Geriater im identischen Zeitraum tendenziell rückläufig. Hieraus lässt sich der Schluss ableiten, dass die sich bereits abzeichnende Ruhestands- und Pensionierungswelle der Babyboomer-Generation in den nächsten Jahren auch bei den praktizierenden Geriaterinnen und Geriatern verstärkt zum Tragen kommt und – so lassen es die Zahlen der Tabelle 44 zumindest vermuten – weniger jüngere Ärztinnen und Ärzte mit einschlägigen geriatriespezifischen Weiterbildungen nachrücken, als bei einem wachsenden Versorgungsbedarf des geriatrischen Patientenklientels erforderlich wäre. So schlägt sich der demografische Wandel nicht nur innerhalb der geriatrischen Patientengruppen, sondern auch in der sie versorgenden Ärzteschaft nieder. Zur Altersverteilung der Ärztinnen und Ärzte mit Zusatz-Weiterbildung Geriatrie werden von der Bundesärztekammer keine Daten erhoben. Es ist jedoch zu vermuten, dass die Altersverteilung der Ärztinnen und Ärzte mit dieser Weiterbildung der Altersverteilung und ihre Entwicklung denen der übrigen Weiterbildungsoptionen ähnlich sind.

Berücksichtigt man zudem, dass nach Angabe der KBV im Jahr 2006 11,4 % der Ärzteschaft 60 Jahre oder älter waren, so wird sich die Zahl der zur Verfügung stehenden Geriaterinnen und Geriater durch Eintritt in den Ruhestand weiter verringern. Angesichts dieser Zahlen ist es von besonderer Bedeutung, bei jüngeren Ärztinnen und Ärzten aktiv für die Geriatrie zu werben und insbesondere auch die geriatriespezifische Ausbildung attraktiv zu gestalten. Dies beinhaltet mehrere Ebenen wie z. B. ausreichende Weiterbildungsmöglichkeiten, eine sinnvolle An- bzw. Einbindung etwa in die Facharztausbildung, angemessene Ausbildungszeiten und ggf. die Anerkennung von bereits erbrachten Leistungen. Die Entwicklung der letzten Jahre, insbesondere die Gestaltung der Musterweiterbildungsordnung auf Bundesebene, lässt eine Entwicklung in diese Richtung nicht erkennen. Die Geriatrie wird weder aktiv gefördert noch wird zumindest der Status Quo berufspolitisch unterstützt. Beispielhaft lässt sich dies am Facharzt bzw. an der Fachärztin für Innere Medizin und Geriatrie verdeutlichen, welche lediglich in drei Kammerbezirken angeboten werden und für die eine Aufnahme in die Musterweiterbildungsordnung auf der Bundesebene wiederholt abgelehnt wurde. Die vor einigen Jahre durchaus positiv diskutierte Einführung eines »eigenständigen« Facharztes für Geriatrie ist im Jahre 2022 noch nicht einmal mehr eine Diskussion bzw. Denkoption. Insofern ist diesbezüglich kritisch zu hinterfragen, in wieweit die traditionellen Strukturen der berufspolitischen Selbstverwaltung der Ärztinnen und Ärzte in der Lage sind, sachgerecht auf neuere versorgungspolitische Bedarfe angemessen zu reagieren.

10.2 Nichtärztliches Personal

Die Ausbildung im pflegerischen Bereich ist seit 1. Januar 2020 durch das Pflegeberufegesetz (PflBG) sowie die Ausbildungs- und Prüfungsverordnung für die Pflegeberufe (PflAPrV) bundesweit gesetzlich geregelt. Bis dahin wurde in drei pflegerischen Berufen ausgebildet: Gesundheits- und Krankenpflege, Gesundheits- und Kinderkrankenpflege sowie Altenpflege.

Die generalistische Pflegeausbildung – so die korrekte Bezeichnung – versucht nicht, die drei genannten pflegerischen Ausbildungen in einen Ausbildungsgang vollumfänglich zu integrieren, sondern verfolgt einen neuen Ausbildungsansatz für den weit gefächerten Einsatzbereich pflegerischer Arbeit. Den Auszubildenden werden grundlegend-berufsbildende pflegerische und damit in Beziehung stehende Kenntnisse, Fähigkeiten und Fertigkeiten vermittelt, um pflegerische Tätigkeiten in unterschiedlichen Settings und Rahmenbedingungen durchführen zu können. Es wird in der Ausbildung ein »Werkzeugkoffer« gepackt, der dann im beruflichen Alltag alles das beinhaltet, was für die Versorgung im individuellen Fall notwendig ist. Deutlich erkennbar wird der neue Beruf durch die neuen Berufsbezeichnungen: »Pflegefachfrau« bzw. »Pflegefachmann«; jeweils bitte mit Betonung auf die mittlere Silbe des Wortes.

generalistische Pflegeausbildung

Mit dem neuen Pflegeberufegesetz wurde zudem erstmals eine primärqualifizierende hochschulische Pflegeausbildung zur unmittelbaren Tätigkeit an zu pflegenden Menschen aller Altersstufen gesetzlich geregelt. Hier sollen pflegerische Wissenschaft inkl. Forschung und Pflegepraxis miteinander verknüpft werden. Die Studierenden absolvieren – wie die Auszubildenden – theoretischen und praktischen Unterricht sowie alle praktischen Ausbildungseinsätze. Ergänzt wird dieses Curriculum durch Vermittlung wissenschaftlicher Grundlagen und Methodiken, um hochkomplexe Pflegeprozesse gestalten und steuern zu können sowie den Praxistransfer wissenschaftlicher Erkenntnisse zu fördern, aber auch um in der Praxis beobachtete Phänomene mittels wissenschaftlicher Methoden zu beschreiben, zu untersuchen und Erklärungen zu finden, sowie Zusammenhänge aufzudecken. Entscheidend werden die beruflichen Einsatzmöglichkeiten dieser Absolventinnen und Absolventen sein. Sie sind primärqualifiziert, also ausgebildet für die »Pflege am Bett«. Ein Einsatz in den Bereichen Pflegepädagogik, Pflegewissenschaft oder Pflegemanagement ist nicht ohne weitere Qualifizierung möglich. Es wird also darauf ankommen, in der Praxis in den einzelnen Einrichtungen attraktive Arbeitsmöglichkeiten zu schaffen. Denkbar sind Modelle, in denen die Absolventinnen und Absolventen überwiegend im pflegerischen Alltag mit den pflegerischen Kolleginnen und Kollegen tätig sind und daneben projektbezogen oder in zeitlich festgelegten Anteilen pflegewissenschaftlich arbeiten. Inhaltliche Tätigkeitsfelder könnten der Transfer wissenschaftlicher Erkenntnisse in die Praxis sein, die Durchführung pflegerischer Studien oder die Weiterentwicklung pflegerischer Konzepte. Wichtig an dieser Stelle ist auch noch zu erwähnen, dass das Pflegekonzept Aktivierend-therapeutische Pflege in der Geriatrie (ATP-G) in der pflegerischen Ausbildung – gleichgültig ob generalistisch ausgerichtet oder altersspezifisch oder auch im grundständigen Pflegestudium – noch kein immanenter und zwingend vorgeschriebener Ausbildungsinhalt ist. Deshalb braucht es ein entsprechend qualifiziertes Weiterbildungsangebot.

Auswirkungen für die Geriatrie durch die generalistische Ausbildung noch nicht absehbar

In welcher Form und mit welchen Konsequenzen sich die generalistische Ausbildung auf die konkrete Versorgung der geriatrischen Patientinnen und Patienten auswirkt, lässt sich noch nicht abschätzen. Dies wird sich erst mit Eintritt der neu ausgebildeten Kräfte zeigen. Insofern gibt es diesbezüglich in der Geriatrie keinen Unterschied zu der Situation in den anderen Indikationen.

Im therapeutischen Bereich regeln verschiedene Gesetze die Ausbildung. So gelten

- für die Physiotherapeutinnen und Physiotherapeuten das Gesetz über die Berufe in der Physiotherapie (MPhG) i.V. mit der entsprechenden Ausbildungs- und Prüfungsverordnung (PhysTh-APrV),
- für die Ergotherapeutinnen und Ergotherapeuten das Gesetz über den Beruf des Ergotherapeuten (ErgThG) i.V. mit der entsprechenden Ausbildungs- und Prüfungsverordnung (ErgThAPrV) und
- für die Logopädinnen und Logopäden das Gesetz über den Beruf des Logopäden (LogopG) i.V. mit der entsprechenden Ausbildungs- und Prüfungsordnung (LogAPrO).

Auch diese drei Berufe sind bundesweit einheitlich gesetzlich geregelt und Gesundheitsfachberufe. Alle drei Berufsgruppen müssen jeweils eine 3-jährige, schulische Ausbildung durchlaufen, die in der Regel an staatlichen oder privaten Berufsfachschulen stattfindet. Parallel zum theoretischen und praktischen Unterricht findet praktische Ausbildung in medizinischen Einrichtungen – u. a. auch Krankenhäusern – statt. Die Ausbildung wird mit einer staatlich anerkannten Prüfung abgeschlossen, der Abschluss gilt somit als »examiniert«.

Reformbedarf bei den gesetzlichen Regelungen

Bei allen drei therapeutischen Berufen sind die gesetzlichen Regelungen reformbedürftig. Die gesetzlichen Grundlagen stammen aus 1994 (Physiotherapie), 1976 bzw. 1999 (Ergotherapie) sowie 1980 (Logopädie). Die Entwicklungen im therapeutischen Alltag werden teilweise durch die Ausbildungsgrundlagen nicht mehr adäquat erfasst. Beispielsweise gibt es auch in den therapeutischen Berufen eine Akademisierungstendenz. Für die Bereiche Physio- und Ergotherapie gibt es verschiedene Bachelorstudiengänge. Im Bereich Logopädie werden Masterstudiengänge angeboten. Diese Studiengänge unterliegen jedoch keinerlei gesetzlicher Vorgabe. Eine Novellierung ist dringend erforderlich.

> Die Geriatrie ist sowohl im Pflegebereich als auch hinsichtlich der Therapie personalintensiver als viele andere Indikationen. Somit ist es für die Geriatrie von zentraler Bedeutung, dass durch attraktive, sachgerechte und aktuelle Ausbildungsmöglichkeiten und Ausbildungsvorgaben das Interesse an den verschiedenen Berufen geweckt bzw. verstärkt wird.

Weiterbildung des nicht-ärztlichen Personals

Sowohl für die Pflegeberufe als auch die Berufsgruppe der Therapeutinnen und Therapeuten gilt: Die in der Ausbildung erworbenen Kompetenzen sollen im Lauf des Berufslebens durch berufliche Fort- und Weiterbildungen vertieft, erweitert und ergänzt werden. Dabei ist die Unterscheidung zwischen Fortbildung und Weiterbildung nicht eindeutig und auch nicht gesetzlich geregelt. In Unterscheidung zur Verwendung dieser Begriffe im Handwerk oder in der Industrie gilt im Gesundheitswesen:

- Eine Fortbildung ist eine zeitlich kürzere Qualifikationsmaßnahme, die häufig vorhandenes berufliches Wissen direkt am Arbeitsplatz oder in dessen unmittelbarer Nähe auffrischt oder ergänzt. Inhaltliche Vorgaben oder Rahmenbedingungen sind höchstens betriebsintern geregelt. Eine Kontrolle des Wissens in Form eines Tests oder einer Prüfung findet meist nicht statt. Auch sind keine Karriereschritte mit Abschluss dieser Qualifikation verbunden.
- Eine Weiterbildung ist eine mit höherem Zeitaufwand verbundene Qualifikationsmaßnahme. Diese findet häufig in Bildungszentren oder Akademien, die beim Arbeitgeber als abgegrenzte Organisationseinheit angesiedelt sind, statt, oder bei externen Bildungsanbietern. Ziel der Maßnahme ist die Aneignung neuen Wissens. Dafür existieren gesetzliche Vorgaben (z. B. Weiterbildungsgesetze der Bundesländer inkl. zugehöriger Verordnungen) oder andere berufsständische Regelungen. Abschluss dieser Kurse sind schriftliche, mündliche und/oder praktische Prüfungen. In vielen Fällen kann mit erfolgreichem Abschluss ein Karriereschritt vollzogen werden. Weiterbildung verfolgt also grundsätzlich das Ziel einer zusätzlichen Qualifizierung.

Fort- und Weiterbildung sind wesentliche Bestandteile des lebenslangen (beruflichen) Lernens. Umgangssprachlich werden beide Begriffe jedoch sehr oft gleichbedeutend verwendet. In den letzten Jahren stellen zudem die immer schnelleren Veränderungen des Berufsalltags und die Fortschritte der Digitalisierung und Technisierung den ärztlichen Dienst, die Pflege sowie die Therapie-Bereiche vor immer neue Herausforderungen und verlangen ständiges Lernen der entsprechenden Neuerungen. Zudem gibt es gerade im medizinischen, pflegerischen und therapeutischen

Fort- und Weiterbildung sind wichtige Bestandteile des Berufslebens

Bereich ständig neue Erkenntnisse. Dementsprechend sind Weiterbildungen unumgänglich.

Im Bereich der Therapie haben Weiterbildungen eine zusätzliche Bedeutung: Hier findet – im Gegensatz zur Pflege – die fachspezifische Qualifikation häufig erst nach der Ausbildung statt. Erst der erfolgreiche Abschluss solcher Weiterbildungen ermöglicht den arbeitsspezifischen Einsatz. Ein Beispiel ist die Therapie nach Bobath. Erst wenn der Kurs absolviert ist, dürfen Therapeuten diese spezifische Therapie eigenständig anwenden. Solche Weiterbildungskurse erfordern ein entsprechendes zeitliches und finanzielles Eigenengagement, wobei die Kurse nicht selten an Wochenenden oder in der Freizeit absolviert werden. Zum Teil erfolgt die Finanzierung durch die Teilnehmerinnen und Teilnehmer.

Auch rechtlich gibt es Vorgaben, die Weiterbildungen erforderlich machen, gleiches gilt für Abrechnungs- oder Qualitätsnormen. So ist die Verankerung des »besonders geschulten Pflegepersonals«, das über eine »strukturierte curriculare geriatriespezifische Zusatzqualifikation« verfügen muss, in den OPS-Kodes 8-550 und 8-98a geregelt.

> Der OPS 8-550 regelt die Struktur- und Mindestmerkmale zur Erfüllung der geriatrischen frührehabilitativen Komplexbehandlung. Im Jahr 2022 schreibt er in Bezug auf die Weiterbildung vor:
> »Vorhandensein von besonders geschultem Pflegepersonal für aktivierend-therapeutische Pflege. Hierfür muss mindestens eine Pflegefachkraft des multiprofessionellen Teams eine strukturierte curriculare geriatriespezifische Zusatzqualifikation im Umfang von mindestens 180 Stunden sowie eine mindestens 6-monatige Erfahrung in einer geriatrischen Einrichtung nachweisen.«

geriatriespezifische Weiterbildungsangebote stehen zur Verfügung und der Markt expandiert

Im Bereich der nicht-ärztlichen Qualifizierung stehen inzwischen zahlreiche Weiterbildungsangebote im Bereich der Geriatrie zur Verfügung und der Markt wächst stetig. Bezogen sich noch vor einiger Zeit viele der Weiterbildungsangebote ausschließlich auf Teilaspekte der (geriatrischen) Versorgung (z. B. Basale Stimulation, Integrative Validation, Palliative Care), gibt es inzwischen einen großen Kreis von Anbietern, die Fort- und Weiterbildungen zu geriatriespezifischen Themen anbieten. Hierzu zählen seit einigen Jahren auch die Weiterbildungen im Rahmen von ZERCUR GERIATRIE®.

Die neue generalistisch ausgelegte Ausbildung hat zudem ein grundsätzliches Umdenken der Weiterbildungslandschaft erforderlich gemacht. Aus diesem Grund hat der Bildungsrat für Pflegeberufe 2020 eine Musterweiterbildungsordnung[71] herausgegeben. Hier ist neben der modularen Struktur von Weiterbildungen (Basis-, Spezialisierungs- und Er-

---

71 Dt. Bildungsrat für Pflegeberufe, Musterweiterbildungsordnung für Pflegeberufe (MWBO PFlB). Berlin 2020.

gänzungsmodule, die in verschiedenen Weiterbildungen anerkannt werden) auch die Interprofessionalität ein zentraler Aspekt. Alles dies sind bereits seit vielen Jahren elementare Themen der durch den Bundesverband Geriatrie entwickelten Weiterbildungen im Rahmen von ZERCUR GERIATRIE®.

Zertifiziertes Curriculum Geriatrie (ZERCUR GERIATRIE®)

Im Jahr 2006 hat der Bundesverband Geriatrie auf das zu dieser Zeit noch geringe Angebot von spezifischen Fort- und Weiterbildungen im Bereich der Geriatrie reagiert und mit der Entwicklung des ZERCUR GERIATRIE®-Basislehrgangs begonnen. Damit wurde der »Grundstein« für eine ganze Reihe von geriatriespezifischen Fort- und Weiterbildungen gelegt, die in den Folgejahren aus der Geriatrie heraus entwickelt wurden. Dementsprechend sind inzwischen folgende ZERCUR GERIATRIE®-Weiterbildungen ins Leben gerufen worden:

ZERCUR GERIATRIE® seit 2006 Synonym für geriatriespezifische Fort- und Weiterbildungen

- ZERCUR GERIATRIE® Basislehrgang = berufsgruppenübergreifende (interprofessionelle), geriatriespezifische Basisqualifizierung
- ZERCUR GERIATRIE® Fachweiterbildung Pflege = berufsgruppenspezifische (intraprofessionelle) geriatriespezifische Qualifizierung
- ZERCUR GERIATRIE® Fachweiterbildung Therapeuten = berufsgruppenspezifische (inter- und intraprofessionelle) geriatriespezifische Qualifizierung
- ZERCUR GERIATRIE® Pflegehelfer = berufsgruppenspezifische (intraprofessionelle) geriatriespezifische Qualifizierung

In einem Erprobungsstadium befindet sich aktuell (2022) die Weiterbildung ZERCUR GERIATRIE® Entlassmanagement in der Geriatrie, eine tätigkeitsbezogene geriatriespezifische Qualifizierung.

Die Lernangebote sind jeweils modular aufgebaut, können einzeln belegt und abgeschlossen werden. Die modularisierte Weiterbildung erlaubt es, Ausbildungszeiten zu flexibilisieren und individuell anzupassen. In dem Entwicklungsprozess wurde u. a. auch das vom Deutschen Bildungsrat für Pflegeberufe entworfene Konzept berücksichtigt, welches Anpassungs- und Aufstiegsweiterbildungen vorsieht. Mit einer Anpassungsweiterbildung sollen Qualifikationen aktualisiert und durch neue Erkenntnisse erweitert werden. Mit einer Aufstiegsweiterbildung kann eine höhere Qualifikation erworben werden.[72]

---

72 »Pflegebildung – offensiv«-Konzept des Deutschen Bildungsrates für Pflegeberufe (DBR). Berlin 2010.

ZERCUR GERIATRIE®-Basislehrgang

seit 2006 Grundlage für alle ZERCUR GERIATRIE®-Weiterbildungen

Grundlage für alle ZERCUR GERIATRIE®-Weiterbildungen bildet der ZERCUR GERIATRIE®-Basislehrgang als professionsübergreifende geriatriespezifische Weiterbildung für alle Mitglieder des multiprofessionellen Teams. In kompakter Form wird interdisziplinäres Grundlagenwissen zu wichtigen geriatrierelevanten Themenfeldern wie beispielsweise Alltagskompetenz, Mobilität, Ernährung, Demenz, Depression, Inkontinenz, Medikamente aber auch Ethik, Palliativmedizin und Case Management besprochen. Dabei werden an acht Unterrichtstagen sowie einem Hospitationstag in einer (externen) geriatrischen Einrichtung die theoretischen Grundlagen sowie ein praktischer Einblick in die Arbeit des multiprofessionellen Teams vermittelt.

Zielgruppe sind dabei 3-jährig examinierte Angehörige der Gesundheitsfachberufe, Ärztinnen bzw. Ärzte, Psychologinnen bzw. Psychologen, Sozialarbeiterinnen bzw. Sozialarbeiter, Sozialpädagoginnen bzw. Sozialpädagogen, Mitarbeiterinnen bzw. Mitarbeiter des Sozialdienstes (mit entsprechender Qualifikation), Dipl.-Gerontologinnen bzw. -Gerontologen, Sprachtherapeutinnen bzw. Sprachtherapeuten, Atem-, Sprech- und Stimmlehrerinnen bzw. -lehrer. Vor dem Hintergrund, dass eine Fort- und Weiterbildung zumeist jeweils getrennt nach den verschiedenen Berufsgruppen erfolgt, ist dieser sehr umfassende multiprofessionelle Ansatz prägend für diesen Lehrgang und stellt zudem die Besonderheit des Basiskurses dar. Der Versorgungsansatz der Geriatrie ist damit vollumfänglich auf die gemeinsame Lernsituation übertragen worden.

lernen im Team – mit allen Berufsgruppen gemeinsam

Der Basislehrgang richtet sich sowohl an Berufsanfängerinnen und Berufsanfänger als auch erfahrene Personen, die neu im Bereich der Geriatrie tätig werden. Sie sollen als Team – vergleichbar dem multiprofessionellen Team in der Praxis – die gemeinsame Versorgung geriatrischer Patientinnen und Patienten kennenlernen und entwickeln. Durch diesen Aufbau und die vermittelten Inhalte bildet der ZERCUR GERIATRIE®-Basislehrgang auch ein sinnvolles Fundament für die im OPS 8-550/8-98a verbindlich geforderten 180 Stunden »strukturierter curricularer geriatriespezifischer Zusatzqualifikation«.

Besonderheit des Basislehrgangs ist, dass dieser nur an oder unter Einbeziehung von Einrichtungen angeboten werden darf, die Mitglieder im Bundesverband Geriatrie sind. Damit wird eine enge Anbindung der Lehrgänge an geriatrische Arbeit mit einem Mindestmaß an nachgewiesener Qualität garantiert (vgl. die Aufnahmebedingungen des Verbandes in ▶ Kap. 9). Seit dem Start 2006 ist der Basislehrgang inzwischen zu einem festen Bestandteil der Qualifizierung in der Geriatrie geworden und wird bundesweit in über 100 Einrichtungen angeboten.

ZERCUR GERIATRIE®-Fachweiterbildung Pflege

Im Jahre 2010 wurde vom Bundesverband Geriatrie in Kooperation mit dem Evangelischen Diakonieverein Berlin-Zehlendorf e. V. mit der ZERCUR GERIATRIE®-Fachweiterbildung Pflege eine praxisnahe und vertiefende Fortsetzung des Basislehrgangs speziell für Pflegefachpersonen entwickelt und eingeführt. Der Kurs ergänzt den Basislehrgang soweit, dass eine umfassende, fachspezifische Weiterbildung entstanden ist, welche den Teilnehmerinnen und Teilnehmern entsprechend vertieft die pflegerischen indikationsspezifischen Anforderungen im Bereich der Geriatrie ausführlich vermittelt.

Ziel der Fachweiterbildung Pflege ist es, examinierte Pflegefachpersonen in einer modularisierten Angebotsstruktur innerhalb von maximal fünf Jahren für die spezifischen Anforderungen in der Geriatrie, insbesondere im Hinblick auf das Konzept der Aktivierend-therapeutische Pflege in der Geriatrie (ATP-G), zu qualifizieren. Außerdem sollen die hohen Qualitätsstandards in der Geriatrie gesichert und eine kontinuierliche Weiterbildung in diesem Fachbereich gewährleistet werden.

modularisierte Lergangsstruktur – maximal fünf Jahren Dauer

Die Fachweiterbildung umfasst insgesamt 520 Stunden und setzt sich aus einem Pflicht- und einem Wahlbereich zusammen. Bei Erreichen von 180 Stunden erhalten die Teilnehmerinnen und Teilnehmer eine Bescheinigung über den Erwerb einer geriatriespezifischen curricularen Zusatzqualifikation gemäß OPS 8-550. Die Fachweiterbildung wird mit einer Prüfung abgeschlossen.

Auf dieser Basis ist mit der ZERCUR GERIATRIE®-Fachweiterbildung Pflege erstmalig eine bundesweit einheitliche berufsständische Weiterbildung entwickelt und eingeführt worden, die als Standard für das gesamte Bundesgebiet gilt. Auch diese Weiterbildung hat sich als spezifische Qualifikation im Rahmen von ZERCUR GERIATRIE® inzwischen etabliert und wird von über 80, beim Bundesverband Geriatrie lizenzierten Akademien und Bildungseinrichtungen des gesamten Bundesgebietes angeboten.

Im Resultat der Neugestaltung der pflegerischen Ausbildung wird diese Weiterbildung zum Zeitpunkt des Redaktionsschlusses dieser Ausgabe novelliert und an die neuen Gegebenheiten angepasst. Nähere Informationen können nach Abschluss des Prozesses u. a. über die Homepage des Bundesverbandes Geriatrie abgerufen werden.

ZERCUR GERIATRIE®-Fachweiterbildung Therapeuten

Seit 2017 gibt es mit der ZERCUR GERIATRIE®-Fachweiterbildung Therapeuten auch für den therapeutischen Bereich des multiprofessionellen Teams eine geriatriespezifische Weiterbildung. Diese richtet sich an alle Therapeutinnen und Therapeuten aus den Bereichen Physiotherapie, Ergotherapie und Logopädie, die in Geriatrien tätig sind oder überwiegend mit geriatrischen Patientinnen und Patienten arbeiten.

ZERCUR GERIATRIE®-Fachweiterbildung Therapeuten ist eine geriatriespezifische Weiterbildung für den therapeutischen Bereich

Die Weiterbildung gliedert sich ebenfalls in einen Pflicht- und einen Wahlbereich. Aus diesen beiden Ausbildungsbereichen sind Module mit einem Umfang von insgesamt 400 Stunden zu absolvieren, um zur Prüfung zugelassen zu werden.

Neben dem Erwerb geriatriespezifischen Fachwissens stehen bei dieser Weiterbildung für Therapeutinnen und Therapeuten vor allem der Vernetzungsgedanke und der interdisziplinäre Behandlungsansatz der Geriatrie für die Bereiche der Physiotherapie, der Ergotherapie und der Logopädie im Mittelpunkt. Einerseits wurden deshalb spezielle Module für diese Weiterbildung entwickelt, andererseits sind aber auch Module aus der Fachweiterbildung Pflege in diese Weiterbildung integriert worden. Damit absolvieren Teilnehmerinnen und Teilnehmer aus beiden Fachweiterbildungen zum Teil dieselben Module, was die multiprofessionelle Zusammenarbeit fördern und den Behandlungserfolg in der Praxis optimieren soll.

Bundesweit bieten derzeit ca. 60 Bildungseinrichtungen Module der ZERCUR GERIATRIE®-Fachweiterbildung Therapeuten an.

ZERCUR GERIATRIE® Pflegehelfer

Option für Pflegepersonal ohne 3-jährige Ausbildung

Der zunehmende Fachkräftemangel im Bereich Pflege erfordert u. a. auch den Einsatz von Pflegepersonal, das keine 3-jährige Ausbildung absolviert hat. Auch für diese Profession ist geriatrisches Fachwissen im Umgang mit Patientinnen und Patienten relevant. Aus diesem Grund wurde 2018 der Kurs Pflegehelfer in das Portfolio der ZERCUR GERIATRIE®-Gruppe aufgenommen. Dieser richtet sich an pflegerische Hilfskräfte, die in der Geriatrie tätig sind oder überwiegend mit geriatrischen Patientinnen und Patienten arbeiten. Mit dieser Weiterbildung soll die pflegerische Arbeit mit theoretischem Grundwissen gestützt, praktische Übung mit Selbsterfahrung kombiniert sowie der gegenseitige Erfahrungsaustausch gefördert werden.

Die Weiterbildung umfasst fünf Tage theoretischen und praktischen Unterricht zu den Themen Grundlagen der Geriatrie, Körperpflege und Kleiden, Ernährung, Ausscheidung, Hygiene, Mobilität, Beziehungsarbeit/Kommunikation, Kommunikationsstörungen sowie zu typischen geriatrischen Pflegesituationen und rechtlichen Aspekten. Dabei sind bis zu 50 % praktische Übungen und Selbsterfahrungen Teil des Unterrichts. Ergänzt werden diese fünf Tage durch einen Hospitationstag in einer Geriatrie, in der auch entsprechend qualifiziertes pflegerisches Personal im Einsatz ist. Auch dieser Kurs endet mit einer Prüfung, die jedoch an die Zielgruppe und den Umfang des Kurses angepasst ausgestaltet ist.

ZERCUR GERIATRIE® Entlassmanagement in der Geriatrie

Nach Veröffentlichung der Rahmenverträge für Akutkrankenhäuser und für Rehabilitationskliniken wurde der Ruf nach einer geriatriespezifischen Weiterbildung für das Entlassmanagement laut. 2020 hat der Bundesverband Geriatrie deshalb – zusammen mit der Deutschen Vereinigung für Soziale Arbeit im Gesundheitswesen e.V. – begonnen, die Weiterbildung ZERCUR GERIATRIE® Entlassmanagement in der Geriatrie zu entwickeln.

Konzept in der Erprobung, noch kein regelhaftes Angebot

Das Erprobungskonzept ist wieder modular ausgerichtet mit insgesamt 168 Stunden. Die Weiterbildung enthält neben dem multiprofessionellen Grundlagenseminar (ZERCUR GERIATRIE®-Basislehrgang) die wichtigsten rechtlichen Rahmenbedingungen, die anzuwendenden Assessments sowie Aspekte des Case- und Care-Managements. Weitere Themen sind die Einführung in die geriatrische Versorgungslandschaft, die Fähigkeiten zur Kommunikation zwischen allen am Entlassmanagement Beteiligten sowie die Anforderungen der Digitalisierung. Die Weiterbildung ist tätigkeitsbezogen ausgerichtet.

Die Weiterbildung richtet sich an Personen aus dem pflegerischen oder therapeutischen Bereich, an Personen mit der Qualifikation »Soziale Arbeit«, aus der Funktionseinheit Sozialdienst, an Berufsgruppen, die in das Entlassmanagement einbezogen sind oder Personen aus ambulanten oder stationären Settings, die an geriatrischen Themenfeldern interessiert sind (z. B. Pflegestützpunkte, kommunale Einheiten).

Nach einer Pilotierungsphase im Jahre 2022, an der ausgewählte Akademien teilnehmen, wird diese ausgewertet. Ziel ist es, die Weiterbildung regelhaft in die ZERCUR GERIATRIE®-Weiterbildungsreihe zu implementieren.

Fazit

> Die Tätigkeit in der Geriatrie erfordert fachspezifische Anforderungen, sodass auch im Fort- und Weiterbildungsbereich diese geriatriespezifischen Anforderungen im Mittelpunkt stehen müssen. Die Personalqualifikation in der Geriatrie muss das Ziel verfolgen, die Voraussetzungen zu schaffen, um auch zukünftig die mit der deutlich steigenden Anzahl älterer Menschen im Zusammenhang stehenden Aufgaben sachgerecht, d. h. mit dem fachspezifischen Sachverstand, zu bewältigen.
>
> Im Mittelpunkt der Aus-, Fort- und Weiterbildung in der geriatrischen Medizin aller beteiligten Professionen muss dabei insbesondere auch die geriatrische Denk- und Arbeitsweise stehen, die sich sowohl an den bestehenden Ressourcen der Patientinnen und Patienten orientiert und darüber hinaus im besonderen Maße die Bewältigung der

> konkreten Alltagsprobleme im Blickfeld hat. Sie geht dabei über die traditionelle organ- und krankheitsorientierte Blickweise hinaus. Mit ZERCUR GERIATRIE® wurde ein Weiterbildungsprogramm geschaffen, das nicht nur bundesweit einheitlich gilt, sondern mit der konsequenten multiprofessionellen Ausrichtung auch wesentliche Schwerpunkte in der geriatriespezifischen Bildungslandschaft gesetzt hat. Diese Impulse gehen weit über den Kreis von ZERCUR GERIATRIE® hinaus und sind inzwischen nicht mehr wegzudenken.

10.3 Geriatrie an Universitäten

Nicht zuletzt aufgrund des demografischen Wandels wird sich auch der Bedarf an Geriaterinnen und Geriatern entsprechend weiter erhöhen. Doch obwohl die Geriatrie in einer alternden Gesellschaft immer mehr an Bedeutung gewinnt, spielt sie in weiten Teilen der Forschung und Lehre bislang nur eine untergeordnete Rolle. Dies wird deutlich, wenn man die Universitätslandschaft in Deutschland betrachtet.

Querschnittsfach »Medizin des Alterns und der alten Menschen«

Das Fach Geriatrie wurde mit Änderung der Approbationsordnung im Jahr 2002 als Querschnittsfach »Medizin des Alterns und der alten Menschen« bundeseinheitlich in das Medizinstudium aufgenommen. Problematisch ist, dass an vielen Universitäten für die entsprechenden Vorlesungen »fachfremde« Lehrbeauftragte eingesetzt werden, die nicht regelhaft aus dem Bereich der Geriatrie kommen. Zudem besteht die Gefahr, dass die Geriatrie als reines Querschnittsfach nicht ausreichend wahrgenommen wird, bzw. eine Abwertung erfährt. Weiterhin zeigt die bisherige Erfahrung, dass für Studierende und Berufseinsteiger eher die lebensrettende und kurative Medizin im Vordergrund steht. Welche Herausforderungen das medizinische Management von Multimorbidität darstellt, erfassen meist erst die fortgeschrittenen Semester bzw. die bereits ärztlich Tätigen. Dennoch ist an Universitäten, an denen die Geriatrie mit einem Lehrstuhl oder einer Professur vertreten ist, ein wahrnehmbares Interesse der Studierenden an geriatriespezifischen Lehrinhalten zu erkennen.

So gilt es, noch intensiver als bisher zu vermitteln, dass die Geriatrie – betrachtet man die demografische Entwicklung – ein Zukunftsfach ist, das darüber hinaus auch große Karrierechancen bietet. Neben der Vernetzung mit anderen Fächern muss die Geriatrie in der Ausbildung als eigenes Fachgebiet verstanden werden und als solches wahrnehmbar sein. Das Fachgebiet muss darüber hinaus in der Lehre durch Geriaterinnen und Geriater koordiniert und vertreten werden. Diese Grundlagen, die für nahezu alle medizinischen Indikationen eine Selbstverständlichkeit darstellen, sind hinsichtlich der Geriatrie noch nicht regelhaft gegeben.

Dies zeigt sehr deutlich den bestehenden »Nachholbedarf« der Geriatrie im universitären Kontext.

> Entscheidend ist zudem, dass die Geriatrie an allen deutschen Universitäten mit einer eigenen Fakultät oder einem eigenen Lehrstuhl vertreten sein sollte. Dies ist bisher nicht der Fall. Zwar ist seit der ersten Auflage des Weißbuchs Geriatrie im Jahr 2010 (sieben Lehrstühle) die Zahl der Lehrstühle für Geriatrie an den medizinischen Fakultäten gestiegen. So gibt es im Jahr 2022 an 15 der insgesamt 36 medizinischen Fakultäten in Deutschland Lehrstühle für Geriatrie. Gleichwohl ist die Geriatrie, verglichen mit anderen medizinischen Disziplinen und im internationalen Vergleich, weiterhin unterrepräsentiert. An vielen Universitäten wird das Fach Geriatrie im Wesentlichen über Lehrbeauftragte vorgehalten, die für die Durchführung des Q7-Curriculums ernannt wurden.

Derzeit gibt es folgende Lehrstühle an deutschen Universitäten:

- Uniklinik RWTH Aachen, Medizinische Klinik VI – Altersmedizin
  Prof. Dr. med. Cornelius Bollheimer
- Charité – Universitätsmedizin Berlin, Lehrstuhl für Innere Medizin mit Schwerpunkt Geriatrie
  Prof. Dr. med. Ursula Müller-Werdan
- Ruhr-Universität Bochum, Lehrstuhl für Geriatrie
  Prof. Dr. med. Rainer Wirth
- Universitätsklinikum Carl Gustav Carus (Dresden), Lehrstuhl Innere Medizin mit Schwerpunkt Endokrinologie und Geriatrie & UniversitätsCentrum für Gesundes Altern
  Prof. Dr. med. Lorenz C. Hofbauer
- Universität Duisburg-Essen, Lehrstuhl für Geriatrie
  Prof. Dr. med. Richard Dodel
- Friedrich-Alexander-Universität Erlangen-Nürnberg, Lehrstuhl Innere Medizin (Geriatrie)
  Prof. Dr. med. Cornel C. Sieber
- Friedrich-Alexander-Universität Erlangen-Nürnberg, Lehrstuhl für Geriatrie, Klinischer Standort Bayreuth
  Prof. Dr. med. Hans Jürgen Heppner
- Universitätsmedizin Göttingen, Abteilung und Lehrstuhl für Geriatrie
  Prof. Dr. med. Christine von Arnim
- Universitätsmedizin Greifswald, Klinik und Poliklinik für Innere Medizin D – Geriatrie
  Prof. Dr. med. Dr. Maik Gollasch
- Universitätsklinikum Halle (Saale), Universitätsklinik und Poliklinik für Altersmedizin
  Prof. Dr. med. Tino Prell

- Universität Hamburg, Lehrstuhl für Geriatrie und Gerontologie
  Prof. Dr. med. Ulrich Thiem
- Ruprecht-Karls-Universität Heidelberg, Lehrstuhl für Geriatrie
  Prof. Dr. med. Jürgen M. Bauer
- Universitätsklinik der Paracelsus Medizinischen Privatuniversität (Nürnberg), Lehrstuhl für Geriatrie
  Prof. Dr. med. Markus Gosch
- Carl von Ossietzky Universität Oldenburg, Geriatrisches Zentrum, Lehrstuhl für Geriatrie
  Prof. Dr. med. Tania Zieschang
- Universität Ulm, Geriatrie der Universität Ulm
  Prof. Dr. med. Michael Denkinger
- Universität Witten/Herdecke, Lehrstuhl für Geriatrie
  N.N.

Weitere Geriatrie-Professuren befinden sich an folgenden Universitäten:

- Universitätsklinikum Köln, Innere Medizin II – Nephrologie, Rheumatologie, Diabetologie und Allgemeine Innere Medizin, Schwerpunkt Klinische Altersforschung
  Prof. Dr. Dr. Maria Cristina Polidori
- Universitätsmedizin Mainz, Abteilung für Geriatrie
  Prof. Dr. med. Roland Hardt
- Klinikum der Universität München, Schwerpunkt Geriatrie
  Prof. Dr. med. Michael Drey, M.Sc.

An folgenden Universitäten befinden sich geriatrische Klinken:

- Klinik für Geriatrie am Universitätsklinikum Jena
  N.N.
- Geriatrisches Zentrum an der Universitätsmedizin Mannheim
  PD Dr. med. Heinrich Burkhardt

Realistisch wird die Zahl der geriatrischen Lehrstühle nur langsam wachsen. Zu beachten ist zudem, dass die bestehenden Lehrstühle auch den akademischen Nachwuchs ausbilden, der in Zukunft Professorenstellen bekleiden kann. Die Erlangung einer Habilitation ist ein langwieriger Prozess. Fördern neue Lehrstühle eine Kandidatin bzw. einen Kandidaten, wird diese/r erst nach einigen Jahren in der Lage sein, sich auf eine solche Stelle zu bewerben. Dies stellt eine Herausforderung beim Aufbau weiterer geriatrischer Lehrstühle dar.

Geriatriespezifische Forschung bedarf ebenfalls einer Stärkung

Auch im Bereich der Forschung hat die akademische Geriatrie – insbesondere hinsichtlich des Volumens der Forschungsförderung/der Drittmittel – noch nicht das Niveau anderer etablierter Fächer erreicht. Dies liegt unter anderem daran, dass die Grundlagenforschung zu Alterserkrankungen und Alterungsprozessen aktuell überwiegend von anderen Fachdisziplinen besetzt und durchgeführt wird. Hier muss sich die Geriatrie zukünftig mehr einbringen und ihre Forschungsfelder verbreitern. Zudem ist die Geriatrie in vielen Universitäten nicht vollständig integriert. So sind beispielsweise die klinischen Abteilungen der Geriatrie ausgelagert und werden von einem anderen Krankenhausträger in Kooperation betrieben. Zu fordern ist hier, dass geriatrische Abteilungen auch an den Universitätsstandorten als vollwertige Abteilungen integriert werden. Diese Forderung gilt insbesondere für neu einzurichtende Lehrstühle.

11 Exkurs: Geriatrie unter Pandemie-Bedingungen

Die im Frühjahr 2020 aufgekommene und auch im Jahr 2022 fortwährende Corona-Pandemie wirkt sich auf alle Bereiche des öffentlichen Lebens aus. Viele gesundheitspolitische, soziale, rechtliche und wirtschaftliche Fragen mussten innerhalb kürzester Zeit völlig neu gedacht und beantwortet werden.

Einrichtungen des Gesundheitswesens sind hiervon in besonderer Weise betroffen – sowohl hinsichtlich der Versorgung der Patientinnen und Patienten, als Einrichtung der Grundversorgung, als Arbeitgeber und auch als Wirtschaftsunternehmen. Betagte und hochbetagte Menschen standen als unmittelbar hochgefährdete Personengruppe im besonderen Fokus der Aufmerksamkeit, wobei die Geriatrien die mit der Corona-Pandemie verbundenen Probleme wie unter einem Brennglas besonders konzentriert erfahren haben.

Die mit der Corona-Pandemie verbundenen Probleme zeigen sich fokussiert in der Geriatrie – Patientengruppe gehört zur Hochrisikogruppe

So waren es während der Corona-Pandemie insbesondere auch ältere und multimorbide Corona-Patientinnen und -Patienten, die in den Krankenhäusern behandelt wurden. Darüber hinaus mussten alle anderen geriatrischen Patientinnen und Patienten als Risikogruppe besonders geschützt werden. Den geriatrischen Einrichtungen kam somit vielfach eine Doppelrolle zu: a) als Versorger der infizierten geriatrischen Personen und b) als Einrichtung mit einer »Hochrisikogruppe«, die besonderen Schutz erfahren musste. Diese Doppelbelastung musste dabei in einem gesundheitspolitischen Umfeld erfolgen, in dem regelhafte Versorgungsketten von einem Tag auf den anderen einbrachen, der Personalnotstand (nicht zuletzt durch eigene Erkrankungen im Personal) extreme Formen annahm und u. a. elementare Schutzausrüstung usw. nicht oder nur in minimalem Umfang zur Verfügung stand. Alle Beteiligten, die insbesondere die frühe Pandemiephase im Gesundheitswesen selbst erlebt haben, werden diese Ausnahmesituation und die dort gesammelten Grenzerfahrungen nie mehr vergessen.

> Angesichts der vielschichtigen Auswirkungen der Corona-Pandemie kann im Rahmen dieses Weißbuchs Geriatrie keine vollumfängliche Aufarbeitung der beim Redaktionsschluss dieses Buches zweieinhalbjährigen Pandemiephase erfolgen. Es sollen vielmehr anhand von einzelnen Aspekten die besondere Situation der Geriatrie und der von ihnen versorgten Menschen aufgezeigt werden.

Versorgungspolitische Aspekte

Unmittelbar nach Ausbruch der Corona-Pandemie ist es auf breiter Basis zu einem sehr starken Einbruch der zur Verfügung stehenden Versorgungskapazitäten in der Geriatrie gekommen. Die Ursachen der Kapazitätsreduktionen sind vielfältig. Die häufigsten Ursachen für diese Kapazitätsreduktionen sind Corona-Ausbrüche in geriatrischen Fachabteilungen oder Rehabilitationskliniken, Personalmangel insbesondere im Bereich der Pflege, Reduzierung durch eine hygiene- und infektionsschutzbedingte Minderbelegung sowie durch Umwidmungen der Betten zugunsten der Kapazitäten anderer Fachabteilungen (▶ Abb. 4). Mangels Testmöglichkeiten war es anfangs sehr schwer, infizierte Personen rechtzeitig zu erkennen und zu isolieren. Somit ist es vermehrt zu Ausbruchsgeschehen gekommen, die häufig mangels Testmöglichkeiten auch schwer begrenzt werden konnten. Dies führte damit oft zu einer zumindest temporären Schließung der entsprechenden Geriatrie.

starker Einbruch der Versorgungskapazitäten in der Geriatrie – vielfältige Gründe

Der Personalmangel war zum Teil ebenfalls auf Infektionen der Beschäftigten in der Geriatrie zurückzuführen. Zudem wurde häufig geriatriespezifisch qualifiziertes Personal auch zur Versorgung der Corona-Infizierten aus der Geriatrie abgezogen und auf den entsprechenden »Corona-Stationen« eingesetzt. Ausschlaggebend war dabei, dass das Pflegeteam der Geriatrie für multimorbide Behandlungsbedarfe ausgebildet ist und zudem viele coronaerkrankte Patientinnen und Patienten hochaltrig waren. Vor diesem Hintergrund ist es sicher kritisch zu hinterfragen, dass bei einer Umfrage des Bundesverbandes Geriatrie unter seinen Mitgliedern die Mehrheit der Befragten angab, dass geriatrische infektiöse Corona-Patientinnen und -Patienten überwiegend auf nicht-geriatrischen Stationen behandelt wurden.[73] Während dieses Defizit durch den beschriebenen Einsatz der entsprechenden Pflegekräfte zumindest zum Teil aufgefangen werden konnte, erfolgte keine oder nur eine unzureichende Einbindung geriatriespezifischer ärztlicher Kompetenz, was insbesondere auch für den Bereich der Intensivstationen galt. 34 % der Befragten gaben an, dass es keine Einbindung entsprechender ärztlicher Kompetenz in die Behandlung von Corona-Patientinnen und -Patienten auf nicht-geriatrischen Stationen gab. Sicherlich ein Umstand, der versorgungspolitisch äußerst kritisch zu bewerten ist.

Einbindung geriatriespezifischer ärztlicher Kompetenz war unzureichend

Unter den Pandemiebedingungen ist zudem auch die regelhafte geriatriespezifische Versorgung im Wege der geriatrischen frührehabilitativen Komplexbehandlungen (GFK) stark eingebrochen. Etwa 50 % der befragten Geriatrien gaben an, dass sich der Anteil der GFK im Verlauf der Pandemie zum Teil deutlich vermindert habe. Somit war der Kernbereich der geriatriespezifischen Versorgung im Krankenhaus deutlich negativ betroffen.

---

73 Online-Umfrage des Bundesverband Geriatrie vom 23. Februar bis zum 23. März 2021, Stefan Grund et al. (2021): Das COVID-Versorgungsparadox, Deutsches Ärzteblatt, Jg. 118, Heft 21, A 1044-9

besondere Aspekte im Bereich der geriatrischen Rehabilitation

Im Bereich der geriatrischen Rehabilitation kamen noch zwei besondere Aspekte zum Tragen. So wurde gesetzlich festgelegt, dass temporäre Umwidmungen von Rehabilitationseinrichtungen zur Unterstützung der Krankenhäuser möglich wurden. Diese »Hilfskrankenhäuser« wurden u. a. auch in geriatrischen Rehabilitationskliniken eingerichtet, sodass entsprechende Kapazitäten entfielen. Zudem konnten bestehende Kapazitäten nicht im zur Verfügung stehenden Umfang genutzt werden: Viele Patientinnen und Patienten haben aus Angst vor einer Ansteckung in der Klinik oder auf dem Weg dorthin bereits genehmigte Rehabilitationen nicht angetreten. Zugleich gab es angesichts der verringerten Behandlungsfälle in den Krankenhäusern und durch niedergelassene Ärztinnen und Ärzte insgesamt weniger Anträge auf Rehabilitation.

Diese Einschränkungen hatten ihren Höhepunkt im ersten Jahr der Pandemie, z. T. bestehen Mitte 2022 weiterhin spürbare Einschränkungen, was angesichts der Bedeutung einer auf den betagten und hochbetagten Menschen ausgerichteten Versorgung ein versorgungspolitisch unhaltbarer Zustand ist.

Die Strukturerhebung des Bundesverbandes Geriatrie hat neben den bisher dargestellten Ergebnissen für das Jahr 2019 auch die Kapazitäten zum Stichpunkt 31.12.2020 bei seinen Mitgliedern abgefragt, um einzuschätzen, inwieweit die belegbaren Kapazitäten während der Pandemie reduziert wurden. Aufgrund des nicht-vollständigen Rücklaufs kann keine abschließende Bewertung vorgenommen werden. Es zeigt sich aber, dass die Kapazitäten bei den Mitgliedern, für die Daten zu den stationären Kapazitäten 2019 und 2020 verfügbar sind, um rd. 7 % zurückgegangen sind. Die Zahl der vorgehaltenen geriatrischen Betten in Krankenhäusern hat sich in der Stichprobe 2019 auf 2020 um rd. 7 % reduziert, in der Rehabilitation um rd. 6 %. Die Zahl der tagesklinischen Plätze ging bei den Mitgliedern mit vollständigen Angaben zu 2019 und 2020 um 20 % zurück, die Zahl der ambulanten geriatrischen Rehabilitations-Plätze sogar um rd. 30 %.

Auch wenn die Ergebnisse aufgrund der Unvollständigkeit keine belastbaren absoluten Ergebnisse liefern können, zeigt sich aber die Tendenz, dass erstens wie zu erwarten Kapazitäten abgebaut wurden und zweitens, dass diese insbesondere verstärkt im teilstationären Betrieb abgebaut wurden. Diese Entwicklung ist bereits in der Phase der Pandemie kritisch zu bewerten, sollte sich darüber hinaus auch nach der Pandemie ein entsprechender Trend ablesen lassen, wäre dies vor dem Hintergrund des prognostizierten Versorgungsbedarfs untragbar.

Wirtschaftliche Aspekte

Aufgrund des besonderen Patientenpools sowie der zu versorgenden »Hochrisikogruppe« waren bzw. sind die Geriatrien im besonderen Maße auch wirtschaftlich von der Pandemie betroffen. So gestalten sich z. B. die Hygiene- und Infektionsschutzmaßnahmen entsprechend aufwendig. Auch die Zweifel, in Pandemiezeiten eine Rehabilitation anzutreten, ist innerhalb der Hochrisikogruppe ausgeprägter als bei jüngeren Patientinnen und Patienten. Vor diesem Hintergrund erlangten die entsprechenden Ausgleichs- und Unterstützungsleistungen in der Geriatrie besondere Bedeutung.

Zur Einhaltung der pandemiebedingten Regelungen sind Geriatrien gezwungen, Veränderungen in ihrem täglichen Leistungsangebot vorzunehmen. Hierbei kann zwischen kurz- und mittel- bis langfristigen Effekten unterschieden werden.

wirtschaftlich ergeben sich kurz- und mittel- bis langfristigen Effekte

Die Einführung von Abstandsregelungen beispielsweise führt kurzfristig zu der Notwendigkeit, die Gruppengrößen zu reduzieren. Folglich steigt dadurch der Personalbedarf zur Behandlung der gleichen Anzahl an Rehabilitanden. Aufgrund der Kurzfristigkeit und vor dem Hintergrund des Fachkräftemangels ist es den Einrichtungen, insbesondere im Therapiebereich, oftmals nicht möglich, zusätzliches Personal zu akquirieren. Zudem bestehen Einschränkungen in den vorhandenen Räumlichkeiten, die häufig nicht unmittelbar gelöst werden können. In der Folge sind Einrichtungen gezwungen, sich an die Gegebenheiten anzupassen und ihre maximal mögliche Belegung zu reduzieren.

Während die Belegung somit reduziert wird, bleiben die Fixkosten der Einrichtungen konstant. Im Rehabilitationsbereich müsste somit der einzelne leistungsgerechte Tagessatz um rund 25 % steigen.

Um einerseits den erhöhten Kosten und andererseits den Mindereinnahmen infolge der sinkenden Belegungszahlen entgegenzuwirken, einigten sich Abgeordnete der Politik auf Schutzschirme und Ausgleichzahlungen in der Rehabilitation. Da die Pandemiesituation aktuell und auf unbestimmte Zeit andauert, können mittel- bis langfristige Folgen der Pandemie für die gesamte geriatrische Versorgung noch nicht abschließend bewertet werden.

Spannungsfeld zwischen erhöhten Kosten und deutlichen Mindereinnahmen

Rettungsschirme für Krankenhäuser

Auch die Kliniken für Geriatrie profitierten von den verschiedenen Gesetzespaketen, die das Funktionieren des Gesundheitssystems während der COVID-19-Pandemie sicherstellen und die mit dieser besonderen Situation verbundenen negativen finanziellen Folgewirkungen in der Gesundheitsversorgung abmildern sollten. So wurden u. a. mit dem COVID-19-Krankenhausentlastungsgesetz Regelungen für die Krankenhäuser getroffen, um finanzielle Sonderbelastungen sowie Mehraufwände vor dem Hintergrund der COVID-19-Pandemie abzufedern und auszugleichen.

COVID-19-Krankenhausentlastungsgesetz

Da die finanziellen Folgen der Corona-Pandemie für die Krankenhäuser regional und krankenhausindividuell unterschiedlich sind, hat der Gesetzgeber die Möglichkeit eines Ganzjahresausgleiches auf Ortsebene geschaffen. Es wurden gesetzliche Rahmenbedingungen geschaffen, damit Erlösrückgänge im Rahmen von krankenhausindividuellen Verhandlungen der Vertragsparteien vor Ort anteilig ausgeglichen werden können. In der folgenden Übersicht werden die Rettungsschirme für Krankenhäuser im zeitlichen Ablauf detailliert dargestellt (▶ Abb. 26).

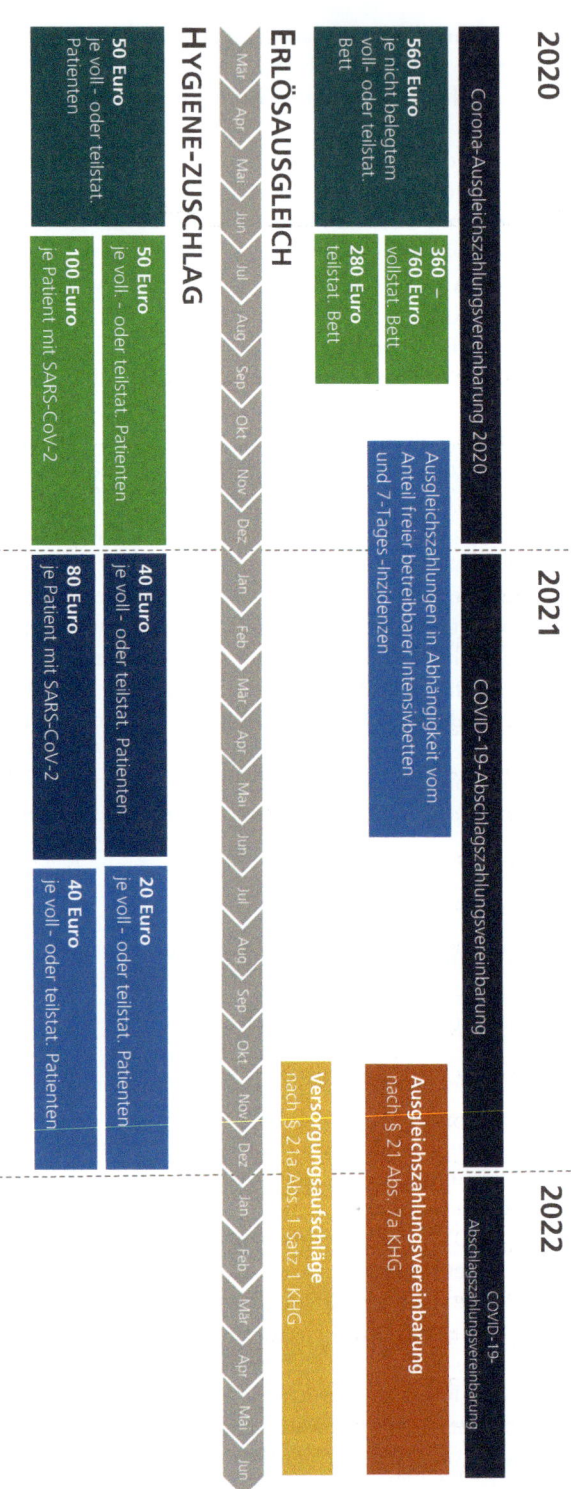

Abb. 26: Corona-Rettungsschirme für Krankenhäuser (eigene Darstellung)

Bei der Betrachtung der Unterstützungsleistungen muss jedoch auch darauf hingewiesen werden, dass es in der ersten Phase der Pandemie vereinzelt auch Überkompensationen gab. Die Freihaltepauschale im Krankenhausbereich war kurzzeitig so bemessen, dass es theoretisch für ein Krankenhaus wirtschaftlicher sein konnte, ein Bett nicht zu belegen. Ein solches versorgungspolitisch und auch moralisch äußerst zweifelhaftes Vorgehen wurde im Verlauf der Pandemie gestoppt. Inwieweit Geriatrien von einem solchen Handeln einzelner Krankenhausträger betroffen waren, lässt sich nicht feststellen. Da damit das Ziel, die Versorgungsstrukturen im erforderlichen Umfang wirtschaftlich abzusichern, bewusst unterlaufen wurde, ist dies strikt abzulehnen.

Rettungsschirme für Rehabilitationseinrichtungen

Analog zum Krankenhauswesen – wenn auch nicht im gleichen Umfang – wurden für Rehabilitationseinrichtungen im GKV-Bereich vom Gesetzgeber Maßnahmen zur Kompensation pandemiebedingter Mindereinnahmen und Erlösausfälle ergriffen, die auf die Vermeidung von Liquiditätsengpässen und die Aufrechterhaltung einer wirtschaftlichen Betriebsführung abzielten.

Die vom Gesetzgeber vorgesehene tagesbezogene Pauschale betrug zunächst 60 % des mit Krankenkassen vereinbarten durchschnittlichen Vergütungssatzes der Einrichtung, für ab dem 18. November 2020 gemeldete Beträge (geändert mit dem Dritten Bevölkerungsschutzgesetz) 50 % des mit Krankenkassen vereinbarten durchschnittlichen Vergütungssatzes der Einrichtung. Der GKV-Spitzenverband war damit aufgefordert, mit den maßgeblichen Leistungserbringerverbänden zur medizinischen Rehabilitation und medizinischer Vorsorge nach § 111 Absatz 2 SGB V auf Bundesebene zu vereinbaren, wie der Nachweis über die Zahl der täglich stationär behandelten oder aufgenommenen Patientinnen und Patienten im Vergleich zum Referenzwert zu erbringen ist und welche Meldungen zu erfolgen haben. Zudem war zu vereinbaren, wie der durchschnittliche Vergütungssatz ermittelt wird. Unter Federführung des Bundesverbandes Geriatrie haben die maßgeblichen Leistungserbringerverbände und der GKV-Spitzenverband eine entsprechende Ausgleichszahlungsvereinbarung verhandelt und abgeschlossen.

Ausgleichszahlungen für nicht belegte Betten in Höhe von zuerst 60 %, später 50 % des Tagessatzes

Bereits im Mai 2020 hatte der Bundesverband Geriatrie gemeinsam mit den in der AG MedReha organisierten Verbänden eine Systematik zur Abbildung der relevanten pandemiebedingten Hygiene- und Organisationsmaßnahmen entwickelt, aus der sachgerechte Aufschläge auf die Vergütungssätze in der medizinischen Rehabilitation abzuleiten sind. Dieses Anliegen wurde aufgegriffen und ab September wurde u. a. von den gesetzlichen Krankenkassen ein zeitlich befristeter »Corona-Zuschlag« gezahlt, damit pandemiebedingte Hygienemaßnahmen usw. zumindest anteilig gegenfinanziert werden konnten. Die Abbildung 27 zeigt die einzelnen Maßnahmen im Überblick (▶ Abb. 27).

Zuschläge für relevante pandemiebedingte Hygiene- und Organisationsmaßnahmen

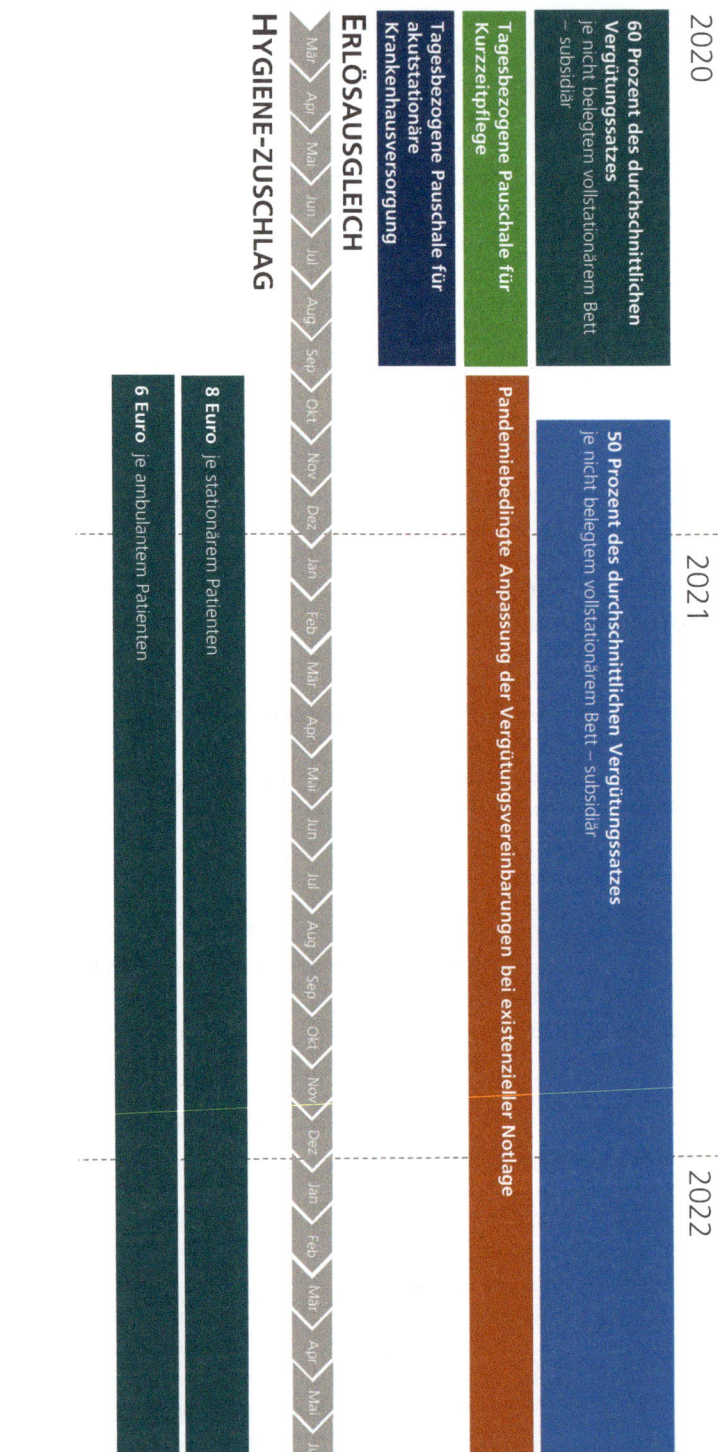

Abb. 27:
Corona-Rettungsschirme für Rehabilitationseinrichtungen
(eigene Darstellung)

Behandlung nach einer Coronainfektion/Long Covid-Problematik

Gerade multimorbide und zumeist schwer betroffene Patientinnen und Patienten benötigen im besonderen Maße eine auf ihre jeweiligen Bedürfnisse abgestimmte Versorgung. Die stationäre geriatrische Rehabilitation bei Post-Corona-Patientinnen und -Patienten stellt dabei eine solche spezielle Option für betagte und hochbetagte Menschen dar. In der von der AWMF herausgegebenen Leitlinie zur Rehabilitation nach einer Coronaerkrankung ist die geriatrische Rehabilitation fälschlicherweise nicht explizit aufgeführt. Gleichwohl muss sie jedoch aufgrund des konzeptionellen Ansatzes und der guten Wirksamkeit als vorrangige Behandlungsoption für geriatrische Post-Corona-Patientinnen und -Patienten gesehen werden. Erste Untersuchungen zur Post-Corona-Rehabilitation bei älteren Menschen zeigen eine gute Wirksamkeit[74][75].

in der Leitlinie zur Rehabilitation nach einer Coronaerkrankung ist die geriatrische Rehabilitation vergessen worden

Im Anschluss an die infektiöse Phase der Corona-Erkrankung steht im Krankenhaus die geriatrische frührehabilitative Komplexbehandlung zur Verfügung. Dies ist keine explizit auf die »Folgebehandlung« einer Coronainfektion ausgerichtete Versorgung. Allerdings ist die sog. GFK bereits eine in ihrer Grundausrichtung auf multimorbide und umfassend betroffene Patientinnen und Patienten ausgerichtete Behandlung. Sie bringt somit »von Hause aus« die für Post-Corona erforderlichen Behandlungsmerkmale mit. Für die Nutzung dieser geriatrisch-rehabilitativen Behandlungsangebote sind ausreichende Bettenkapazitäten notwendig, was den bereits in ▶ Kap. 3 dargelegten Ausbaubedarf weiter unterstreicht.

Fazit

> Zukünftig muss sichergestellt sein, dass auch in Zeiten einer Pandemie der Versorgungsauftrag der Geriatrie vollumfänglich gewährleistet ist. Zudem muss für die häufig schwer betroffenen älteren Corona-Patientinnen und -Patienten ebenso der Versorgungsauftrag der Geriatrie gewährleistet sein. Da nahezu alle Abteilungen der stationären sowie ambulanten Geriatrie Kapazitätsreduktionen zu verzeichnen hatten, ist eine pandemiebedingte Versorgungslücke in der geriatrisch-rehabilitativen Versorgung festzustellen. Auch wenn es aus anderen Indikations-

---

74 Curci C, Negrini F, Ferrillo M, et al.: Functional outcome after inpatient rehabilitation in post-intensive care unit COVID-19 patients: findings and clinical implications from a real-practice retrospective study [published online ahead of print, 4 January 2021]. Eur J Phys Rehabil Med 2021; 10.23736/ S1973–9087.20.06660–5, DOI: 10.23736/ S1973–9087.20.06660–5.
75 Iannaccone S, Castellazzi P, Tettamanti A, et al.: Role of Rehabilitation Department for Adult Individuals With COVID-19: The Experience of the San Raffaele Hospital of Milan. Arch Phys Med Rehabil. 2020; 101 (9): 1656–61; DOI: 10.1016/j.apmr.2020.05.015.

bereichen ebenfalls Meldungen über Kapazitätsreduzierungen gegeben hat, ist vor dem Hintergrund, dass die Gruppe der geriatrischen Patientinnen und Patienten besonders schwer von der Pandemie betroffen ist, die Reduktion in der Geriatrie von besonderer Bedeutung – ebenso wie die Einbindung der geriatrischen Kompetenz in die Behandlung von Corona-Patientinnen und -Patienten.

12 Zusammenfassung der Ergebnisse und Ausblick

Die Corona-Pandemie hat den Blick vieler Menschen auf das Gesundheitssystem verändert. Obwohl betagte und hochbetagte Menschen von der anhaltenden Pandemie besonders betroffen sind, war und ist der Umgang mit dieser Hochrisikogruppe nicht im gesellschaftlichen und gesundheitspolitischen Fokus. Gleichwohl gibt es viele Menschen, die sich ausgelöst durch die Pandemie im persönlichen Umfeld mit Fragen des Alterns und den damit verbundenen besonderen medizinischen und auch pflegerischen Bedarfen bzw. Herausforderungen beschäftigt haben. Wie bereits in der Vorauflage angesprochen, ist die Ausgestaltung der geriatrischen Versorgung auch von der Haltung geprägt, die die Gesellschaft gegenüber dem Phänomen des Alterns und der demografischen Entwicklung einnimmt. Ob es hier durch die Pandemie und ihren persönlichen Herausforderungen und Folgewirkungen zu einer Veränderung von individuellen und gesamtgesellschaftlichen Einstellungen kommt, bleibt abzuwarten.

Sicher ist, dass nach zweieinhalb Jahren der Pandemie und den sich seit dem Frühjahr 2022 veränderten sicherheits- und verteidigungspolitischen Herausforderungen, globalen Verwerfungen und Konsequenzen für öffentliche Haushalte in den nächsten Jahren, bei allen gesundheitspolitischen Entscheidungen Fragen der Finanzierbarkeit des Gesundheitssystems stellen. Wie vor rund 20 Jahren wird es zu einer Welle von »Spargesetzen« und Diskussionen um die Verteilung der (finanziellen) Ressourcen und Kostendämpfungsmaßnahmen kommen. In dieser Situation benötigen die Anliegen der betagten und hochbetagten Menschen sowohl gesellschaftspolitische sowie breite politische Unterstützung. Insofern wäre ein verstärktes gesamtgesellschaftliches Interesse an den Belangen der Geriatrie und der altersmedizinischen Versorgung sicherlich wünschenswert. Darüber hinaus dürfen Fragen der selbstbestimmten Teilhabe am gesellschaftlichen Leben auch im Alter nicht vernachlässigt werden. Diese auch aus der Verfassung ableitbare gesellschaftliche Verpflichtung ist wesentlicher Bestandteil des deutschen Sozialstaats. Somit stellt sich heute mehr denn je die Verpflichtung, den Teilhabe- und Versorgungsanspruch des Einzelnen mit der Finanzierbarkeit des Gesamtsystems in Einklang zu bringen.

Finanzierbarkeit des Gesundheitssystems wird hohe Bedeutung haben

Die Bereitschaft, solche Rahmenbedingungen zu schaffen und diese auch ausreichend zu finanzieren, zeigt letztlich auch die Wertigkeit, die dem gesellschaftlichen Beitrag älterer Menschen zugemessen wird. Darüber hinaus wird es auch mit Blick auf die volkswirtschaftlichen Auswirkungen einer alternden Bevölkerung notwendig sein, älteren Menschen so lange wie möglich ein selbstbestimmtes Leben zu ermöglichen, um damit u. a. auch die altersbedingten Kosten für die Sozialversicherungssysteme zu minimieren.

> Vor diesem Hintergrund ist die Entwicklung der Geriatrie und der geriatriespezifischen Versorgungsstrukturen auch als eine Antwort auf diese gesellschaftliche Aufgabe zu betrachten, wobei die Geriatrie der einzige Indikationsbereich ist, der die medizinisch relevanten Eigenarten des höheren Lebensalters aufgreift und den spezifischen Versorgungsbedarf älterer Menschen in den Mittelpunkt der medizinischen Behandlung sowie der fachspezifischen Ausbildung und nicht zuletzt auch der Forschung stellt.
>
> Um dem geriatriespezifischen Versorgungsbedarf in seiner multiprofessionell geprägten Komplexität gerecht zu werden, müssen entsprechende Behandlungskonzepte und Behandlungsstrukturen gegeben sein. Das in Kapitel 3 vorgestellte Geriatriekonzept bietet dafür die zeitgemäße Basis, um zudem dem steigenden und sich gleichzeitig wandelnden Versorgungsbedarf zu begegnen (▶ Kap. 3).

Geriatrie ist der einzige Indikationsbereich, der die spezifischen Versorgungsbedarfe älterer Menschen in den Mittelpunkt der medizinischen Behandlung stellt

12.1 Bewertung Status quo der geriatrischen Versorgung

Von entscheidender Bedeutung bei der Bewertung der derzeitigen Versorgungsstrukturen bleibt auch weiterhin die Frage, inwieweit betagte und hochbetagte Menschen in allen Behandlungsphasen tatsächlich Zugang zu geriatriespezifischen Versorgungsstrukturen haben. Die aktuellen Auswertungen zeigen, dass sich die geriatriespezifische Versorgung dieser Personengruppe, aber auch ihre spezifischen und komplexen Behandlungsbedarfe in den Jahren seit der ersten Auflage des Weißbuchs Geriatrie beständig weiterentwickelt haben.

Die Analyse zeigt vor allem, dass es aber noch immer relevante »weiße Flecken« gibt, in denen die medizinisch indizierte Leistung der Geriatrie nicht oder zumindest nicht regelhaft zur Verfügung steht. Dieser Umstand ist besonders kritisch, da es sich bei der geriatriespezifischen Versorgung nicht um ein »optionales Add-On« handelt, sondern es vielmehr um die medizinische Grund- bzw. Regelversorgung für einen nicht unerheblichen und stetig wachsenden Anteil der Bevölkerung in Deutschland geht. Somit müssen die weißen Flächen in der Versorgungslandschaft schneller als bisher geschlossen werden, damit entsprechende Geriatrien erreichbar sind.

geriatriespezifische Versorgung ist kein »optionales Add-On«, sondern medizinische Grund- bzw. Regelversorgung

Wie dargelegt, wird es gleichzeitig auch in den kommenden Jahren einen ansteigenden Bedarf für diese Versorgung geben. Mit dem Eintritt der sogenannten Babyboomer-Generation in die für die Geriatrie relevanten Alterskohorten werden die Auswirkungen des demografischen Wandels auch in der medizinischen Versorgung noch einmal einen erheblichen Schub erfahren. Hierauf muss sich das Gesundheitssystem weiter vorbereiten, um versorgungspolitisch, strukturell und auch wirtschaftlich diese Herausforderung sowohl für den einzelnen Betroffenen als auch für das Gesamtsystem sachgerecht und angemessen zu lösen.

Die geriatriespezifische Versorgung ist dabei als abgestimmtes System zu verstehen. Die verschiedenen Versorgungszweige – vollstationäre, nicht-vollstationäre und ambulante Versorgung – ergänzen sich entsprechend. Gleiches gilt für die akutmedizinischen und rehabilitativen Versorgungsbedarfe. Auch hier zeigt die Analyse des Status Quo noch Handlungsbedarf. Nur in wenigen Regionen sind die Versorgungsstrukturen über alle »Versorgungsstufen« hinweg in diesem Sinne vollumfänglich ausgebildet. Dabei ist auch zu beachten, dass die oben beschriebene positive Entwicklung der Versorgungskapazitäten seit dem Erscheinen der Vorauflage des Weißbuchs Geriatrie nicht in allen Versorgungsbereichen in gleichem Maße erfolgt ist. So gab es beispielsweise im stationären Sektor im Krankenhausbereich einen deutlichen Ausbau der geriatriespezifischen Kapazitäten, während z. B. im Rehabilitationsbereich eher eine stagnierende Entwicklung zu beobachten ist.

geriatriespezifische Versorgungsstrukturen müssen über alle Versorgungszweige hinweg zur Verfügung stehen

Darüber hinaus muss sichergestellt sein, dass die betroffenen Menschen regelhaft und zuverlässig »vom System« in die Geriatrien gesteuert werden. Hier haben die Analysen gezeigt, dass die Fehlversorgung in nicht-geriatriespezifischen Strukturen zwar abgenommen hat, gleichwohl die Identifikation und/oder die Fallsteuerung der entsprechenden Patientinnen und Patienten immer noch nicht zielsicher und vor allem regelhaft erfolgt. Somit gibt es trotz der positiven Entwicklung auch heute noch zu viele geriatrische Patientinnen und Patienten, die in organspezifischen Versorgungsstrukturen versorgt werden, obwohl ihr Behandlungsbedarf klar geriatriespezifisch ist.

betroffene Menschen müssen regelhaft und zuverlässig »vom System« in die Geriatrien gesteuert werden

Zudem zeigen die Analysen, dass aufgrund des Versorgungsbedarfs betagter und hochbetagter Menschen auch weiterhin die Notwendigkeit besteht, die bestehenden Versorgungsstrukturen zu einer budget- bzw. sektorenübergreifend agierenden Geriatrie weiterzuentwickeln. Der ganzheitliche Ansatz der Geriatrie sowie eine darauf abgestimmte Versorgungsstruktur lässt sich zunehmend schlechter mit den vorherrschenden Budget- und Sektorengrenzen in Einklang bringen. Hier hat sich in den letzten Jahren in der Versorgungspraxis zu wenig getan. Auch weiterhin bestehen Hürden des Leistungsrechts der verschiedenen Sozialgesetzbücher, die eine weitestgehende künstliche Trennung in der Leistungserbringung entstehen lassen, die zu suboptimalen Behandlungsergebnissen und Nachteilen für die geriatrischen Patientinnen und Patienten führen.

vorherrschende Budget- und Sektorengrenzen in der Geriatrie ein besonderes Problem

Leider ist auch im Rahmen dieser Auflage des Weißbuchs Geriatrie festzustellen, dass anhand des offiziellen Datenmaterials der Statistischen Ämter kein vollständiges Bild der geriatrischen Versorgungslandschaft erstellt werden kann. Die Informationslücken bzw. fehlhaften Erfassungen beziehen sich sowohl auf die Anzahl der Einrichtungen und der vorgehaltenen Betten bzw. Platzkapazitäten als auch auf weitere wesentliche Leistungsparameter. Durch Nacherhebungen des Bundesverbandes Geriatrie und Anfragen konnten die Strukturdaten zumindest hinsichtlich der Einrichtungsanzahl und der Kapazitäten deutlich verbessert werden. Für die Leistungsparameter war dies nicht möglich. Somit ist auch die Geriatrie von den nur unzureichend verfügbaren Daten zum Gesundheitssystem in Deutschland betroffen. Auch diesbezüglich ist die Digitalisierung ein notwendiges Element zukünftiger Gesundheitspolitik.

12.2 Handlungsempfehlungen

Es ergeben sich zu verschiedenen Themenfeldern konkrete Handlungsempfehlungen:

Konzeptionelle Weiterentwicklung der Versorgungsstrukturen

Geriatriekonzept zeitnah und vollumfänglich umsetzen

Mit dem im Jahre 2022 von den Mitgliedern des Bundesverbandes Geriatrie verabschiedeten Geriatriekonzept werden die dargestellten Analyseergebnisse und die damit verbundenen Anpassungsprozesse aufgegriffen. Das Konzept zeigt auf, welche Planungsschritte zeitnah notwendig sind, nennt konkrete Bedarfszahlen und gibt im stationären Sektor einen klaren Impuls für die Verzahnung der Geriatrie mit anderen medizinischen Fachbereichen. Im Bereich der nicht-vollstationären Versorgung zeigt das Konzept einen innovativen Weg auf, der im Jahre 2022 eigentlich keine Innovation mehr sein sollte. Die sinnvolle Zusammenführung von verschiedenen Versorgungsformen zur Schaffung einer »echten integrativen Versorgung« ist seit mehr als 20 Jahren gern genanntes Ziel der Gesundheitspolitik. Mit der inhaltlichen Verschmelzung von Tagesklinik, ambulanter Rehabilitation, mobiler Rehabilitation und ggf. der Geriatrischen Institutsambulanz zum Ambulanten Geriatrischen Zentrum (AGZ) wird eine flexible Versorgungseinheit geschaffen, die in idealer Weise die individuellen Bedarfe der Patientinnen und Patienten abdecken kann und dabei bestehende strukturelle und inhaltliche Grenzen heutiger Strukturen beseitigt. Zudem wird die Möglichkeit geschaffen, neue Versorgungsaufgaben in diese Zentren zu integrieren bzw. anzudocken. Damit kann zentralen Herausforderungen der nächsten Jahre wie z. B. eine bessere medizinische Versorgung von Pflegeheimen, die Sicherung der medizinischen Versorgung im ländlichen Raum oder die gezielte Stärkung von Präventionsmaßnahmen ohne erheblichen zusätzlichen Aufwand begegnet werden.

Mit den spezialisierten geriatrischen Versorgungseinheiten im Krankenhaus und den Ambulanten Geriatrischen Zentren für den nicht-vollstationären Bereich erhält die Politik die Möglichkeit, neue und in der Praxis gut umsetzbare Ansätze zu einer integrativen Versorgung aufzugreifen und umzusetzen. So kann ein deutlicher Schub – auch über die Geriatrie hinaus – in der vernetzten Versorgung initiiert werden.

Mit den aufgezeigten konzeptionellen Handlungsempfehlungen werden die dargestellten Analyseergebnisse zur aktuellen geriatriespezifischen Versorgung aufgegriffen und der zukünftige Weg zu einer bedarfsgerechten und angemessenen Versorgung – auch im Sinne des Wirtschaftlichkeitsgebots des § 12 SGB V – realistisch aufgezeigt. Die geriatrischen Versorgungsstrukturen in Deutschland sind aufgrund der föderalen Einbindung der Bundesländer in die Ausgestaltung des Gesundheitswesens heterogen und historisch gewachsen. Das Geriatriekonzept berücksichtigt diesen Aspekt, schafft aber dennoch die erforderlichen bundeseinheitlichen Grundlagen, sodass eine sinnvolle Versorgungsplanung und Ausgestaltung erfolgen kann.

bedarfsgerechte, angemessene und auch wirtschaftliche Versorgung

Wirtschaftliche Aspekte/Vergütung geriatrischer Leistungen

Es ist festzuhalten, dass sich die wirtschaftliche Situation der Einrichtungen von Jahr zu Jahr trotz vielfältiger unternehmerischer Kompensationsmaßnahmen verschärft. Hinzu kommen die Auswirkungen der Corona-Pandemie und im Jahre 2022 die sprunghaft gestiegene Inflation. Hierdurch wird in vielen Bereichen eine adäquate geriatrische Versorgung zunehmend und nachhaltig in Frage gestellt. Dieser Tendenz muss entsprechend begegnet werden.

wirtschaftliche Situation der Einrichtungen hat sich verschärft

Die geriatrische Versorgung der Kliniken für Geriatrie ist seit vielen Jahren in das fallpauschalierende Vergütungssystem (DRG) eingebunden. Gleichwohl erscheint es zunehmend fraglich, ob damit auch heute noch eine sachgerechte Abbildung der vielschichtigen Behandlungskonstellationen möglich ist. Der gesellschaftspolitische Versorgungsauftrag ist oftmals nicht mit den wirtschaftlichen Anreizen des DRG-Systems kompatibel. Wie in Kapitel 5.1 dargestellt, wäre eine sachgerechtere Vergütung der Leistungen der Kliniken für Geriatrie über das Instrument der »Besonderen Einrichtung« sinnvoll (▶ Kap. 5.1). Der Gesetzgeber ist aufgerufen, diesbezüglich die notwendigen Voraussetzungen zu schaffen. Der alternative Weg über die Partner der Selbstverwaltung erscheint aufgrund der vielschichtigen eigenen Interessen der Selbstverwaltungspartner sowie der langen Entscheidungswege kurz- und mittelfristig nicht umsetzbar und damit nicht zielführend.

Auch in den zurückliegenden Jahren ist die Vergütungssituation geriatrischer Leistungen in Rehabilitationseinrichtungen – stationär wie ambulant – als insgesamt sehr kritisch zu bewerten. Hauptursachen sind die systemweite und strukturelle Unterfinanzierung in diesem Bereich und zum anderen die durch die in der Geriatrie notwendige Personalintensität entstehenden, überproportional hohen Personalkosten. Ein wichtiger

Schritt zu einer angemessenen wirtschaftlichen Basis ist die Aufhebung der Bindung der Vergütungssatzsteigerungen an die Veränderungsrate im Sinne des § 71 SGB V. Gleichwohl sind erst seit wenigen Monaten Entwicklungen zu höheren Vergütungssätzen festzustellen. Auch weiterhin ist es sehr schwer für die einzelne Einrichtung, höhere Vergütungssätze gegenüber den Kostenträgern durchzusetzen, da mit der Belegungssteuerung durch die Krankenkassen bei jeder Vergütungssatzverhandlung ein potenzielles Druckmittel im Raum steht. Auch der Weg über eine Schiedsstellenentscheidung ist schwierig, da diese Verfahren in einigen Bundesländern sehr kostenintensiv sind und z. T. für die Zeit des Verfahrens keine vorläufige Erhöhung der Vergütungssätze vorsehen. Hier wäre es sinnvoll, wenn die gesetzlichen Grundlagen im Sinne einer Evaluation nachgeschärft würden.

finanzielle Mittel müssen an qualitative Strukturvorgaben geknüpft sein

Wichtig ist in diesem Zusammenhang, dass finanzielle Mittel ausschließlich auf der Grundlage verbindlicher struktureller Vorgaben zur Verfügung gestellt werden, um eine qualitativ hochwertige Versorgung sicherzustellen und abweichende Versorgungsstrukturen (etwa in Form sogenannter »Türschildgeriatrien«) abzubauen und zukünftig zu verhindern. Es bleibt abzuwarten, wie die sich abzeichnende verschärfte Finanzlage im Gesundheitswesen sich auf die Versorgung der betagten und hochbetagten Menschen auswirken wird. Da es dieser Bevölkerungsgruppe körperlich schwerfällt, »öffentlich wahrnehmbaren Protest« zu initialisieren, hat hier die Politik eine besondere Fürsorgepflicht.

besondere Fürsorgepflicht der Politik

Verhinderung, Verminderung oder Stabilisierung von Pflegebedürftigkeit

Nachgewiesen ist, dass die geriatrische Behandlung Pflegebedürftigkeit verhindern, verzögern oder mildern kann. Es wäre sinnvoll, durch eine umfassende gesundheitsökonomische Studie in Deutschland, die die wirtschaftlichen Auswirkungen einer suffizienten geriatriespezifischen Behandlung und der damit für den Betroffenen gewonnenen Selbständigkeit und Lebensqualität im Gesamtzusammenhang würdigt, diese Thematik weiter zu evaluieren. Die dargestellten Modellrechnungen zeigen sehr deutlich, dass eine erfolgreiche geriatriespezifische Versorgung im Sinne der Verhinderung bzw. Minderung der Pflegebedürftigkeit volkswirtschaftlich Potenziale im relevanten Ausmaß heben kann. Zukünftig wird dieser gesamtgesellschaftliche ökonomische Aspekt noch stärker an Bedeutung gewinnen. Es ist daher dringend geboten, dass dieser Effekt sich auch für die Krankenkassen wirtschaftlich auszahlt, wenn sie entsprechende Maßnahmen im Bereich des SGB V veranlassen bzw. finanzieren. Insofern ist ein Ausgleich zwischen Kranken- und Pflegeversicherung einzuführen. Dabei sollte der Gesetzgeber seine Gestaltungsmöglichkeiten unter Betrachtung gesamtökonomischer Effekte einsetzen. In diesem Sinne sollte zudem geprüft werden, ob den Pflegekassen ermöglicht werden soll, auch als Rehabilitationsträger agieren zu können. Erst

Minderung der Pflegebedürftigkeit durch erfolgreiche geriatriespezifische Versorgung hat großes Potenzial

Verzahnung von GKV und Pflegeversicherung zu prüfen

über diese beiden Wege lässt sich eine direkte sozialrechtliche Verantwortung zur Umsetzung des Grundsatzes »Rehabilitation vor Pflege« herstellen.

Gesetzliche Regelungen wie z. B. das Intensivpflege- und Rehabilitationsstärkungsgesetz (IPReG) sachgerecht ergänzen

Wie aufgezeigt, sind in den vergangenen Jahren viele gesetzliche Regelungen geschaffen worden, die unmittelbar oder zumindest mittelbar die Geriatrie betreffen. Nicht immer sind dabei alle Facetten der zu regelnden Materie ausreichend im Gesetz abgebildet, sodass die gesetzlichen Regelungen nur teilweise oder auch gar nicht ihre vom Gesetzgeber zugedachte Regelungswirkung entfalten können. Zudem ist, wie bereits oben am Beispiel der Schiedsstellen im Rehabilitationsbereich, teilweise eine Ergänzung der gesetzlichen Grundlagen notwendig, um die angestrebten ordnungspolitischen Ziele zu erreichen.

«Nachbesserung» bei gesetzlichen Regelungen notwendig

Ein weiteres sehr prägnantes Beispiel ist das IPReG. Dieses sieht u. a. vor, dass die Spitzenverbände der Leistungserbringer mit dem GKV-Spitzenverband Rahmenempfehlungen vereinbaren, die das Nähere zu Inhalt, Umfang und Qualität der Rehabilitationsleistungen, den Grundsätzen einer leistungsgerechten Vergütung und ihren Strukturen sowie den Anforderungen an das Nachweisverfahren regeln. In der Gesetzesbegründung wird ein sehr weitreichender Verhandlungsauftrag zu den genannten Themen beschrieben. Problematisch wird es jedoch, wenn dieser in die Praxis umgesetzt werden soll. So sind z. B. viele Abgrenzungsfragen u. a. zu bereits bestehenden Rahmenempfehlungen oder zu den Verhandlungsbefugnissen der Landesverbände der Krankenkassen auf Landesebene völlig offen und werden vom Gesetzestext nicht geregelt. Dies hat zur Konsequenz, dass in den Verhandlungen bei vielen Themen eine Lösung mit dem Hinweis auf die (vorgeblich) nicht ausreichende Regelungsbefugnis verhindert wird. So wird es nahezu unmöglich, in den Rahmenempfehlungen wirklich wirksame Regelungen zu vereinbaren. Dies betrifft insbesondere die Geriatrie mit ihrem erhöhten Regelungsbedarf, da diese im Gegensatz zu anderen Indikationen ausschließlich im Bereich des SGB V und nicht parallel z. B. auch im SGB VI mit den dort niedergelegten Regelungen angesiedelt ist. Insoweit ist das IPReG ein gutes Beispiel für den z. T. dringenden Konkretisierungsbedarf von grundsätzlich sinnvollen bestehenden gesetzlichen Regelungen.

12.3 Ausblick

geriatriespezifische Prävention sinnvoll und notwendig

In Zukunft muss auch im Bereich der Geriatrie neben der Weiterentwicklung der Versorgungsstrukturen stärker als bisher die zielgerichtete Prävention ausgebaut bzw. entwickelt werden. Geriatriespezifische Präventionsangebote sind in der heutigen Versorgungslandschaft wenig entwickelt und für den betagten bzw. hochbetagten Menschen kaum wahrnehmbar. In dieser Situation bekommen standarisierte, flächendeckende und regelmäßige Präventionsangebote eine besondere Bedeutung, da damit die Wahrnehmbarkeit und letztlich das Bewusstsein für diese Angebote geschaffen werden können. Ein gutes Beispiel ist die in ▶ Kap. 3.7 beschriebene »Ü75«-Untersuchung, die zukünftig diese Funktion übernehmen könnte.

Geriatrisierung der Gesundheitsversorgung

Die Geriatrisierung der Gesundheitsversorgung, d. h. des deutschen Gesundheitssystems, wird sich angesichts der demografischen Entwicklung weiter fortsetzen. Es wird Aufgabe der Geriatrie sein, auf Basis der altersmedizinischen Kompetenz hier die entsprechenden Impulse auszusenden und gemeinsam mit anderen Fachbereichen diese Entwicklung zu gestalten. Es wäre falsch, in allen medizinischen Fachbereichen eigene altersassoziierte Versorgungswege aufzubauen, vielmehr bedarf es einer zielgerichteten fachlichen Kooperation mit der Geriatrie und zugleich einer darauf angepassten Verzahnung der jeweiligen Versorgungsstrukturen.

Aus- und Weiterbildungsstrukturen müssen weiterentwickelt werden

Die heutigen Aus- und Weiterbildungsstrukturen im Bereich der Geriatrie werden den zukünftigen Herausforderungen noch nicht gerecht. Auf allen Ebenen und in allen Berufsgruppen muss diese deutlich intensiviert werden. Es bedarf u. a. einer Harmonisierung der ärztlichen Qualifikationsmöglichkeiten, der kurzfristigen Schaffung eines eigenen Facharztes für Geriatrie sowie der Förderung der fachspezifischen Ausbildung bzw. Weiterbildung aller Professionen des geriatrischen Teams. Dies bedarf zudem einer regelhaften Abbildung der Geriatrie an Universitäten.

Geriatrie ist Grund- und Regelversorgung

Geriatrie ist Teil der Grund- und Regelversorgung, wobei diese Begriffe nicht ausschließlich im engeren Sinne der Krankenhausversorgung zu verstehen sind. Eine geriatriespezifische Versorgung geriatrischer Patientinnen und Patienten ist die (fach-)medizinisch indizierte und komplexe Versorgung auf allen Ebenen. Vor diesem Hintergrund darf diese in einer pandemischen Lage auch nicht teilweise oder sogar vollständig zur Disposition gestellt werden. Ein zentraler Baustein für die zukunftsgerechte Ausgestaltung dieser Grund- und Regelversorgung ist die unverzügliche Planung zum Ausbau der geriatriespezifischen Versorgungskapazitäten und deren Finanzierung gemäß dem in dieser Auflage des Weißbuchs Geriatrie vorgestellten Geriatriekonzept.

> Die zukünftige medizinische Versorgung von betagten und hochbetagten Menschen mit einem geriatrischen Behandlungsbedarf ist eine

gemeinsame gesellschaftliche Aufgabe von Politik, Kostenträgern und Leistungserbringern. Diese gesellschaftliche Herausforderung ist weiterhin drängend. Die entsprechenden Weichen müssen heute gestellt werden, wie in den nächsten fünf bis zehn Jahren dem demografischen Wandel und den damit verbundenen Anforderungen an das Gesundheitssystem begegnet werden soll. Der Geriatrie kommt hierbei eine zentrale Rolle zu.

Anhang

A. Der Bundesverband Geriatrie e. V.

Der Bundesverband Geriatrie e. V. (BV Geriatrie) ist ein bundesweit tätiger Spitzenverband im Gesundheitswesen und die politische Interessenvertretung der Leistungserbringer der stationären, teilstationären, ambulanten sowie mobilen Versorgung geriatrischer, das bedeutet betagter, hochbetagter und zugleich multimorbider, Patientinnen und Patienten. Die knapp 400 Mitgliedseinrichtungen mit über 20.000 Betten beziehungsweise Behandlungsplätzen befinden sich in privater, freigemeinnütziger sowie öffentlicher Trägerschaft und stehen unter der Leitung eines Geriaters.

Der BV Geriatrie ist an der aktiven Gestaltung des Gesundheitssystems durch die Mitarbeit in einer Vielzahl offizieller Gremien und Arbeitsgruppen beteiligt. Der sachgerechte Auf- und Ausbau geriatriespezifischer Versorgungsstrukturen, die Weiterentwicklung von Maßnahmen der Qualitätssicherung und die angemessene Finanzierung der Versorgung geriatrischer Patientinnen und Patienten sind Schwerpunkte in der Arbeit des BV Geriatrie. Unter anderem die konsequente Umsetzung des Grundsatzes »Rehabilitation vor und bei Pflege« und die demografische Entwicklung sowie ihre Auswirkungen sind dabei maßgebliche Herausforderungen der Zukunft. Der Verband ist als Verein mit 15 Landesverbänden organisiert.

Zentrale Themen und Ziele

Die politische Arbeit ist ein Schwerpunkt in den Aktivitäten des BV Geriatrie. Der Verband bringt die Anliegen seiner Mitglieder in allen Phasen gesundheitspolitischer Entscheidungsprozesse ein und vertritt diese gegenüber Institutionen und Akteuren aus Gesundheitswesen, Selbstverwaltung und Öffentlichkeit. Ziel ist es, die fachspezifische beziehungsweise sektorenübergreifende geriatrische Versorgung zu fördern. Als qualitätsorientierter Trägerverband steht der BV Geriatrie für höchste Versorgungsqualität, die durch Visitationen vor und während einer Mitgliedschaft gesichert wird. Das bedeutet, dass einrichtungsspezifische Strukturen und Prozesse begutachtet werden. Dieses Verfahren stellt eine Besonderheit in der Vereinslandschaft dar. Darüber hinaus ist der Verband Herausgeber des Qualitätssiegels Geriatrie, einem speziellen Qualitätsmanagementverfahren für geriatriespezifische Einrichtungen sowie dem zertifizierten Fort- und Weiterbildungsprogramm »ZERCUR GERIATRIE®« für Mitglieder des multiprofessionellen Behandlungsteams. Der BV Geriatrie setzt sich für eine bedarfs- und leistungsgerechte Vergütung im akutmedizinischen, frührehabilitativen und rehabilitativen Bereich ein, unterstützt die Zusammenarbeit der Mitgliedseinrichtungen untereinander, berät seine Mitglieder fachlich-inhaltlich sowie juristisch und ist mit Fachgesellschaften und Verbänden der Leistungserbringer und -träger vernetzt.

B. Verzeichnis der Mitgliedseinrichtungen des Bundesverbandes Geriatrie e. V.

Name der Einrichtung	Ort
Baden-Württemberg	
Agaplesion Bethanien Krankenhaus Heidelberg gGmbH	Heidelberg
Agaplesion Bethesda Klinik Ulm gGmbH	Ulm
Bad Sebastiansweiler GmbH	Mössingen
Casana amb. Rehabilitation und Prävention GmbH & Co. KG	Mannheim
Diako Mannheim gGmbH	Mannheim
Geriatrische Rehabilitationsklinik Ehingen	Ehingen
Geriatrische Reha-Klinik Bethel Welzheim gGmbH	Welzheim
Göppinger Rehaklinik im Christophsbad	Göppingen
GRN Klinik für Geriatrische Rehabilitation Sinsheim	Sinsheim
Heilig-Geist-Spital Ravensburg	Ravensburg
Johannesklinik Bad Wildbad	Bad Wildbad
Klinikum Crailsheim	Crailsheim
Kreiskliniken Böblingen gGmbH – Kliniken Sindelfingen	Sindelfingen
Kreiskliniken Reutlingen GmbH	Bad Urach
m&i-Fachkliniken Hohenurach GmbH	Bad Urach
MediClin Rehazentrum Gernsbach	Gernsbach
Ortenau Klinikum Offenburg-Kehl	Offenburg
Robert-Bosch-Krankenhaus	Stuttgart
Sana Klinik Bethesda Stuttgart gGmbH	Stuttgart
Schwarzwaldkliniken Bad Krozingen	Bad Krozingen
Siloah St. Trudpert-Klinikum Pforzheim	Pforzheim
Sophie-Luisen-Klinik Bad Rappenau	Bad Rappenau
Tropenklinik Paul-Lechler-Krankenhaus gGmbH	Tübingen
Universitätsklinikum Freiburg	Freiburg
ViDia Christliche Kliniken Karlsruhe	Karlsruhe

B. Verzeichnis der Mitgliedseinrichtungen des Bundesverbandes Geriatrie e. V.

Name der Einrichtung	Ort
Bayern	
Asklepios Fachkliniken München-Gauting	Gauting
AWO Geriatrische Rehabilitationsklinik	Würzburg
Benedictus Krankenhaus Feldafing GmbH & Co. KG	Feldafing
Diakoniewerk München-Maxvorstadt	München
Geriatriezentrum Neuburg GmbH	Neuburg
Geriatriezentrum Würzburg im Bürgerspital	Würzburg
Geriatrische Reha-Klinik der Hessing Stiftung	Augsburg
Gesundheitsbetriebe Dr. N. Netzer GmbH – Fachklinik Bruckmühl für Geriatrische Rehabilitation	Bruckmühl
Helios Amper-Klinik Indersdorf	Markt Indersdorf
Ilmtalklinik Pfaffenhofen	Pfaffenhofen
Klinik Bad Windsheim	Bad Windsheim
Klinik Eichstätt	Eichstätt
Klinik Oberammergau – Zentrum für Rheumatologie, Orthopädie und Schmerztherapie	Oberammergau
Kliniken Süd Ost Bayern AG – Kreisklinik Berchtesgaden	Berchtesgaden
Klinikum Ansbach	Ansbach
Klinikum Aschaffenburg	Aschaffenburg
Klinikum Coburg GmbH	Coburg
Klinikum Forchheim – Klinik Fränkische Schweiz gGmbH	Ebermannstadt
Klinikum Garmisch-Partenkirchen	Garmisch-Partenkirchen
Klinikum Landshut gGmbH	Landshut
Klinikum Main-Spessart – Krankenhaus Marktheidenfeld	Marktheidenfeld
Klinikum Nürnberg Nord	Nürnberg
Klinikum St. Marien Amberg	Amberg
Krankenhaus Agatharied	Hausham
Krankenhaus Barmherzige Brüder München	München
Krankenhaus Barmherzige Brüder Regensburg	Regensburg
Krankenhaus Martha-Maria	Nürnberg
Krankenhaus Neuwittelsbach Fachklinik für Innere Medizin	München
Krankenhaus Rummelsberg GmbH	Schwarzenbruck

B. Verzeichnis der Mitgliedseinrichtungen des Bundesverbandes Geriatrie e. V.

Name der Einrichtung	Ort
Krankenhaus St. Josef	Schweinfurt
Kreisklinik Trostberg	Trostberg
Kreiskliniken des Landkreises Mühldorf a. Inn GmbH – Klinik Haag	Haag
KWA Klinik Stift Rottal	Bad Griesbach im Rottal
Malteser Waldkrankenhaus St. Marien gGmbH	Erlangen
MediClin Reha-Zentrum Roter Hügel	Bayreuth
Mittelbayrisches Rehabilitationszentrum	Bad Kötzting
München Klinik gGmbH – Klinikum Neuperlach	München
Nürnberg Stift	Nürnberg
Reha-Klinik Allgäu GmbH	Sonthofen
Schlossklinik Rottenburg	Rottenburg
St. Johannes Klinik Auerbach	Auerbach / Oberpfalz
VAMED Rehaklinik Berching GmbH	Berching
Zentrum der Altersmedizin der Sozialstiftung Bamberg	Bamberg
Berlin	
Alexianer St. Hedwig Kliniken	Berlin
Auguste-Viktoria-Klinikum	Berlin
Caritas-Klinik Dominikus Berlin-Reinickendorf	Berlin
DRK Kliniken Berlin-Köpenick	Berlin
DRK Kliniken Berlin-Westend	Berlin
Ev. Johannesstift Wichernkrankenhaus gGmbH	Berlin
Ev. Krankenhaus Hubertus	Berlin
Ev. Krankenhaus Königin Elisabeth Herzberge gGmbH	Berlin
Ev. Waldkrankenhaus Spandau, Krankenhausbetriebs gGmbH	Berlin
Helios Klinikum Berlin-Buch	Berlin
Johannesstift Diakonie – Evangelisches Geriatriezentrum Berlin gGmbH	Berlin
Krankenhaus Bethel Berlin	Berlin
Malteser-Krankenhaus Berlin-Charlottenburg	Berlin
St. Joseph Krankenhaus Berlin	Berlin
St. Marien-Krankenhaus Berlin	Berlin

B. Verzeichnis der Mitgliedseinrichtungen des Bundesverbandes Geriatrie e.V.

Name der Einrichtung	Ort
Vitanas Klinik für Geriatrie Märkisches Viertel	Berlin
Vivantes Ida-Wolff-Krankenhaus GmbH	Berlin
Vivantes Wenckebach-Klinikum	Berlin
Brandenburg	
Caritas-Klinik St. Marien Brandenburg	Brandenburg
Carl-Thiem-Klinikum Cottbus gGmbH	Cottbus
Ernst von Bergmann Klinik Bad Belzig gGmbH	Bad Belzig
Ev. Krankenhaus Luckau gGmbH	Luckau
Ev. Krankenhaus Ludwigsfelde-Teltow	Ludwigsfelde
Ev. Krankenhaus Lutherstift Standort Frankfurt (Oder)	Frankfurt/Oder
Evangelisches Diakonissenhaus Berlin Teltow Lehnin	Kloster Lehnin
Evangelisches Zentrum für Altersmedizin GmbH	Potsdam
Havelland Kliniken GmbH	Rathenow
Klinikum Ernst von Bergmann gGmbH	Potsdam
KMG Kliniken Mitte GmbH – Klinikum Pritzwalk	Pritzwalk
Oberhavel Kliniken GmbH	Hennigsdorf
Ruppiner Kliniken GmbH	Neuruppin
Sana Kliniken Niederlausitz gGmbH	Senftenberg
Sana Krankenhaus Gottesfriede Woltersdorf	Woltersdorf
Städtisches Krankenhaus Eisenhüttenstadt GmbH	Eisenhüttenstadt
Bremen	
Klinikum Bremen-Nord gGmbH	Bremen
Klinikum Bremen-Ost gGmbH	Bremen
Klinikum Bremerhaven Reinkenheide gGmbH	Bremerhaven
Krankenhaus St. Joseph-Stift GmbH	Bremen
Residenz-Reha-Kliniken GmbH	Bremen
Hamburg	
Agaplesion Bethesda Krankenhaus Bergedorf gGmbH	Hamburg
AGAPLESION DIAKONIEKLINIKUM HAMBURG gemeinnützige GmbH	Hamburg
Albertinen-Haus Hamburg	Hamburg
Asklepios Klinik Nord – Ochsenzoll	Hamburg
Asklepios Klinik Wandsbek	Hamburg

B. Verzeichnis der Mitgliedseinrichtungen des Bundesverbandes Geriatrie e. V.

Name der Einrichtung	Ort
Asklepios Westklinikum Hamburg GmbH	Hamburg
Ev. Amalie Sieveking Krankenhaus Hamburg	Hamburg
Evangelisches Krankenhaus Alsterdorf gGmbH	Hamburg
Katholisches Marienkrankenhaus gGmbH	Hamburg
Schön-Klinik Hamburg	Hamburg
Wilhelmsburger Krankenhaus Groß-Sand gGmbH	Hamburg
Hessen	
Agaplesion Diakonie Kliniken Kassel gGmbH	Kassel
Agaplesion Elisabethenstift gGmbH	Darmstadt
Agaplesion Markus Krankenhaus	Frankfurt/Main
Asklepios Klinik Seligenstadt	Seligenstadt
Asklepios Paulinen Klinik	Wiesbaden
Asklepios Schwalm-Eder Kliniken GmbH	Schwalmstadt
Diakonie-Krankenhaus Wehrda	Marburg
Evangelisches Krankenhaus Gesundbrunnen	Hofgeismar
Gesundheitszentrum Odenwald GmbH	Erbach
GPR-Gesundheits- und Pflegezentrum Rüsselsheim gGmbH	Rüsselsheim
Helios Kliniken Kassel	Kaufungen
Herz-Jesu-Krankenhaus Fulda gGmbH	Fulda
Hessenklinik Stadtkrankenhaus Korbach gGmbH	Korbach
Hessische Berglandklinik Koller GmbH	Bad Endbach
Hochtaunus-Kliniken gGmbH Bad Homburg/Usingen	Bad Homburg v. d. Höhe
Ketteler Krankenhaus gGmbH	Offenbach
Kliniken des Main-Taunus Kreises GmbH	Hofheim
Klinikum Bad Hersfeld GmbH	Bad Hersfeld
Klinikum Frankfurt-Höchst GmbH	Frankfurt/Main
Klinikum Werra-Meißner GmbH – Zentrum für Geriatrie	Eschwege
Klinikum Wetzlar-Braunfels	Braunfels
Krankenhaus Eichhof	Lauterbach
Kreiskliniken Darmstadt-Dieburg	Groß-Umstadt
Kreiskrankenhaus Bürgerhospital Friedberg	Friedberg/H.

B. Verzeichnis der Mitgliedseinrichtungen des Bundesverbandes Geriatrie e. V.

Name der Einrichtung	Ort
Kreiskrankenhaus des Vogelsbergkreises in Alsfeld GmbH	Alsfeld
Kreiskrankenhaus Weilburg gGmbH	Weilburg
Main-Kinzig-Kliniken gGbmH	Schlüchtern
Otto-Fricke-Krankenhaus Paulinenberg GmbH	Bad Schwalbach
Sankt Katharinen-Krankenhaus GmbH	Frankfurt/Main
St. Elisabethen-Krankenhaus	Frankfurt/Main
St. Josefs Krankenhaus Gießen	Gießen
St. Marienkrankenhaus Lampertheim	Lampertheim
St. Vinzenz-Krankenhaus Hanau gGmbH	Hanau
Mecklenburg-Vorpommern	
Bethesda Klinik GmbH	Neubrandenburg
Kreiskrankenhaus Wolgast gGmbH	Wolgast
MEDIAN Klinik	Bad Sülze
MEDIGREIF Parkklinik GmbH	Greifswald
Sana HANSE-Kinikum Wismar GmbH	Wismar
Tessinum GmbH	Tessin
Zentrum für Altersmedizin	Ueckermünde
Niedersachsen	
Agaplesion Diakonieklinikum Rotenburg gGmbH	Rotenburg (Wümme)
Allgemeines Krankenhaus Celle	Celle
Bonifatius Hospital	Lingen/Ems
DIAKOVERE Henriettenstift gGmbH	Hannover
DianaKlinik und Reha-Zentrum	Bad Bevensen
DRK-Krankenhaus Clementinenhaus	Hannover
Evangelisches Krankenhaus Göttingen-Weende e. V.	Göttingen
Gesundheits- und Pflegeeinrichtungen Lindenbrunn e. V.	Coppenbrügge
Helios Kliniken Mittelweser GmbH Stolzenau	Stolzenau
Helios Klinikum Hildesheim	Hildesheim
Johanniter Krankenhaus Gronau GmbH	Gronau/Leine
Klinik Niedersachsen Erwin Röver GmbH & Co. KG	Bad Nenndorf
Klinikum Leer gGmbH	Leer
Klinikum Lüneburg gGmbH	Lüneburg

B. Verzeichnis der Mitgliedseinrichtungen des Bundesverbandes Geriatrie e. V.

Name der Einrichtung	Ort
Klinikum Oldenburg gGmbH	Oldenburg
Klinikum Osnabrück GmbH	Osnabrück
Klinikum Region Hannover	Langenhagen
Klinikum Wilhelmshaven	Wilhelmshaven
Krankenhaus Buchholz i. d. Nordheide	Buchholz
Krankenhaus Land Hadeln Otterndorf GmbH	Otterndorf
m&i – Klinikgesellschaft Bad Pyrmont GmbH	Bad Pyrmont
Median Reha Zentrum Gyhum GmbH & Co. KG	Gyhum
Mediclin Klinikum Soltau	Soltau
Niels-Stensen-Kliniken-Christliches Klinikum Melle	Melle
OsteMed Klinik Bremervörde	Bremervörde
Rehabilitationszentrum Oldenburg GmbH	Oldenburg
St. Bernward Krankenhaus Hildesheim	Hildesheim
St. Johannes Hospital Varel	Varel
St. Josefs Hospital Cloppenburg gGmbH	Cloppenburg
St. Marien-Hospital Friesoythe	Friesoythe
St. Marienhospital Vechta gGmbH	Vechta
St. Martini gGmbH	Duderstadt
St. Franziskus-Hospital Lohne gGmbH	Lohne
Städtisches Klinikum Braunschweig gGmbH	Braunschweig
Ubbo-Emmius-Klinik gGmbH	Aurich
VAMED Rehaklinik Bad Salzdetfurth	Bad Salzdetfurth
Nordrhein-Westfalen	
Alexianer Krefeld GmbH	Krefeld
Alexianer Tönisvorst GmbH	Tönisvorst
Alfried Krupp Krankenhaus Essen	Essen
AMEOS Klinikum St. Clemens Oberhausen	Oberhausen
Asklepios Weserbergland-Klinik Höxter	Höxter
Augusta-Kranken-Anstalt gGmbH Bochum-Linden	Bochum
Brabenderklinik	Zülpich
Christophorus-Kliniken	Nottuln
Diakonie-Klinikum – Jung-Stilling Krankenhaus	Siegen
Dreifaltigkeits-Hospital gem. GmbH	Lippstadt

B. Verzeichnis der Mitgliedseinrichtungen des Bundesverbandes Geriatrie e. V.

Name der Einrichtung	Ort
Elisabeth-Krankenhaus GmbH	Recklinghausen
Elisabeth-Krankenhaus GmbH	Gelsenkirchen
Ev. Kliniken Bonn gGmbH – Johanniter Krankenhaus	Bonn
Ev. Krankenhaus Enger gGmbH	Enger
Ev. Krankenhaus Oberhausen GmbH	Oberhausen
Ev. Krankenhaus Witten gGmbH	Witten
Evangelisches Klinikum Bethel gGmbH	Bielefeld
Evangelisches Krankenhaus Castrop-Rauxel	Castrop-Rauxel
Evangelisches Krankenhaus Kalk gGmbH	Köln
Evangelisches Krankenhaus Mülheim	Mülheim a. d. Ruhr
Evangelisches Lukas-Krankenhaus Gronau gGmbH	Gronau
EVK Münster – Alexianer Johannisstift GmbH	Münster
Fachkrankenhaus Kloster Grafschaft GmbH	Schmallenberg
Gemeinschaftskrankenhaus Bonn St. Elisabeth – St. Petrus-St. Johannes gGmbH	Bonn
Geriatrische Klinik Luisenhospital	Aachen
Gertrudis Hospital Westerholt	Herten
GFO Klinik Engelskirchen	Engelskirchen
GFO Kliniken Niederrhein – Betriebsstätte St. Vinzenz-Hospital Dinslaken	Dinslaken
GFO Kliniken Rhein-Berg	Bergisch-Gladbach
HELIOS Cäcilien-Hospital Hüls	Krefeld
Helios Klinik Attendorn	Attendorn
Helios Klinik Duisburg Homberg	Duisburg
Helios Klinikum Bonn/Rhein-Sieg	Bonn
Helios Klinikum Niederberg GmbH	Velbert
HELIOS Marien Klinik	Duisburg
Helios-Klinikum Warburg GmbH	Warburg
Hermann-Josef-Krankenhaus	Erkelenz
Hüttenhospital gGmbH	Dortmund
Jakobi Krankenhaus	Rheine
Johannes-Wesling Klinikum Minden	Minden
Johanniter-Ordenshäuser Bad Oeynhausen gemGmbH	Bad Oeynhausen

B. Verzeichnis der Mitgliedseinrichtungen des Bundesverbandes Geriatrie e. V.

Name der Einrichtung	Ort
Kath. Klinikum Essen GmbH	Essen
Kath. Krankenhaus Hagen gem. GmbH	Hagen
Katholische Kliniken Ruhrhalbinsel	Hattingen
Katholisches Klinikum Bochum gGmbH	Bochum
Katholisches Krankenhaus im Siebengebirge	Bad Honnef
KEM/Ev. Kliniken Essen-Mitte – Ev. Krankenhaus Essen-Steele	Essen
KKRN Katholische Kliniken Ruhrgebiet Nord GmbH – St. Sixtus-Hospital Haltern am See	Haltern am See
KKRN Katholisches Klinikum Ruhrgebiet Nord GmbH – St. Elisabeth Krankenhaus	Dorsten
Klinik Maria Frieden Telgte	Telgte
Klinik Quellenhof GmbH – Zentrum für Rehabilitative Medizin	Bad Sassendorf
Klinikum Bielefeld gGmbH	Bielefeld
Klinikum Dortmund gGmbH	Dortmund
Klinikum Hochsauerland GmbH – St. Johannes Hospital	Arnsberg
Klinikum Lippe GmbH	Lemgo
Klinikum Stadt Soest gGmbH	Soest
Klinikum Vest	Marl
Klinikum Westmünsterland GmbH – St. Marien-Hospital Borken	Borken
Klinikverbund St. Antonius und St. Josef GmbH	Wuppertal
KLW St. Paulus GmbH – St.-Marien-Hospital Lünen	Lünen
Krankenhaus Elbroich	Düsseldorf
Krankenhaus Neuwerk »Maria von den Aposteln«	Mönchengladbach
Krankenhaus St. Hildegardis Köln	Köln
LWL-Klinikum Gütersloh	Gütersloh
Marien Hospital Herne	Herne
Marienhospital Bottrop gGmbH	Bottrop
Marienhospital Brühl	Brühl
Marien-Hospital gGmbH	Wesel
MKS St. Paulus GmbH	Schwerte
Reha-Zentrum Reuterstraße	Bergisch-Gladbach

B. Verzeichnis der Mitgliedseinrichtungen des Bundesverbandes Geriatrie e. V.

Name der Einrichtung	Ort
Rheinland Klinikum Elisabethkrankenhaus Grevenbroich	Grevenbroich
Rheinland Klinikum Neuss GmbH – Lukaskrankenhaus	Neuss
Sana Fabricius-Klinik Remscheid GmbH	Remscheid
Sana Kliniken Duisburg GmbH	Duisburg
Sana Krankenhaus Radevormwald gGmbH	Radevormwald
St. Elisabeth Krankenhaus Jülich GmbH	Jülich
St. Elisabeth-Hospital	Mettingen
St. Elisabeth-Hospital Beckum GmbH	Beckum
St. Elisabeth-Hospital Gütersloh	Harsewinkel
St. Franziskus Stiftung Münster – Maria-Josef Hospital Greven	Greven
St. Franziskus-Hospital Winterberg gGmbH	Winterberg
St. Irmgardis Krankenhaus Süchteln GmbH	Viersen
St. Johannisstift Ev. Krankenhaus Paderborn GmbH	Paderborn
St. Josef Krankenhaus	Moers
St. Josef Krankenhaus Wiesdorf	Leverkusen
St. Josef-Hospital	Gelsenkirchen-Horst
St. Josef-Hospital GmbH	Xanten
St. Laurentius Stift	Waltrop
St. Lukas Klinik GmbH	Solingen
St. Marien-Hospital gGmbH	Düren
St. Marien-Hospital Hamm gGmbH	Hamm
St. Marien-Hospital Köln	Köln
St. Marien-Hospital Lüdinghausen GmbH	Lüdinghausen
St. Marien-Hospital Mülheim an der Ruhr	Mülheim an der Ruhr
St. Marien-Krankenhaus Ahaus-Vreden	Vreden
St. Martinus-Krankenhaus Düsseldorf	Düsseldorf
St. Rochus Krankenhaus	Steinheim (Westfalen)
St. Willibrord-Spital Emmerich-Rees gGmbH	Emmerich
St.-Elisabeth-Krankenhaus	Dortmund
St.-Marien-Hospital Marsberg	Marsberg

B. Verzeichnis der Mitgliedseinrichtungen des Bundesverbandes Geriatrie e. V.

Name der Einrichtung	Ort
Städtische Klinken Mönchengladbach GmbH	Mönchengladbach
Städtisches Krankenhaus Maria-Hilf Brilon gGmbH	Brilon
Stiftungsklinikum PROSELIS gGmbH, Standort Prosper-Hospital	Recklinghausen
UKM Marienhospital Steinfurt GmbH	Steinfurt
Rheinland-Pfalz	
Diakonissen-Stiftungskrankenhaus	Speyer
DRK Krankenhaus Alzey	Alzey
Edith-Stein Fachklinik	Bad Bergzabern
Gemeinschaftsklinikum Mittelrhein	Koblenz
Geriatrische Fachklinik Rheinhessen-Nahe	Bad Kreuznach
Katholisches Klinikum Montabaur	Montabaur
Klinikum Landau Südliche Weinstraße	Annweiler
Klinikum Mutterhaus der Borromäerinnen gGmbH	Trier
Klinikum Worms gGmbH	Worms
Marienhaus Klinikum im Kreis Ahrweiler – Brohltal-Klinik St. Josef	Burgbrohl
Marienhaus Klinikum im Kreis Ahrweiler – Krankenhaus Maria Hilf	Bad Neuenahr-Ahrweiler
Marienhaus Klinikum Mainz GmbH	Mainz
Marienkrankenhaus Cochem GmbH	Cochem
St. Marien- u. St. Annastiftskrankenhaus	Ludwigshafen
Vereinigte Hospitien	Trier
Westpfalz-Klinikum GmbH Standort IV Rockenhausen	Rockenhausen
Saarland	
Caritas Klinikum Saarbrücken St. Theresia	Saarbrücken
DRK Klinik Mettlach	Mettlach
Fachklinik St. Hedwig Illingen	Illingen
Kreiskrankenhaus St. Ingbert GmbH	St. Ingbert
Marienhaus Klinikum St. Wendel-Ottweiler	St. Wendel
SHG Kliniken Sonnenberg	Saarbrücken
St. Nikolaus Hospital	Wallerfangen

B. Verzeichnis der Mitgliedseinrichtungen des Bundesverbandes Geriatrie e. V.

Name der Einrichtung	Ort
Sachsen	
DRK Krankenhaus Chemnitz-Rabenstein	Chemnitz
Elblandklinikum Riesa	Riesa
Fachkliniken für Geriatrie Radeburg GmbH	Radeburg
Heinrich-Braun-Klinikum gGmbH	Zwickau
Helios Klinikum Aue	Aue
Helios Klinikum Pirna GmbH	Pirna
HELIOS Park-Klinikum Leipzig	Leipzig
Helios Weißeritztal-Kliniken GmbH – Klinikum Freital	Freital
Kliniken Erlabrunn gGmbH	Erlabrunn
Klinikum »St. Georg« gGmbH	Leipzig
Klinikum Chemnitz gGmbH	Chemnitz
Klinikum Görlitz gGmbH	Görlitz
Krankenhaus St. Joseph-Stift	Dresden
Kreiskrankenhaus Freiberg gGmbH	Freiberg
Lausitzer Seenland Klinikum GmbH	Hoyerswerda
Sana Geriatriezentrum Zwenkau GmbH	Zwenkau
Sana Kliniken Leipziger Land	Borna
St. Elisabeth Krankenhaus Leipzig gGmbH	Leipzig
Städtisches Klinikum Dresden – Standort Löbtau	Dresden
Städtisches Klinikum Dresden – Standort Neustadt	Dresden
Sachsen-Anhalt	
AGR Senioren-Rehakomplex	Schönebeck
Altmark Klinikum gGmbH	Gardelegen
AMEOS Klinikum Staßfurt	Staßfurt
Asklepios Kliniken Weißenfels-Hohenmölsen GmbH	Weißenfels
Carl-von-Basedow-Klinikum Saalekreis gGmbH	Querfurt
Diakoniekrankenhaus Halle gGmbH – Diakoniewerk Halle	Halle
Evangelisches Krankenhaus Paul Gerhard Stift	Lutherstadt Wittenberg
Gesundheitszentrum Bitterfeld-Wolfen gGmbH – Klinikum Bitterfeld	Bitterfeld
HELIOS Klinik Lutherstadt Eisleben und Hettstedt GmbH	Lutherstadt Eisleben

B. Verzeichnis der Mitgliedseinrichtungen des Bundesverbandes Geriatrie e. V.

Name der Einrichtung	Ort
HELIOS Klinik Sangerhausen	Sangerhausen
Johanniter-Krankenhaus Genthin-Stendal GmbH	Stendal
Klinikum Quedlinburg	Quedlinburg
Median Saale Klinik Bad Kösen II GmbH & Co. KG Berlin	Bad Kösen
Pfeiffersche Stiftungen Magdeburg-Cracau	Magdeburg
Saale-Krankenhaus Calbe GmbH	Calbe/Saale
SRH Klinikum Burgenlandkreis GmbH Klinikum Naumburg	Naumburg
Städtisches Klinikum Dessau	Dessau
Schleswig-Holstein	
AMEOS Krankenhausgesellschaft Ostholstein mbH – Klinik Middelburg	Süsel-Middelburg
AMEOS Krankenhausgesellschaft Ostholstein mbH – Klinik Oldenburg	Oldenburg i.H.
Asklepios Klinik Bad Oldesloe	Bad Oldesloe
DRK-Therapiezentrum Marli GmbH Krankenhaus Rotes Kreuz Lübeck	Lübeck
Friedrich-Ebert-Krankenhaus Neumünster GmbH	Neumünster
imland Klinik Rendsburg	Rendsburg
Johanniter Klinik für Geriatrie Geesthacht	Geesthacht
Klinik für Geriatrie Ratzeburg GmbH	Ratzeburg
Klinikum Bad Bramstedt GmbH	Bad Bramstedt
Klinikum Itzehoe	Itzehoe
Klinikum Nordfriesland gGmbH	Husum
Malteser Krankenhaus St. Franziskus-Hospital	Flensburg
Regio Kliniken GmbH – Klinikum Elmshorn	Elmshorn
Sankt Elisabeth Krankenhaus Eutin GmbH	Eutin
Städtisches Krankenhaus Kiel GmbH	Kiel
Westküstenkliniken Brunsbüttel und Heide gGmbH	Heide
Thüringen	
Geriatrische Fachklinik »Georgenhaus«	Meiningen
Helios Klinikum Erfurt GmbH	Erfurt
KMG Klinikum Sondershausen	Sondershausen
Kreiskrankenhaus Ronneburg	Ronneburg

B. Verzeichnis der Mitgliedseinrichtungen des Bundesverbandes Geriatrie e. V.

Name der Einrichtung	Ort
Sophien- und Hufeland-Klinikum gGmbH Weimar	Weimar
St. Elisabeth Krankenhaus	Lengenfeld unterm Stein
Thüringen-Kliniken »Georgius Agricola« GmbH	Rudolstadt
Universitätsklinikum Jena	Jena

C. Abkürzungsverzeichnis

AAL	Active and Assisted Living
AGnES	Arzt entlastende, Gemeindenahe, E-Health-gestützte, Systemische Intervention
AGR	Ambulante geriatrische Rehabilitation
AGZ	Ambulantes Geriatrisches Zentrum
AOP	Ambulantes Operieren
ATP-G	Aktivierend-therapeutische Pflege in der Geriatrie
ATZ	Alterstraumatologisches Zentrum
BDI	Bund Deutscher Internisten
BSG	Bundessozialgericht
DGG	Deutsche Gesellschaft für Geriatrie
DGGG	Deutsche Gesellschaft für Gerontologie und Geriatrie
DiGA	Digitale Gesundheitsanwendung
DPR	Deutsche Pflegerat e. V.
DRG	Diagnosis Related Groups
EBM	Einheitlicher Bewertungsmaßstab
G-BA	Gemeinsamer Bundesausschuss
GIA	Geriatrische Institutsambulanz
GOP	Gebührenordnungsposition
IGES	Institut für Gesundheits- und Sozialforschung
InEK	Institut für das Entgeltsystem im Krankenhaus
KCG	Kompetenzzentrum Geriatrie
KHG	Krankenhausfinanzierungsgesetz
KV	Kassenärztliche Vereinigung
MD	Medizinischer Dienst
MDC	Major Diagnostic Categories
MGR	Mobile geriatrische Rehabilitation
PPR 2.0	Pflegepersonalregelung 2.0
PpUGV	Pflegepersonaluntergrenze-Verordnung
QM	Qualitätsmanagement
QM-RL	Qualitätsmanagement-Richtlinie
QS	Qualitätssicherung
SAPV	Spezialisierte Ambulante Palliativversorgung
SGV	Spezialisierte Geriatrische Versorgungseinheit
SOP	Standard Operating Procedure
TI	Telematikinfrastruktur
TK	Tagesklinik

UEMS	Union Européenne des Médecins Spécialistes
VBE	Vereinbarung zur Bestimmung von Besonderen Einrichtungen

D. Sachverzeichnis

A

Abrechnungsrelevanz 81
aG-DRG-System 37, 44, 99, 129
AGnES-Stützpunkt 50
Aktivierend-therapeutische Pflege in der Geriatrie (ATP-G) 99
AltersTraumaRegister DGU® 195
Altersverteilung 203
Ambulant vor stationär 51
Ambulante geriatrische Rehabilitation 35
Ambulante Rehabilitationsform 91
Ambulantes Geriatrisches Zentrum (AGZ) 46
AOP-Katalog 84
Assessment
– Basisassessment 85
– geriatrisches 20, 21
– Sozialassessment 21
atz® – Alterstraumatologisches Zentrum 186
Aufnahmevisitation 189
Ausbildung
– medizinische 25, 198
– pflegerische 109, 205
– therapeutische 206
Auslastung 58, 174
Auslastungsgrad 173

B

Babyboomer 197, 229
Barthel-Index 20, 21
Basisdokumentation mobile geriatrische Rehabilitation 89, 194
Bund Deutscher Internisten (BDI) 17
Bedarfsplanung 32, 36
Bedarfssteigerung 172
Behandlungsbedarf
– (früh-)rehabilitativ 19
– geriatrisch-rehabilitativ 170
– individueller 154
– spezifischer 16, 25, 40
Behandlungskonzept 18–20, 99
Behandlungsqualität 20
Behandlungsziel 21, 113

Besondere Einrichtung 37, 101
Besondere Versorgung 113
Bettenkapazität 55, 56, 58, 64, 76, 78, 173, 178
Bevölkerungsstruktur 69, 168
Bund Deutscher Internisten (BDI) 17
Bundesarbeitsgemeinschaft der Klinisch-Geriatrischen Einrichtungen e. V. 24
Bundesbasisfallwert 133
Bundesministerium für Gesundheit 96
Bundesverband Geriatrie 24, 239
Bundesweites Geriatriekonzept 25, 30

C

Case- und Care-Management 49
Case-Management 128
Case-Mix 133
Chirurgie 136
Corona 218
– Long Covid 225
– Rettungsschirm 221, 223

D

Datenbanksystem 191
Datengrundlage 54
Definition des geriatrischen Patienten 17
Demenz 124
Demografie/demografischer Wandel 67, 174
Deutsche Gesellschaft für Geriatrie (DGG) 17
Deutsche Gesellschaft für Gerontologie und Geriatrie (DGGG) 17
Diagnose
– Funktionsdiagnose 109
– Hauptdiagnose 80
– Hauptdiagnosegruppe 91
– Nebendiagnose 20, 81
Diagnosis Related Groups (DRG) 91, 129
– teilstationär 149

Digitale Gesundheitsanwendungen (DiGA) 118
Digitale-Versorgung-Gesetz – DVG 118
Digitalisierung 118, 120
Drehtüreffekt 94, 161
DRG-Fachgruppe 134

E

Einheitlicher Bewertungsmaßstab (EBM) 111, 153
Einsparung 119, 163, 165
Einzelfallprüfung 102
Entgeltsystem 37, 93
Entlassmanagement 93, 104, 213
Ergebnisqualität 128, 179
EVA-Reha® 193

F

Facharzt 36, 198
– Facharzt für Geriatrie 234
– Facharzt für Innere Medizin und Geriatrie 198
Facharztqualifikation 25
Fachkräftemangel 109, 147, 197
Fachweiterbildung Pflege 211
Fachweiterbildung Therapeuten 211
Fahrtzeitradius 36, 39, 69
Fallpauschale 91, 100, 134
Fallzahl 58, 60–64
Finanzierung 37, 91, 129
– ambulant 151
– Unterfinanzierung 41, 137, 147, 163
Forschung 23, 124, 216
Funktionseinschränkung 16, 20, 83

G

Gebührenordnungsposition (GOP) 153
Gemeinsamer Bundesausschuss (G-BA) 183
GEMIDAS® Pro 191
Geriater 18, 47, 201, 202, 214
Geriatrieboard 47
Geriatriekonzept 30, 181
Geriatrische Behandlung 164, 232
Geriatrische frührehabilitative Komplexbehandlung 102, 181, 225
Geriatrische Institutsambulanz (GIA) 32, 35, 45, 85, 87, 93
Geriatrische Rehabilitationsklinik 31, 34, 38, 45, 79
Geriatrische Schwerpunktpraxis 44, 113
Geriatrischer Versorgungsverbund 28, 111, 175
Gesundheitsausgaben 158
Gesundheitsförderung 121
Gesundheitsversorgungweiterentwicklungsgesetz (GVWG) 95
GiB-Dat 192
Grenzverweildauer 130
Grundversorgung 32

H

Hausarzt 47, 49, 111
Hausarztzentrierte Versorgung 116
Heimarzt 116

I

IGES-Gutachten 115
Intensivpflege- und Rehabilitationsstärkungsgesetz (IPReG) 106, 138, 233
Interdisziplinarität 17, 42
Investitionskosten 129, 137, 139
Ist-Kapazitäten
– Geriatrische Rehabilitationskliniken 75
– Kliniken für Geriatie 75

K

Kapazitätsbedarf 173
Kapitalkosten 145
Kassenärztliche Vereinigung (KV) 85, 87
Klinik für Geriatrie 31, 34, 35
Koalitionsvertrag (2021 bis 2025) 85
KODAS 194
Komplexbehandlung 101, 102
– teilstationäre 149
Kosteneinsparung 127
Krankenhausabrechnungsprüfung 102
Krankenhausfinanzierungsgesetz (KHG) 37, 90
Krankenhaushäufigkeit 168, 169
Krankenhausplanung 36, 38, 185
Krankenkasse 66, 103
Kurzzeitpflege 115

L

Landesärztekammer 198
Landesbasisfallwert 130, 134
Landesgeriatriekonzept 34, 38
Langzeitpflege 115
Lebensqualität 15, 18, 188
Lehrstuhl 14, 23, 25, 215

Leistungsausgaben 162

M

MDK-Reformgesetz 84, 102, 114
Medizinischer Dienst (MD) 131
Medizinischer Dienst Bund (MD Bund) 194
Medizinstudium 214
Memory-Klinik 48
Mindestanforderungen
- Ambulante Geriatrische Zentren 50
- geriatrische Rahabilitationskliniken 38
- Kliniken für Geriatrie 35
- Spezialisierte geriatrische Einheiten 43

Mobile geriatrische Rehabilitation 32, 35, 46, 52, 88, 152
Mortalität 191
Multimorbidität 16, 18, 20, 80, 93, 111, 124, 130, 161, 214
Musterkalkulation 142
Musterweiterbildungsordnung 198

N

Neurologie 36
Notaufnahme 36, 111

O

OPS 8-550 102, 208
OPS 8-98a 102
Ordnungspolitische Rahmenbedingungen 93
Orthopädie 36

P

Pandemie 218
Patientenbefragung 188
Personalaufwand 145, 147
Personalintensität 145, 231
Personalkennzahl 36, 38, 43, 51
Personalkosten 143, 144
Personalmangel 219
Pflegebedarf 100, 165
Pflegebedürftigkeit 16, 42, 123, 156, 160, 164, 165
Pflegeberufegesetzes (PflBG) 109
Pflegebudget 126, 129, 130, 136
Pflegegrad 158, 161, 163
Pflegehelfer 212
pflegende Angehörige 104
Pflegepersonalbemessungsinstrument 98

Pflegepersonalregelung 2.0 (PPR 2.0) 98
Pflegepersonal-Stärkungsgesetz (PpSG) 96, 98, 104
Pflegepersonaluntergrenzen 96, 98
Pflegeversicherung 28, 116, 122, 161, 162, 164
Planungscluster 32, 36, 38
Prävention 48, 121, 123, 230, 234
Professur 214, 216
Prognose
- Bevölkerungsprognose 40
- Entwicklung von Pflegebedürftigkeit 160
- geriatrischer Versorgungsbedarf 168
- Rehabilitationsprognose 108
- Überprüfung Prognose der Vorauflage 176

Prozessqualität 179

Q

QS-Reha®-Verfahren 182
Qualitätsmanagement
- extern 180
- intern 180
Qualitätsmanagement-Richtlinie (QM-RL) 180
Qualitätsnetzwerk 190
Qualitätssicherungsvereinbarung 112
Qualitätssiegel Geriatrie 36, 38, 51, 184
Querschnittsfach 214

R

Rahmenempfehlungen nach § 111 Absatz 7 SGB V 107
Rahmenempfehlungen zur ambulanten medizinischen Rehabilitation 91
Rahmenempfehlungen zur mobilen geriatrischen Rehabilitation 88, 91, 152
Rechtsanspruch 23, 175
Regelversorgung 32
Reha vor und bei Pflege 48, 67, 90, 118, 160, 161
Rehabilitationsdauer 106
Rehabilitationshäufigkeit 170
Relativgewicht 130
Risikopotenzial 19, 83

S

Sachkosten 146
Schiedsstelle 107, 108, 140
- nach § 111b Abs. 6 SGB V 107

D. Sachverzeichnis

Screening 40, 111, 179
Selbstständigkeit 16, 113, 170
Soll-Kapazitäten
– Geriatrische Rehabilitationskliniken 75
– Kliniken für Geriatrie 75
Sollvergütung 142
Sozialgesetzbuch
– SGB IX 90
– SGB V 90, 93
– SGB XI 95
Sozialhilfeleistungen 157
Spezialisierte Ambulante Palliativversorgung (SAPV) 52
Spezialisierte geriatrische Diagnostik 111, 154
Spezialisierte Geriatrische Versorgungseinheiten (SGV) 41
Spezialisierter Geriatrischer Pflegeheim-Konsildienst 47
Stationsersetzende Behandlungen 114
Strukturprüfungen 102, 131
Strukturqualität 179

T

Tagesklinik 35, 85, 148
Tagessatz 142, 165
Team
– geriatrisches 20
– multiprofessionelles 15, 51
Teilhabe 15, 109, 227
Telematikinfrastruktur 105, 120
Therapeut 20, 112, 206, 208
Therapieeinheit 46, 128
Therapieplanung 18, 81
Transportdienst 151

U

Übergangspflege 93
Unfallchirurgie 187
Universität 214, 215
Unternehmerlohn 146

V

Veränderungsrate 106
Vergütungssatzhöhe 136, 139, 140
Vergütungssituation
– im Krankenhaus 129
– in Rehabilitationseinrichtungen 137
Vergütungssystem 53, 129
Vernetzung 32
Versorgungsassistenz-Modelle 50
Versorgungsbedarf 80, 147
Versorgungsplanung 49
Versorgungsqualität 117, 184, 188
Versorgungsstrukturen 54
Verweildauer 58, 64, 130, 173
Vulnerabilität 17, 84

W

Weißbuch Geriatrie 2010 82
Weißbuch Geriatrie 2016 82
Weiterbildung 197, 198
Weiterbildungsordnung 201
Weiterversorgung 48
Wohnortnähe 38, 69

Z

ZERCUR GERIATRIE® 209
Zweites Pflegestärkungsgesetz – PSG II 122